U0144881

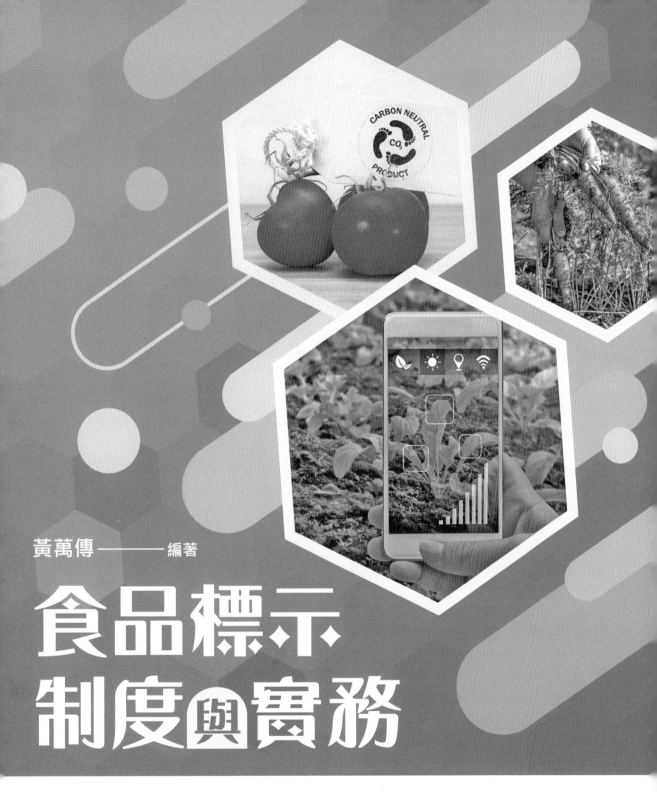

黃萬傳————編著

食品標示
制度與實務

五南圖書出版公司 印行

很高興再看到本校退休同仁黃教授，在退休之後仍秉持其研究精神，撰寫其第二本書《食品標示制度與實務》。記得在3年前，他曾出版《農產行銷分析與應用》一書，我也曾為該書寫推薦序。當然，本人也非常榮幸再為此即將付梓的新書寫另一推薦序。

在西方國家，很流行一句話：「知道你的農民，知道你的食品」（know your farmers, know your foods），即我們每天靠以維生的食品，我們要去了解是哪些農民（或食品生產者）去生產新鮮農產品（或加工製造的食品），此謂為食品追溯管理。當然，在國內外現有許多此管理機制，尤其歐盟的「向前一步，向後一步」更是此追溯管理的典範，可透過 QR-code 予以追溯，而食品標示即為此提供一個非常有效的制度。

由於黃教授踏入學術生涯已有46年的經歷，研究著作等身，他經常在報章雜誌發表有關農業政策與食品安全的評論文章，過去也向農業委員會申請到關於食品安全的研究計畫，如食品追溯管理、有機農產品行銷及基因改造食品規範，遂奠定其撰寫本書的基底。

黃教授在本書指出，一方面，食品標示之目的有二，即保護消費者的健康與確保公平行銷；另一方面，食品標示議題涉及：民間部門與公共機構之間互動更為頻繁、國際標準複雜性的考量、國際標準與法規的統一、關於保護與促進健康的標示、關於促進社會福利與保護文化的標示、關於保護環境和促進永續食品生產的標示及相關新技術的標示。

基於上述食品標示之目的和議題，黃教授在本書提出三大特色，其一，是由標示所關注議題，引申出的食品標示，即有機食品標示管理，介紹其認證機制和主要國家的制度、基因改造食品的標示管理、地理源頭食品標示、食品標示重中之重的營養標示及食品部門自願與社會標示，如社區支持農業、地產地消、雨林聯盟和公

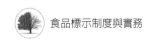

平貿易;其二,是主導食品標示的國際組織,通常有三大組織,即國際食品法典委員會(Codex)、世界貿易組織(WTO)及聯合國的糧食及農業組織(FAO),其中也強調食品安全檢查與動植物防疫檢疫(SPS);其三,是落實食品標示的實務與國家個案,含落實食品標示制度形成與政策應考量的因素和原則,也給予三個國家如美國、歐盟和臺灣的食品標示規範。

在國內社會大眾對開放萊豬和日本福食等有食品安全憂慮的時刻,本書的出版,恰好給予社會大眾提供一個更可了解食品標示的適當時機。實際上,我們每一個人皆是消費者,本書可給大家有關食品標示的基本常識,讓其有更安全的食品與更安心的消費選擇。另外,本書給政府各級行政人員,提供一些國家制定食品標示政策之相關措施和法規的參考。對食品相關業者而言,在提供給消費者明確「知」的資訊方面,確是值得參考本書所提供的資料。大專院校相關科系的師生們,可採取本書作為教科書及研究參酌。

黃教授目前是本校兼任教授,期盼他仍繼續秉持熱誠盡責的教學與研究之精神,因本書的出版,一方面嘉惠本校師生,另一方面助益國內有更周全的食品標示,以確保大家的健康。

蔡進發 謹誌

亞洲大學 校長

2022 年 7 月

本書作者黃教授，是我幾年前在中州技術學院服務時的同事，他在該學院期間，除專注學術行政和國際交流的工作外，也看到他經常在報章雜誌發表關於農業政策的評論文章。據我所知，黃教授是國內外知名度頗高的農產行銷專家，他曾從事多項與食品安全有關的研究計畫，如食品追溯管理、有機農產品及基因改造食品等。很榮幸能拜讀黃教授的《食品標示制度與實務》大作，且為其寫推薦一文。

眾所周知，不論國內外皆有食安問題的發生，遂促使社會大眾特別關注食品標示的議題。在臺灣，尤其於 3 年前開放萊豬進口，又在今年 2 月 8 日宣布開放日本福島五縣市食品的進口，於 2 月 18 日正式啟動進口，更激發一般民眾關切將來可能面對的食安問題。當然，食品標示在國內外已有多年的歷史，但標示制度與法規，在各國並不一致，又涉及國際貿易進出口的業務。黃教授在其大作指出，食品標示有三個不同層級，即國際組織、國家及民間的 NPOs 和 NGOs 等。該書很明確提供：首先，依食品安全議題所引申相關的食品追溯、有機食品、基因改造食品及地理起源等的標示規範；其次，提供落實食品標示政策形成應考量的原則和因素；最後，提供美國、歐盟和我國等之食品標示的規範。

由於食品是我們每一個人每天為維生所必需之物品，食品標示關係著眾人的健康，也與政府實施食品標示制度的效率息息相關，更與食品廠商業者如何提供給社會大眾有明確「知」的權力是不可分割的，然而學術界相關領域的師生們，食品標示更是必須具備的基本知識。依此，本人非常樂意且高度推薦本書給關心食品標示

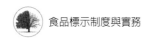
的讀者，期冀大眾可由此獲得相關食品標示的知識，進而促進其在食品消費是安心的，且可作明智的選擇。

曾慶瀛 謹誌

中州科技大學　前校長

國立嘉義大學　前研發長

2022 年 7 月

食品是我們日常生活維生的重要物質之一，我們所購買的食品是否安全，且可否安心地消費？食品標示是提供此等資訊的必要工具。一般言之，食品標示有兩大目的，即保護消費者健康和確保公平行銷。

本書作者黃教授，是國內外知名研究農產行銷的學者之一，兼顧理論與實務是他長年來堅持的基本原則。黃教授是本人同時期在美國喬治亞大學攻讀博士學位的好友，本人唸的是植物病害生物防治領域，他則是唸農業經濟學，且專注於行銷在農業領域的應用。我們兩人學成歸國後，又是中興大學的同事。據本人了解，黃教授除認真教學外，他的研究著重於實質與相關學者和業者的互動和回饋，他經常在報章雜誌發表關於農業政策和食品安全問題的評論文章，且從事多項與食品安全有關的研究計畫，如食品溯源管理、有機農產品及基因改造食品等，因而奠定他在食品安全撰寫本書的制度與實務的根基。往昔國內常發生食品安全的問題，如 3 年前，政府開放萊豬進口；今年 2 月 8 日又宣布開放日本福島五縣市食品進口，且於 2 月 18 日正式啟動進口，致激發國內社會大眾對食品安全更進一步的關注。在這關鍵時刻，本書的出版誕生，恰是提供給國內社會大眾食品安全有明確認知與正確消費選擇的參考。

本書是依據食品標示目的與食品安全議題為基礎，作為撰寫的經緯。一般而言，食品標示制度與法規的訂定，涉及三個層級，一是國際組織如國際食品法典委員會、世界貿易組織及世界衛生組織；二是國家屬級，大部分國家皆有食品標示的規範；三是民間的組織，如 NPOs 和 NGOs。依此，本書內容提出三大主軸，其一是依食品安全議題引申出的食品標示，如有機食品、基因改造食品及地理源頭等的食品標示管理、食品標示主題著重於營養標示以及食品部門自願公開予社會的標示，如社區支持農業、地產地消、雨林聯盟及公平貿易。其二是主導食品標示的國際組織，即前述的三大組織；此外，本書也特別強調食品安全檢驗與動植物防疫檢

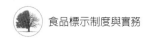
疫（SPS）。其三是落實食品標示的實務與國家個案，包含落實食品標示制度形成與政策應考量的法規和因素，及提供三個國家，如美國、歐盟及臺灣的食品標示規範。

　　本書除上述特色外，更重要的是，一方面可作為大學相關科系的教科書，蓋其是基本必備的知識；二方面可給予各級政府行政人員參考與借鏡，即在訂定有關食品標示政策和措施時，本書提供國外的參考資料；三方面是與食品有關的廠商，更應以提供消費者明確「知」的訊息為前提，致有必要了解本書所提供的相關措施；四方面是我們大家都是消費者，本書提供食品標示的基本常識。

　　本人非常榮幸為黃教授的大作撰寫推薦序，深信本書的讀者，除對食品標示有進一步的了解外，更期盼行政單位與食品廠商能參考本書所提供的有關措施，為消費者提供安全食品與安心購買和消費的前哨站。

黃振文　謹誌

國立中興大學　終身特聘教授兼副校長

2022 年 7 月

序 言

　　在超過 2 年半的新冠疫情的影響，加上 3 年多前國內開放萊克多巴胺豬（萊豬），和於今年 2 月 8 日宣布開放福食（原稱為核食）且在 2 月 18 日正式起動進口，加上過去屢發生食安問題的陰影，遂促使臺灣民眾更重視食品標示的議題。一般而言，食品標示有兩大目的，即保護消費者和確保公平行銷。

　　個人在大學從事教學、研究及推廣等的學術生涯已超過 46 年，在此期間除專注農產行銷外，尚關注食品安全的議題，也曾在報章雜誌發表有關食品安全的文章，也投入研究關於食品追溯、有機農產品及基因改造食品等的規範，且多年來也與食品業界的密切互動，眼見國內開放萊豬和福食的進口，於是激發了彙整過去的研究成果和心得，來撰寫一本與食品標示制度與實務有關書籍的想法。本書也是繼 2019 年之《農產行銷分析與應用》一書後，正式出版的第二本書。

　　就食品標示制度而言，於宏觀（macro）面，在世界上有三大組織直接訂定食品標示的規範，其一，是國際食品法典委員會，其二，是世界貿易組織，其三，是聯合國的糧食及農業組織；就微觀（micro）面，有各個國家負責機構和地方性組織的相關食品標示的法規。

　　針對食品標示的制度和實務，本書提出三大架構，架構之一，是由標示關注議題引申的食品標示，即提出有機食品的標示管理及主要國家的標示制度、基因改造食品的標示管理及主要國家的標示制度、地理源頭的食品標示及其建構方法、食品標示重中之重的營養標示，及其趨勢及提出食品部門自願的環境和社會標示，如地產地消、雨林聯盟和公平貿易等之標示。架構之二，主導食品標示的國際組織，即介紹國際食品法典之食品標示架構和營養標示、國際法律架構下的食品標示，如由國際貿易組織所主導的國際貿易法規與食品標示的關係，及食品安全檢驗與動植物防疫檢疫。架構之三，落實食品標示的實務與國家個案，介紹落實食品標示的實務做法，如就政策形成觀點，說明標示原則和良好作業及執行標示政策的規範和法

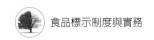

規、介紹三個主要國家的食品標示規範,如美國、歐盟及臺灣等之食品標示規範,本書也特別介紹臺灣有機農產品的管理機制。

　　基於上述架構,本書有幾項特色,一是兼顧制度和實務的整合,介紹不同層級的食品標示制度和法規,也輔以國內外的國家個案的實務解說;二是強調在政策形成的考慮因素,即說明在制訂食品標示政策時應考量的原則和利益關係者的立場;三是除提供給學術相關領域的教學和研究參酌之外,主要是提供給與食品標示有關的政府各級行政人員和食品業界的廠商,如何應用食品標示來確保民眾的健康和公平行銷。當然最重要的是,我們大家都是消費者,可藉由本書了解和關注食品標示對你我日常生活的影響。

　　今天會有本書的問世,首先要肺腑感謝已仙逝的家嚴和家慈,因有他們早期供我唸書的機會,才有個人在學術生涯的豐富閱歷。其次,誠摯感謝個人的博碩士指導教授,Dr. James E. Epperson 和劉欽泉教授,他們為個人奠定學術研究的基礎;當然也要感謝在學術界與實務界對個人學術生涯鼎力相廷的好朋友們,讓個人能如期完成相關學術活動的任務。在此,更要感謝國立中興大學現任副校長黃振文教授,在他多年照顧及積極鼓勵,並推薦給五南圖書出版公司,才有本書的出版。另對五南圖書出版公司參與本書編輯的夥伴們,致上十二萬分的謝意,由於你們鼎力的協助,提升本書的周延性與易讀程度。

　　最後,僅以本書獻給家人,謝謝你們在個人學術生涯的支持、容忍和鼓勵。個人期冀本書的出版,能帶給國內對食品標示關注的微薄之力,也希望讀者對食品標示制度和實務有進一步的認知,也請不吝給予指正。

黃萬傳 謹識
2022 年 7 月

CONTENTS · 目錄

CHAPTER 1

緒 論

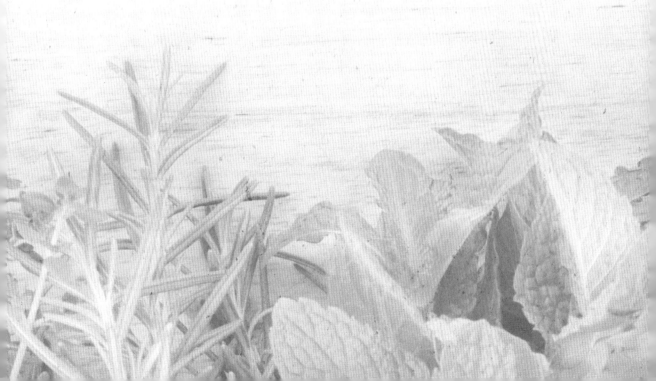

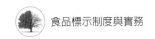

　　古人曾言，柴米油鹽醬醋茶是吾人每日不可或缺的消費財，即除柴之外，這些消費食材，是廣義的食品範圍。所謂食品，是為達到維生或成長，係指任何人類、動物食用或飲用或植物所吸收的任何營養物質。食品通常是包括植物、動物或蕈類，其含有重要的營養，如碳水化合物、脂肪、蛋白質、維生素或礦物質。就歷史觀點，人類透過狩獵（含摘取）與農業等兩種主要方法獲取所需的食品。當農業技術進步之後，人類進入農業生活型態，即在特定地理位置，透過農業來形塑其所需的食品，由於地理區位和文化差異，已創下許多不同的食譜和烹調技巧，尤其國際貿易和全球化已與文化結合在一起，食品內的成分超越地理位置和文化源頭的內容，營造出不同食品傳統和實物的混合交易。

　　由於世界人口的大幅成長，需要工業式的食品產業，以集約農業來生產食品，透過複雜的食品加工和食品配銷進行分配。由於傳統農業制度大量依賴化石燃料（fossil fuel），即食品和農業是氣候變遷的主要貢獻者。食品系統（food system）對其他社會部門和政治議題有廣泛的影響，如永續發展、生物多樣性、經濟學、人口成長、水源供應及接觸食品機會等。對食品的權利（right to food）是人權的一種，適當的生活水準之權利包括有適當的食品（right to an adequate standard of living including adequate food），基本權利是免於飢餓。因此，食品安全（food safety）與糧食安全（food security），已受到世界各國的關切，本書係以食品安全為解析的主題，尤其著重在呈現食品安全的食品標示（food labelling），為以下各章節所探討的內容。

　　就食品標示制度面而言，於宏觀（macro）面，在世界上有三大組織直接訂定食品標示的規範，其一，是國際食品法典委員會（Codex Alimentarius Commission, Codex），其二，是世界貿易組織（World Trade Organization, WTO），其三，是聯合國的糧食及農業組織（Food and Agriculture Organization, FAO）；於微觀（micro）面，就各個國家的負責機構和相關食品標示的法規，本書擬選取美國、歐盟（含德國）及我國作為解析的國家個案。就食品標示的實務面而言，係指對有機食品（organic food）、基因改造（genetically modified organisms, GMOs）食品、過敏性食品、地理源頭（geographic origin）及農漁產品的生態等為主要重點。於落實食品標示之途徑，除法規規定之外，主要是透過食品溯源管理（food traceability management）。本書除第一章外，後續的各章節，將針對上述的制度與實務予以詳細解說，以提供食品標示的完整面貌。

就廣義的農業而言，其涵蓋農林漁牧，除林產外（不含竹筍），農作物、畜禽產品及漁產品（含養殖）等，是構成大部分的食品，尤其是生鮮的部分，但食品尚有加工的部門，因加工過程有加上食品添加物，為讓消費者安心食用，故必須有食品標示的規範。本章首先說明農產品的概念，接下來陳述食品來源與範圍，最後，解析食品標示所採用的方法。

第一節　農產品之概念

由於大部分的食品源自植物，某些食品直接來自植物，即使是被當作食品的來源的動物，也是餵食來自植物的營養，如澳洲牛是直接餵食牧草，美國牛是利用玉米加工為飼料再予餵食。穀類作物是一種主食，提供比其他作物更高的食品熱量，如玉米、小麥及稻米提供 87% 以上的世界穀類生產（NIIR Board, 2017），大部分的穀物生產是用來餵食畜禽動物。有些食品不是來自動物或植物，而是來自蕈類，尤其是菇菌類，這些食品用途，是在發酵或醃漬食品的準備，如發酵的麵包、酒精飲料、乳酪、醃漬物及優格。

一、何謂農產品

依 Chait（2020）指出，農產品是導自耕種的植物或飼養的動物，以永續或強化人類的生活。食品〔糧食（food）〕是涵蓋大部分的農產品，以卡路里（calories）所表示的全球每人食品供給（per person food supply），已遠超過 50 年前的 20%。然而人類每天仍以不同理由，對農產品有廣泛的利用，如利用農產品做成穿的衣服、書寫用的紙張、用花來裝飾、生產乙醇作為汽油用、生產塑膠品等。隨著科技的進步，利用農產品開發新用途，仍將持續發展。

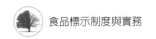

二、農產品的種類

（一）主要的分類

1. 食品（糧食）

依美國農業部（U.S. Department of Agriculture, USDA）的估計，穀物和麥片（grains, cereal）的生產，占了世界農耕面積一半以上。而農業的糧食作物，顯然涵蓋除了玉米和小麥之外的產品，如肉類和乳製品，或是蜂蜜和養殖漁產品。

2. 燃料（fuels）

如來自於玉米、甘蔗或高粱的乙醇，是最廣泛利用的農產品燃料作物。還有其副產品，如甘蔗葉可拿來燃燒產生電力。目前在許多先進國家，大量發展生質能源，其中有些是利用農產品當作原料，如德國就發展生質能源廠（biomass plan），以養豬戶為基礎，充分利用當地的豬糞、生質玉米、廚餘及相關廢棄物等來發電和提供暖氣，營造農業綠金，並結合鄉村旅遊。

3. 纖維（fibers）

纖維作物，包含棉花（在美國是每年前十大的作物）、羊毛及蠶絲，農民尚利用麻（hemp）來製造繩索和以亞麻製造亞麻布。另在中國、泰國及印度，亦有許多蠶絲的製品，如衣服、領帶、圍巾等。

4. 原物料（raw materials）

此等農產品被用來製造其他農產品，如各式的加工食品，或拿農產品如牧草，當作動物的飼料。在東南亞地區的泰國、馬來西亞和印尼，利用橡膠樹之乳膠和棕櫚樹果實為原料，分別生產如橡膠製品、化妝品及食用油品。另利用動物皮革製造皮草、皮鞋及手提包，唯此亦引起保護動物的爭議。

（二）有爭議的分類

主要是有機農產品（或食品）（organic food）和基因改造農產品（食品）（genetically modified organisms, GMOs）。前者在許多國家，皆有一些相關規定和

認證，但在應用上，如身體照護市場（body care market），像沐浴精，製造商常加入「非農業物質」，而未被相關有機法規所認定。至於 GMOs，同樣地，許多國家亦有規範，但對身體健康和自然環境尚存有一些爭議。以上此兩大類農產品（或食品）之標示制度，請依序詳見第三章及第四章的分析。

三、其他相關的概念

（一）法規上的定義

1. 臺灣

(1)《農業發展條例》（2016 年 11 月 30 日修正）：第 3 條──農產品指農業所生產之物。

(2)《農產品市場交易法》（2012 年 11 月 28 日修正）：第 3 條──農產品指蔬菜、青果、畜產、漁產，及中央主管機關指定之其他農林漁牧業產品及其加工品。

(3)《糧食管理法》（2014 年 6 月 18 日修正）：第 3 條──糧食指稻米、小麥、麵粉及含稻米量達 50% 以上之混合穀物，與經主管機關公告管理之雜糧及米食製品。

2. 美國

依其稅務局（U.S. Department of Revenue）定義，農業生產是一系列的活動，如生產過程，所產生的產品，最後可在零售市場銷售。

第二節　食品來源與範圍

依前述得知，食品大部分來自生鮮的農作物、畜禽產品及漁產品，但為配合不同文化、烹調技藝、品味、營養成分及貯藏配銷等考量，遂有數不盡加工食品的產

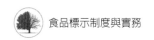

生。本節首先說明主要來自植物和動物，其次，陳述食品分類及型態，最後，提出影響品味認知的因素。

一、食品的主要來源（Allan, et. al., 2007; Food Web, 2021）

（一）植物

許多的植物及其部分被當作食品來使用，約有 2,000 種以上的品種被栽種為食品之用，這些植物品種，有其許多不同地區的栽種。植物的種子，是動物及人類食物很好的來源，由於其含有植物起初成長必備的營養成分，富含許多健康的脂肪，如 omega 脂肪。事實上，主要被人類食用的食品，是以種子為基礎的食品（seed-based food），可食用的種子，包括穀類（如玉米、小麥、稻米）、豆類（大豆、豌豆、扁豆）及核果類。油菜籽常被用來生產含油脂之用，如向日葵花、芝麻、亞麻及葡萄籽。

傳統上，種子富含不飽和脂肪酸，當下被視為一種保健食品。無論如何，並非所有種子皆可食用，大的種子，如檸檬種子就有楔子風險，如櫻桃和蘋果種子含有氰化物，大量食用會有中毒風險。

水果是成熟的植物子房，含其內的種子。許多植物和動物是互相關聯的，前者的果實，是後者所企盼的食品來源，由於動物食用那些果實，可能在一些時間之後排出水果的種子。因此，水果可彌補在許多文化認為是重要的食品。一些園藝式的水果，如番茄、南瓜和茄子，被視為蔬菜來食用。蔬菜是植物的第二種型態，大部分被當作食品來食用，蔬菜含根菜類（如馬鈴薯和胡蘿蔔）、球莖類（如洋蔥系列）、葉菜類（如菠菜和高麗菜）、梗菜類（如竹筍和蘆筍）、開花類（如花椰菜）及其他如甘藍等。

（二）動物

動物依其所產生的產品，可能直接或間接被利用為食品，肉品是由動物被直接利用的食品，其來自動物肌肉或其器官（如豬內臟等）。由動物所產生的食品

產品,如牛奶是來自乳牛的乳腺(mammary glands),在許多飲食文化,是直接飲用,或加工成乳製品(如乳酪和奶油)。除此之外,鳥類和其他動物所產的蛋也常被食用,來自蜜蜂採自花蜜的蜂蜜也是如此,在許多飲食文化中,被視為受歡迎糖分的來源。在某些飲食文化也食用血的食品,有些時候以血腸方式來食用,有時當作調味料或醫療用品。當然,某些飲食文化和人民不食用肉品,如文化、節食、保健、倫理或意識型態等理由,如素食者,就選擇放棄由動物來源的肉品。

二、食品的分類

(一)含摻入物質的食品

摻入物質是法定名詞,意指一個食品產品未克符合法定標準。此產品的型態,是另一物質加入某食品項目,旨在增加此食品項目在原料或備貨時的重量,由此可能導致此一食品項目減少其真正品質。這些物質,可能是可用的食品項目,或非食品項目。

在國內,自 2018 年起,已開始推動減少食品摻入物(如食品添加劑),如全家便利商店就導入「潔淨標示」(Clean Label)之認證。之後,在臺灣食品業,有多家食品企業持續推動中。

(二)露營用的食品

為山區露營或背挑物質,此等食品包含的成分,是用在預備可用的食品。此等食品是不同於傳統廚房的食品成分,主要是給露營者或背包客之特殊需要的食品,給予有適當烹煮時間、易熟、重量及營養成分。為重視其需求,這些食品常以冷凍乾燥、事先烹煮及脫水等處理,許多露營者大都利用此等組合。冷凍乾燥食品需依賴機器,非露營者可以完成,此等食品優於脫水食品,因其在露營帳棚內的水和物質有限,其比脫水食品料理快且保持更好的口味,不用再烹煮即可食用。脫水食品透過蒸發可減少 60% 至 90% 的水分,某些食品可以有良好的脫水,如洋蔥、青椒和番茄;脫水食品比冷凍乾燥食品,可更紮實且減少重量。另外尚有熟食(ready-to-eat)的餐食,亦為露營者愛用,如事先烹煮的食品。

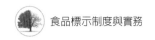

（三）低熱量食品

　　該食品係指任何食品或飲料之食譜，被改爲減少脂肪、碳水化合物及少糖，旨在促其成爲減肥或節食之一部分。此等食品生產目的，通常企圖堅持減肥或改變體態，旨在建構身體補充品，是被設計協助獲得體重或肌肉。一個食品在促進減肥的過程中，需要找到可接受低熱量，以取代某些高熱量食品，因此可以盡量簡單地，以糖分替代品取代一些或全部的食品糖分，最普遍的是，採用低熱量軟性飲料，如可口可樂。有些點心食品，是以烘焙取代乾燥，以減少食品的熱量；有些情況下，低脂肪成分也可被利用爲替代品。全穀類食品富含高纖維成分，可有效取代麵粉類的澱粉成分，因某些纖維沒有食品熱量，此可導致適度減少熱量的效果。另外的技術是，依賴加入減少食品熱量成分，如抗性澱粉或節食纖維，以取代部分麵粉，和達到更明顯降低熱量的效果。

（四）指物狀食品

　　此食品可直接用手拿來食用，可結合用刀叉、湯匙和筷子使用。在有些飲食文化，此等食品幾乎永遠用手來取用，如衣索比亞烹調法，就是在麵包內融入不同食材來食用。被視爲街頭食物的食品，常是完全的指物狀食品。在西方世界，此等食品常是開胃菜或前菜的項目。這些例子，常用少量肉片、香腸片、乳酪、橄欖油、雞肉片或春捲等等。在東亞地區，如薄烤餅和串燒，也是指物狀食品的一種。

（五）生鮮食品

　　生鮮食品是指食品未經貯藏，也尚未損傷，就蔬菜和水果而言，意指其是最近才採收，且有適當的採收後處理；就肉品而言，它是最近才屠宰且分切；就漁產品而言，它是最近才捕撈或收穫且已冷藏。乳製品是生鮮的，且很快將予分切，因此，生鮮乳酪是一種乳酪。有酸味的冰淇淋，可能被視爲生鮮的。生鮮食品是未經乾燥、煙燻、冷凍、醃漬或其他的貯存。

（六）冷凍食品

　　冷凍食品被貯存是要與時間隔離，它被貯存到被食用爲止。自早期開始，農民、漁民及狩獵者在其未有暖氣建物內，於冬季就已開始貯存穀類和產品。冷凍食

品透過轉換農產品的溼度成冰，其腐敗就緩慢下來，且阻止細菌的滋生。在食品商品產業有兩種流程：採用機械與冷凍劑（或注水冷凍）。冷凍的動力學，對保存食品品質和纖維度是非常重要的，快速冷凍產生較小冰塊，且維持細胞結構。冷凍劑是最迅速冷凍可用的技術，可充分利用液態氮的非常低溫效果（−196℃）。現代的室內廚房保存食品，可利用家庭的冷凍設備來達成，對家計者之可接受建議，是在購買當天就予以冷凍。於 2012 年，英國便推動在採購後盡速冷凍處理。

（七）機能性食品

此食品是已給予另外機能，如促進健康，或減少疾病等的食品，即藉由加入新成分，或更多現有成分下而形成的食品。此食品可能同時應用在處理有目的性的繁殖，成為現有可食用的植物，如紫色或金黃色的馬鈴薯，依序已富含花青素或類胡蘿蔔素。機能性食品可能被設計有生理利益，或可能減少超過基本營養機能之長期疾病，或可能和一般食品相同，且被視為正常食品的一部分來消費。在日本，於 1980 年代，其政府已核准機能性的過程，謂為「特定保健用食品」（foods for specified health use, FOSHU）。

（八）保健食品（health food）

此食品是在市場上提供人類健康效果，超過正常均衡餐食／健康飲食所需的營養。此等食品有一些的分類，如自然食品、有機食品、全食（whole foods）、素食或膳食補充品，這些食品在健康食品店販售，或在雜貨店的保健或有機架上販售。

（九）健康的膳食（healthy diet）

健康的膳食係指一種飲食有助維持或改善整體的健康。一個健康的膳食，提供身體所需的重要營養，如體液、大量營養素、微量營養素及適當的卡路里。就健康的人而言，一個健康的膳食是簡單且含大部分的水果、蔬菜、全穀類，及少量非加工食品和無糖飲料。健康的膳食要件，是符合不同類別的植物和動物食品，雖非來自動物之維生素 B_{12} 所需依循純素飲食。各種營養指南，已由醫療機構和政府單位出版，可教導人們應該如何飲食才是健康的。營養標籤（nutrition facts labels）在一些國家也是強制的，消費者可在有關健康成分食品之間做選擇。

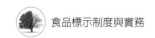

健康的生活型態，包括配合健康膳食下的每天運動，由此降低疾病風險，如肥胖、心臟病、第二型糖尿病、高血壓及癌症。有一些專業化健康膳食，稱為「醫療營養治療」（medical nutrition therapy, MNT），旨在針對有不同疾病或狀況的人。世界衛生組織（World Health Organization, WHO）同時對人口和個人提出五項建議：(1) 就身體狀況，食用所需卡路里，以維持健康的體重；(2) 限制攝取脂肪，在總卡路里不超過 30% 的脂肪，偏向不飽和脂肪酸，避免反式脂肪；(3) 至少每天攝取400 克的水果和蔬菜，如馬鈴薯、甘薯、木薯及不含澱粉的根類植物。一個健康膳食，同時包含蔬菜（如豆類、扁豆）、全穀類及核果類；(4) 限制卡路里含量低於10% 的糖，最好低於 5%；(5) 限制鹽分的攝取，每天少於 5 克，可減少心血管疾病的風險。

（十）活體食品

此食品是為食肉的或雜食性動物，保持在囚禁地內之有生命的食品，換言之，小動物如昆蟲或老鼠，被餵食為較大的食肉或雜食性物種，而可放在動物園或為寵物。此等食品通常被用來作為不同異國寵物的飼料，如從鱷魚到蛇、青蛙及蜥蜴，可能也包括其他非爬蟲類及兩棲動物。活體食品由蟋蟀、蠟蟲、黃粉蟲到蟑螂和蝗蟲，甚至到小型鳥類，及哺乳動物如老鼠和肉雞。

（十一）醫療食品

此食品是為病人飲食管理所特定製造，因病人無法由單獨正常飲食獲得，致其有特定的營養需要。於 1988 年，美國食品和藥品管理局（Food and Drug Administration, FDA），已界定《孤兒藥品法》（Orphan Drug Act），為《聯邦食品、藥物及化妝品法》（Federal Food, Drug, and Cosmetic Act, FDCA）之下的一般食品和安全標示的必需措施。於 2015 年，歐盟的食品安全局（European Food Safety Authority, EFSA）已建構「為特定醫療目的」食品（FSMPs）之定義，此與為特殊飲食用途的食品範圍是不同的，從具保健宣言的傳統食品，到飲食補充品。醫療食品被認定最少需要：(1) 是為口服和吸管的食品；(2) 是為特定醫療失調、疾病或需特定營養需求之飲食管理之食品；(3) 是被醫療監督下來使用。醫療食品有下列分類：完全營養成分、不完全營養成分、為代謝失調之成分及口服脫水補充品。

（十二）自然食品

　　在食品標示是常用名稱，但在行銷面，則有不同的定義。通常假設此食品是未被加工，且其所有成分皆在自然食品內，由此傳遞對自然的訴求，但似乎缺乏標準。在某些國家，對「自然」（natural）有特殊界定和強制的，但美國則未具強制性。自然食品通常是不具加工、不含任何食品添加物，或不含特定添加物（如荷爾蒙、抗生素、甜味劑、色料劑及芳香劑）。實際上，有六成以上民眾表示，他們較偏愛有自然標示的產品，因其不含任何人造成分。Codex 並不承認「自然」爲特定名稱，但其有「有機食品」的標準。

（十三）低卡路里食品

　　它是假設需要更多食品能量，比其他食品更能被消化的食品，其熱量效果（thermic effect），或特定動態行動（即消化食品的冷熱成本），比起本身食品內含熱量還來得大。儘管在飲食指南高度受歡迎，但沒有科學證據支持任何食品有低卡路里的理念。一些冷飲爲低卡路里，但其效果極小，且大量飲用可能有危險。

（十四）有機食品

　　它是配合有機農業法之標準所生產的食品，此標準在世界各地不一，但在有機農業法的一般特定作業，是促進循環資源、推動生態平衡及保護生物多樣性。規範有機產品的組織，可能在耕作流程中限制某些化學物質和肥料的利用，一般而言，有機食品同時也不允許輻照的流程、工業溶劑及合成的食品添加物。目前，歐盟、美國、加拿大、墨西哥、日本及許多其他國家，皆要求生產者取得特殊認證，以達到在其境內上市的產品爲有機的。就這些法規內容而言，有機食品是配合地區組織、國家政府及世界組織等所設定的有機標準去生產。雖在果菜園（kitchen gardens）的產品可能是有機，但以有機標示所銷售的食品，是受政府食品安全單位的規範，如美國農業部（USDA）及歐盟委員會（European Commission）（黃萬傳，2019b）。在傳統農業的肥料和農藥的利用，已在世界各地嚴重危害地方生態系統、生物多樣性、地下水及飲用水的供應，有時候，甚至影響農民健康及土壤肥力。有機農業法可減少或免除這些環境、經濟及健康議題，就消費者觀點，沒有充

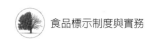

分科學證據和醫學文獻去支持其訴求：食用有機食品比傳統農法所生產的產品來得安全或健康，此兩大類食品在營養和反營養物質成分，可能有些差異，但很難有一般化的結果。有關有機食品的食品標示，請見第三章說明。

三、影響味覺的因素

動物，尤其是人類，有五種不同味覺的型態：甜味、酸味、苦味、鹹味及鮮味。當動物已涉及此，提供更多能量（如糖和脂肪）的味覺，是帶來吃更愉快的心情，當食用其他，如帶苦味，是不舒服的。對生存很重要的水，是沒有味道的。另一方面，脂肪，特別是飽和脂肪，是濃密而豐富，可能被認為是更愉快的食用。

（一）甜味

一般被視為最愉悅的味覺，甜度幾乎永遠由簡單的糖所引起的，如葡萄糖或果糖，或二糖，如蔗糖，是含有葡萄糖和果糖的分子。複雜的醣類，是一很長連鎖，且沒有甜味，人造的甜味劑，如蔗糖素被用來模仿糖的分子，以創造出有甜度的感覺，而沒有卡路里。其他的糖類，如原糖（raw sugar），是以琥珀色呈現，它不被加工的。當糖提供能量和維生是重要的時候，其味覺是愉悅的。甜葉菊植物，含有知名的甜菊醇糖苷，當被萃取後，它有糖的 300 倍甜度，對血糖有微小的影響。

（二）酸味

酸味是由酸（acid）的味覺所引發，如在酒精飲料中的醋。酸味食品，包含柑橘類，尤其是檸檬、萊姆，以及酸味較低的橙果。酸味有明顯的改變，當它被視作食品代號時，由於它的菌化而有餿味。無論如何，許多食品帶有微酸味，可幫助促進味蕾，增加芳香味。

（三）鹹味

它是鹹金屬（alkali metal ions）的味覺，如鈉和鉀。在每一種食品中，大部分可發現，含量從低的到中度比例，可增加味道，即使食用純鹽，被認為很不愉悅。有多種鹹味型態，每一種各有其鹹度，如海鹽、鹽之花、猶太鹽、礦鹽及陶鹽。除

可增強味道外，它的重要性是，人體需要與維持細膩的電解質的平衡，此為腎功能所需的。鹹味可能被碘化，即加入碘，那是促進甲狀腺機能所必需的營養成分。有些罐裝食品，如有名的湯頭或包裝的肉湯，傾向內含高度鹹味，作為較久的食品保存。就歷史觀點，鹹味已長久被用作肉品保存之用，因鹹味可促進排掉水分。同樣地，乾燥食品也同時增強食品安全。

（四）苦味

苦味常被視為一種不愉快的味覺，因其有尖銳且潑辣的味覺。不具甜度的黑巧克力、咖啡、檸檬皮及某些水果，都是知名帶有苦味的。

（五）鮮味

或稱品味（savoriness），是基本味覺之一，它被敘述為美味的，具有清湯和燉肉的特色。人們透過味覺感受器來品嘗鮮味，通常有麩氨酸的反應，它被廣泛用在燉肉和食品發酵，通常以味精或相關物質之方式，加入某些食品。因為鮮味有它的感受器，而非傳統式的感受器，目前科學家認為鮮味是一種特殊的味覺。含有強烈鮮味的食品，包括肉湯、肉汁、湯類、貝類、含魚在內的魚醬和醃製魚（如馬爾代夫魚）、番茄汁、香菇、酸水解植物蛋白、雞粉、酵母抽提物、乳酪及醬油。

第三節　食品標示之概念

在許多國家，基於食品安全問題，食品生產者積極尋找各種方法，告知消費者在購買地點有關其產品的品質，而許多消費者，也主動積極尋找關於產品的品質與其健康需要，及其價值一致的相關資訊，由此引申對食品標示的需要。在臺灣，由於政府宣布自 2021 年 1 月開放含萊克多巴胺的美國豬（下文一律稱為萊豬）進口，迄今（2022 年 7 月），政府相關單位仍主張在進口時不標示「萊豬」；且在最近（2022 年 1 月），臺灣又宣布可能開放核食（福食）的進口。因此，國內民眾憂心忡忡，恐在不久的將來，又有食安問題的發生。本節首先詳述需要食品標示的背

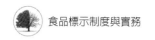

景，其次，說明食品標示的功能，最後，提出食品標示的類型與手段。

一、需要食品標示的背景

在國際上，最早在 1986 年，英國發現狂牛症（mad cow disease），即為牛的海綿樣腦病變，當時造成十幾萬頭牛隻死亡。實際上，早在兩百多年前，冰島羊隻死於羊搔症（scrapie），可能以此有羊搔症羊隻，作為飼料餵食牛隻而引發狂牛症（林淑惠、盧柏梁，2014）。以下，陳述臺灣曾發生食安問題的例子。

（一）臺灣的食安事件（黃萬傳，2007、2019a）

幾年前，斃死豬在國內流竄，除已嚴重影響產銷雙方的權益外，更凸顯當時政府相關單位〔農委會、衛生署（衛福部前身）〕對食品安全制度的執行不力。實際上，此一相關的食品安全事件，並非冰山一角，而且經常發生，如：(1) 較早的「金美滿」便當事件；(2) 學童、餐廳或外燴的食物中毒；(3) 果蔬、茶葉和肉品的藥物殘留，或細菌汙染;(4) 動植物生產過程，加入不當的微量元素，或禁用藥劑；(5) 食品加工過程的不當性（如病死豬肉、回鍋油、加入不適當的混合物或成分不當）。每當國內重要節慶如農曆年、中秋及端午，政府或民間單位總會按照慣例進行抽檢，亦有或多或少的，發現與食品安全相關的事件，致國內流行用「黑心食品」統稱不安全的食品。

由於受政府、消費者及媒體重視食品安全，以致國內近幾年來常有黑心食品的報導；如前些年，外銷的石斑魚含孔雀石氯、茶葉的農藥殘留、進口大閘蟹含不當物質及毒鴨事件。事實上，政府相關單位皆積極採行相關措施予以因應，唯無奈在政策分際方面，農產品（含食品）在進入零售階段之後，非農委會管轄，食品加工過程亦是如此，農民團體對農產品「製」的部分，甚多是非衛福部可著手注意者，以致國內食品鏈（food chain）安全的總體管理，並非一氣呵成。

幾年前，媒體報導國產香魚含致癌物質，那時已過 3 個月，且查不到貨源。此一訊息有兩個涵義，其一，國內消費者的食品安全須待何時才可受保障，其對政府的公權力仍可信賴嗎？其二，對農政單位所熱烈推動的農產品產銷履歷，潑了一盆

冷水。上述香魚案例查不到貨源，關鍵問題出在中間商與養殖場，均無完整出貨紀錄，以致無法追溯來源，爲何會發生此一情形，主要是當時業者未落實產銷記錄，且未取得驗證。

（二）食品安全（food safety）之內涵

臺灣基於上述的食安問題，於 1989 年起就推動優良農產品標章（Certified Agricultural Standards），簡稱爲 CAS 標章，以確保臺灣的食品安全，詳見第十五章。食品安全被利用當作一個科學訓練，旨在陳述食品之處理、預備及貯存等方法，以預防食品中毒（food-borne illness）。類似中毒的一些案例發生於來自一般食品的攝取，被認爲一個食品媒介疾病的爆發，這包含許多例行性且本應可避免潛在健康風險的例子。

食品安全常與食品防護（food defense）重疊，以免對消費者造成傷害。依此理念的軌跡，是介於產業和市場之間的安全，接下來是介於市場與消費者之間的安全。在考量產業到市場作業上，食品安全的考量，包括食品源頭（origins of food），即包括食品標示、食品衛生、食品添加物及藥物殘留，同時有關生物科技和食品之政策，以及政府在進出口檢驗，和食品的認證制度。在考量從市場到消費者的作業上，通常的思維是，食品在市場應該是安全的，所關注的是對消費者安全訊息傳遞與準備。

食品能夠傳遞病原，造成人類和動物得病或死亡，主要傳遞媒介是細菌、病毒、模子（mold）及菌毒（fungus），食品可能同時被視爲病原的成長與複製。在先進國家，對食品準備有嚴格規定，而開發中國家則較少標準和缺乏標準的執行力，此也是其疾病傳播的重要因素。理論上，食品中毒是 100% 可以避免的，無論如何卻不可能達成，仍導因於供應鏈涉及許多人，同時無論如何預防，病原能夠被導入食品。

依世界衛生組織（WHO）提出食品衛生的五個主要原則：(1) 預防食品被病原汙染，而擴散至人、寵物及蟲類；(2) 隔離原料和已烹煮的食品，以預防已烹煮食品的汙染；(3) 以適當時間烹煮食品，在適當的溫度殺死病原；(4) 在合適溫度貯存食品；及 (5) 利用安全水源和安全原物料。食品安全議題和法規關注：農業和畜禽

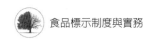

作業、食品製造作業、食品添加物、新奇食品（novel foods）、基因改造食品、食品標示及食品汙染等方面。

二、食品標示之目的與議題

前已述及，食品標示是食品安全所關注主題之一，且基於同時考量「食品產業」、「市場運作」及「消費者價值」之間的關係，不可忽視食品標示居間之重要角色。在產品生產、食品產品之保健和安全等觀點，食品標示逐漸被利用，提供消費者有關環境、技術及社會經濟條件等資訊。

（一）食品標示之定義

食品標示告訴消費者，關於爲銷售之包裝食品的成分和營養組成，標示同時包括關於在食品生產條件之資訊。在許多國家，食品標示由政府相關單位來規範，可能某些標示資訊是強制的，有些則否。

（二）食品標示之目的與基本原則

1. 目的

食品標示被設計保護消費者之健康與福祉，其允許下列事項：(1) 了解在食品內包含什麼成分；(2) 決定每一成分相對的數量；(3) 決定在一個食品內，含有多少被選擇的維生素、礦物質及其他營養成分，這些資訊，可一方面知道重量，或另一方面知道每天必要攝取的百分比；(4) 爲過敏、添加物及成分，可予以檢驗，且可免於此等成分；(5) 比較類似產品之每單位數量之價格和重量；(6) 從基本食品，決定是否加入或移除某些營養成分。申言之，食品標示政策有兩大目的，即保護消費者和確保公平行銷。

2. 基本原則

國家法律、國際規範和指導原則及民間標準，是禁止標示錯誤報導產品品質和欺騙消費者。消費者必須能夠依賴在包裝上之訊息的眞實性，以利其在各產品中，予以區別及做適當利用。最上策是，標示是環境的一部分，促使消費者依其需要和

欲望進行食品選擇，且輔以教育和提供資訊。食品標示被視爲超出最低保護的觀點，它是激勵消費者行爲，和不同食品生產作業變革的一個政策工具，尤其要與消費者所關注的健康、環境、文化及社會福利等有密切相關。

（三）與食品標示之相關議題

由於消費者和產業對食品標示的興趣已大幅提升，造成對政府單位的挑戰，因政府要確保呈現在食品包裝上的資訊，是有用的和可信賴的，要完全呈現出來，不可誤導消費者。尤其食品在全球貿易有大量增加的趨勢，必須有一致性的食品標示，以至食品資訊容易被理解，且與不同市場的消費者有關。

1. 議題一：民間部門與公共機構之間互動更爲頻繁

誠如前述，食品標示政策，須涵蓋許多主題，每一個決策，反映一個特定規範方法和知識狀況，對不同主事者、機構及事件，皆有很大的影響，此可能導致標示方法的不一致、不同意見，即使在專家之間亦爲如此。在同一國家或組織內，能夠發現標示政策有些很嚴謹，有些在包裝上的資訊可被允許。

2. 議題二：考量國際標準的複雜性

當每一個國家機構引導其標示理念進入國際組織，則情況出現更爲嚴格，且啓動一致化的過程。當愈多食品被交易，標示須符合不同國家消費者的需要，對建立特定標準的過程，愈有更大的挑戰，由此意味著在每一標示細節被檢視之前，各國政府須在標示上有共識，標示利益所有者要能接受，尤其要考量特定食品和市場的基本原則之解釋範圍，逐步達成原則的共識，可能需要永續長期和耗時的討論。

3. 議題三：國際標準與法規之統一

由於每一食品標示，必須符合食品法規和標準，由於食品貿易已漸增其重要性，國家機構常密切注意其國內法規和國際標準的一致性。目前在國際有兩個機構致力推動國際標準的一致化，一是在 1962 年，由聯合國的糧農組織和世界衛生組織共同成立的 Codex，其食品標準是一個標示標準（Albert, 2010a），其二，是國際貿易組織（WTO），其同意 Codex 之規範。細節詳見第七章和第八章的說明。

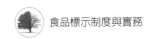

4. 議題四：關於保護與促進健康的標示

在 21 世紀，消費者對保護其健康的資訊，被視為必須或渴望已呈現大幅變化，有關聯結食品與健康的科學事證的累積，有趨向自願和強制食品標示，視為強調與營養相關問題的工具。當在不同市場有新食品上市時，就有額外措施用來保護消費者，尤其是對某些食品過敏者，但仍然未知食品在不熟悉產品之成分，這些消費者須有標示予以示警，因他們不能偵查產品內含有對其引起過敏的成分。

5. 議題五：關於保護環境與促進永續食品生產的標示

標示促進消費者基於價值、興趣及品味等來表達其偏好，進而有助於市場有效運作的功能。社會大眾關心食品生產對環境的衝擊，已引發對有機食品和生態標示（eco-labelling）的興趣。環保團體已推動利用食品標示，作為提供市場誘因，去激勵更永續的生產作業。

6. 議題六：關於促進社會福利與保護文化的標示

消費者可能透過其購買決策，表達他們在傳統文化和特定食品的興趣，有些人們想支持開發中國家的食品生產者和食品生產，因其提供基本的經濟和社會條件。標示對食品生產者是一種告知消費者關於他們生產食品方法之媒介，因市場離產品生產地點很遠，消費者無法確定生產作業的說明是否真實，除非有獨立來源的認證，透過認證，消費者才能對特定標示的真實性有信心。有許多國家已使用地理指標（geographic indicators, GI），以區別具獨特品質的食品，目前其被用來提升地方性產品（local products）之尊重與獲利的來源，GI 標示已朝向認知和保護生產者權益、保護文化與傳統。細節詳見第五章的說明。

7. 議題七：有關新技術的標示

政府與食品生產者必須促進經濟成長和創新，尤其發生在食品生產的新技術。同時，他們必須站在人民的立場，因人民可能不得利於特定技術的改變。標示常被偏向在此情況之一個政策工具，蓋它不限制此一產品的上市，但它允許消費者透過其購買表達他們的看法。理論上，市場決定一個技術是否成功，因標示對購買者提

供相關資訊，他們的行動給予販賣者關於消費者偏好的訊息，若食品生產者想要藉此生產作業而獲利，可能標示同時促使消費者拒絕一個產品，因銷售的損失，引起生產者就不賣此產品。在基因改造食品（GMOs）的情況，標示已經提出讓消費者去證明此技術觀點之方法。

三、食品標示的規範層級與落實途徑

依前述得知一個國家在推動有關的食品標示，面對許多國內外食品標示的規範，大致而言，食品標示規範的層級有國際級、國家級、第三方認證及民間級等四個層級。但食品標示如何讓消費者知道，通常採用食品追溯管理或溯源管理（food traceability management），再配合二維碼（俗稱 QR-code），前者是由食品生產的源頭落實標示，結合不同層級的規範；後者是消費者除在標示上，看到有關食品的品名、容量、成分、保存期限和方法、有效日期、原產地、過敏原資訊及營養成分等訊息，其可透過 QR-code，進一步去了解食品的生產過程。

（一）食品標示的規範層級

1. 國際層級

有 Codex 和 WTO。前者有 188 個會員國及歐盟，Codex 目前已認定數千種食品添加物、帶汙染及含化學之殘留物，旨在確保食品對任何人、在任何地方之安全，並促進食品在貿易上的運作。告知各國政府該如何管理食品到達消費者前，食品可能發生不合標準的舞弊情形，其中針對上游供應鏈，可以即時找出問題的方式，如可採用更快速的檢測、可追溯方式、更佳包裝及更完整風險評估。對於進口食品，上游不但是由進口商清楚標示食品來源國，而且包括有無含相關各種添加物。

後者之 WTO，訂定《食品安全檢驗與動植物防疫檢疫措施》（SPS），是WTO 允許的非關稅措施，包括產品標準、檢疫處理、加工要求、發證、檢驗、測試及與食品安全有關的包裝與標示；主要保護對象為人或動物生命或健康，管制的危害風險因子，為食品、飼料及飲料之添加物、汙染物質或病原體，如農藥殘留和黃麴毒素。以上之 Codex 和 WTO 之細節，請依序見第七章和第八章的說明。

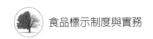

2. 國家層級

目前已有許多國家，訂定相關法規來規範食品標示，如美國由農業部（USDA）和食品與藥品管理局（FDA）來負責管理，FDA 負責海鮮食品、基因工程食品及膳食補充品等。在臺灣，衛生福利部訂有《食品衛生與安全管理辦法》，農業委員會負責農產品標示，如 CAS 和有機認證。

3. 第三方層級

係指第三方的食品認證，即指農場或農產品生產過程的認證，如依國家或國際有機標準，此等標準是受有信用之有機認證單位來執行。為認證一個農場，除了正常農場經營管理外，農民須參與許多新的作業。在臺灣，有機農產品的認證，是依農委會相關法規，授權合格的第三方單位來執行，如國立中興大學就有兩個單位取得有機第三方認證的資格。

4. 民間層級

指在一個國家內，由民間團體依政府規範，或其自訂規則來給予相關食品的認證，如臺灣在池上鄉有池上米的認證，各地香米和越光米的標示，尚有各茶產區的茶葉標示。在德國，對有機農產品也有民間團體的認證，如「Demeter International」自 1928 年迄今仍在使用，其被認為在世界上是對有機食品認證提供最高標準。其他在德國具有積極 NGOs 的認證單位，包含 Bioland（1971）、Biokreis（1979）、Biopark（1991）、Ecoland（1997）、Ecovin（1985）、Gaa e.V.（1989）、Naturland（1981）及 Bio Suisse（1981）（黃萬傳，2019b）。

（二）落實途徑（黃萬傳，2015）

有關追溯管理的途徑，請見第二章的說明。以下僅說明有關 QR-code 的基本概念，此為二維條碼的一種，於 1994 年由日本 Denso Wave 公司所發明，目的是可利用 QR 內容快速解讀有關訊息，比普通條碼可貯存更多資料，無需直接對準掃描器。其呈現正方圖形，只有黑白兩色，在日本印有較小「回」字的正方圖案，日本於 1999 年 1 月，公布 QR 碼 JISXO510 之標準，如圖 1-1 和圖 1-2。在各國使用

的情形，原應用在汽車製造廠之追蹤零件，現廣泛應用在存貨管理，目前可在海報、雜誌、CD 音樂、名片、優惠券、包裝及盒子上看到，且在海關、出入境之自動通關，公共汽車站提供路線和時刻表。在臺灣，中華電信之 emome 636 影城通訊服務、農委會產銷履歷、高鐵之超商取票、手機購票下載條

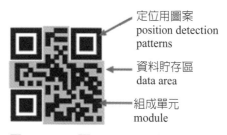

圖1-1　QR 碼 JISXO510 之標準（一）

碼通關，以及目前國內在各報業、廠商之產品包裝與在公共場所的廣告，皆廣泛利用 QR 碼。有關 QR-code 應用在臺灣農產品產銷履歷，請見第二章的說明。

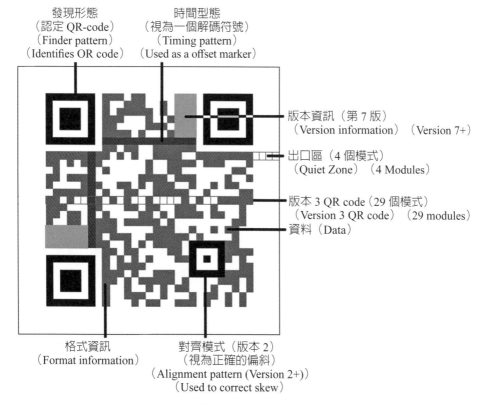

圖 1-2　QR 碼 JISXO510 之標準（二）

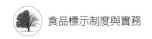

第四節　本書架構與採用推薦

　　食品標示主要是告訴消費者，關於為銷售之包裝或散裝食品之成分和營養組成，標示同時也包含關於在食品生產條件之資訊。食品標示政策有兩大目的，即保護消費者和確保公平貿易，另外，食品標示之最上策是，標示也是環境的一部分，而追溯管理是落實食品標示的關鍵途徑。本書除第二章介紹食品追溯管理制制度外，主要的架構有三個主軸，即依標示所關注議題、主導食品標示的國際組織及標示的實務與國家個案。

一、本書架構

（一）架構一：由標示關注議題引申的食品標示

　　依前述食品標示的關注議題，本書首先提出有機食品的標示管理，介紹全球有機食品認證及其機制，以及主要國際有機標示制度；其次，提出基因改造食品的標示管理，介紹農業技術與基因改造食品標示的關係，以及主要國家基因改造食品標示制度；其三，提出地理源頭的食品標示，介紹需要地理源頭標示理由，及其與食品品質的關係，以及建構地理標示的方法；其四，提出食品標示主題重中之重的營養標示，介紹營養標示表和要素，以及營養標示的變化及其趨勢，本書特別強調歐盟之過敏標示機制；其五，提出食品部門自願的環境與社會的標示，介紹社區支持農業和地產地消的標示，以及生態環境和公平貿易之標示。

（二）架構二：主導食品標示的國際組織

　　主要的國際組織，其一，是國際食品法典委員會（Codex），介紹該委員會食品標示的架構，食品安全與營養標示的關係，以及說明食品標示宣言；其二，是國際法律架構下的食品標示，最主要由世界貿易組織（WTO）來主導，介紹國際人權法規與食品標示的關係，國際貿易協定與食品標示的關係，以及《食品安全檢驗與動植物防疫檢疫措施》（SPS）與食品標示的關係。

（三）架構三：落實食品標示的實務與國家個案

1. 落實食品標示的實務

就政策形成觀點，首先，介紹食品標示政策與執行，內容包含制定標示原則與良好的作業，食品標示政策的形成，以及執行標示政策的規範與法規；其次，介紹食品標示的內涵與包裝資訊，內容包含參與食品標示的利益關係者之角色，食品標示的內涵，以及包裝上的營養資訊。

2. 三個國家的食品標示規範

其一，是美國食品標示之規範，美國自 1906 年起就開始推動食品標示，歷經六個重要時期，由建構食品標示萌芽期，演變至今的強調多元食品標示期；在此等期間，美國也凸顯利益關係者，在食品標示政策形成與執行過程所有扮演的角色。在美國個案，除介紹食品標示沿革外，亦說明美國食品標示的相關規範，以及食品標示要求和個案。

其二，是歐盟食品標示的規範，歐盟自 1979 年就提出《一般標示指令》（General Labelling Directive），除此指令有陸續修訂外，迄今也公布不同的食品標示規範（regulation）和指令，強調推動《食品資訊法》（Food Information Law），尤其以提供消費者知情的食品資訊為主軸。於 2020 年 5 月 20 日提出食品標示的新倡議，此倡議包含強制包裝正面的營養標示、產品原產地的延伸、永續食品標示架構、動物福利標示、在營養和健康要求主題的營養素度量法及日期標記等六大倡議。

其三，是臺灣食品標示的規範，臺灣在 1975 年 1 月 28 日公布《食品安全衛生管理法》，迄今歷經 18 次的修正與修訂，該法計有十章，其中以食品標示規範之第五章「食品標示及廣告管理」為主。在臺灣的個案，除介紹一般食品標示之 10 個要點外，本個案特別說明 17 個產品項目的食品標示，以及其他相關的指引和遵行事項。另外，本書也特別強調臺灣有機農業之標示管理。

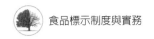

二、採用推薦

就與食品標示有關的對象而言，因本書兼顧規範制度與實務，首先是大專院校的相關科系，如與食品加工研究有關係之保健和營養學系領域的學生和老師，本書對其在教學和研究是不可或缺的教科書和參考書籍；其次，是在醫學院有關食品衛生的學系，也是值得採用的書籍。申言之，本書對學術單位，一方面可讓學生更具食品安全與標示之理念的素養，另一方面對老師的在學術研究可找好根基，且在政策建言更有依據。就實務觀點，一是，有關食品生產、加工製造及販售的業者，因為其高度涉及食品標示的作業實務，更是有必要參考本書所介紹的國內外有關食品標示的制度與實務，即對食品實務業者，提供國外在食品標示的具體可用的做法，讓其可比較國內外做法的差異與雷同之處。二是，在各級政府機關和 NGOs 和 NPOs 單位的工作人員，在執行有關食品標示業務時，可隨時參考本書所提供的內容。對行政單位的工作人員，提供國外的實務做法，尤其在立法和政策形成的層面，更值得各級行政人員參酌。當然，一般社會大眾皆是消費者，為了食品安全與進行知情的選購過程中，多了解本書所介紹的內容，就可當一位安心購買、放心消費的快樂與健康的消費者。

總而言之，本書的任何讀者夥伴，當您（們）閱讀本書之後，就自己可判斷「萊豬」與「福食」是否要有「標示」及其應有「標示的內涵」。

CHAPTER 2

食品追溯制度與管理

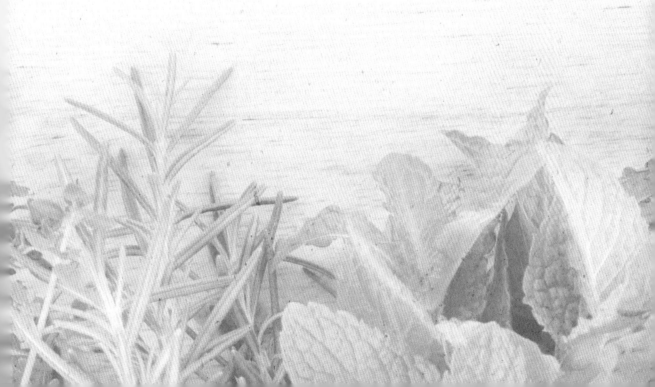

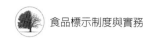

　　食品追溯制度，是一個追蹤產品由生產到消費之制度，追溯是透過在整個食品供應鏈，增加透明化，對作業化標準和規範之一個主要工具，具良好功能之追溯制度，可藉由允許政府和民間部門去確認產品符合市場及法規需求，及迅速反映違反食品安全事件，進而改善食品安全與控制。申言之，追溯制度是資料和作業的總和，透過所有或部分的生產和利用鏈，有能力維持關於一個產品及成分之資訊（International Trade Centre, 2015）。

　　目前在許多先進國家，已依其食品追溯制度法規，有效落實食品安全之監控與管理。於 2000 年左右，因有多起動植物疾病事件，如狂牛病（mad cow disease）、口蹄疫（food and mouth disease）及禽流感（avian flu）等，導致重大威脅到食品安全與人類健康，引起嚴重糧食產業的損失及社會的痛苦。依此，促使許多國家紛紛關注食品安全立法，及推動追溯制度。

　　歐盟依規範（EC）No. 178/2002，自 2005 年 1 月，啟動追溯管理制度，之後有增訂相關法規，如規範（EC）No. 1224/2009、（EC）No. 932/2011、（EC）No. 1337/2013、（EC）No. 1892/2003 及（EC）No. 1830/2003 等。美國的 FDA 依 2002 年之《生物恐怖主義法案》（The Bioterrorism Act of 2002），於 2003 年 12 月 12 日啟動追溯管理，之後在 2011 年 11 月 4 日，頒布 FDA 的《食品安全現代化法》（The FDA Food Safety Modernization Act, FSMA），於 2013 年 9 月，設置全球食品追溯中心（Global Food Traceability Center, GFTC）（Lau, 2015）。加拿大除畜產品的特定追溯管理外，尚訂定《消費者包裝和標示法》（Consumer Packaging and Labeling Act），和「糧食安全加強計畫」（Food Safety Enhancement Programs）。日本之農政部門也針對肉牛（加工分切）推動追溯管理，於 2009 年之《稻米法》（The Rice Act），也規範稻米和穀類產品在交易過程之紀錄，告知消費者和企業夥伴有關原產地證明，當發生問題時，應快速確認配銷通路（黃萬傳，2019a）。依此，本章首先解析食品追溯之架構，其次，陳述食品追溯之推動方法，最後，說明歐盟與臺灣之食品追溯管理。

第一節　食品追溯之架構

　　前已指出，消費者期望安全和有營養的食品，同時也期盼，所有食品供應鏈的參與者能夠落實有效能的作業，允許當食品有問題被懷疑或確定時，可以快速確認、發生地點及自貨架上撤走。確保有效能作業，在複雜與整個全球供應鏈是有其挑戰性。關注食品安全與消費者知的權利，已引起對企業作業採用與確認之迫切需要，由此，有助於在食品產業交易夥伴，透過供應鏈追溯一個產品的能力。食品追溯是一個企業流程，有助於交易夥伴，跟著產品由農場到零售店或食品服務從業者之移動，每一追溯夥伴必須有能力，認定產品供應商的直接來源和由顧客的直接收貨，此追溯過程，包括叫貨／撤出市場、法規適當性、大眾健康的追蹤、食品安全與品質保證，及過程之秩序管理。依此，本節先界定何謂食品追溯，其次，說明食品追溯之要素及流程，最後，陳述追溯制度之必要條件。

一、何謂食品追溯

（一）定義

　　依據國際標準組織（International Organization for Standardization, ISO）界定追溯（traceability），是據特定生產、加工及配銷之階段，對任何飼料與食物等移動之跟隨能力。ISO 允許廠商在食物鏈的任何階段，去追溯原料來源、確認追溯之必要文件、確保各個主事者的適當整合、改善溝通協調之管道，及改善各單位之資訊、效能及生產等的適當利用與可信度。

　　所謂追溯，是對追蹤某些事情之可能性，在某些情況，其被解釋為證明歷史、地點，或就某些文件紀錄，認證之一個事實之應用；尚有其他之定義，含對某些已知訊息，給予影響程度之追蹤或執行的能力，或去連結已是證明事項之唯一可確認的能力。通常此一追溯能力，可應用到的領域，有供應鏈、物料、物流、食品加工、食品標示及森林產品等領域。誠如前已述及，在消費者關注食品安全與友善環

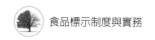

境之議題，愈來愈受到重視，以致在許多國家，在農產品與食品之產銷，已推動食品追溯制度（traceability system）。

（二）追溯管理之類型

一是內部追溯，指在企業內部去連結原料和成品之過程必須持續。二是外部追溯，指所有追溯項目，對所有被影響的通路參與者，須一致確認與分配所有資訊。

（三）影響追溯之因素

計有：1. 供應鏈之結構與組織（含供給鏈成員之整合程度、此等成員之數量、確保產品來源之能力、管理追溯制度之能力及其間之調和度）；2. 產品目的地；3. 追溯單位之確認；4. 追溯產品之時間；5. 追溯方法可信度；6. 資料確認方法與資料標準；7. 與其他管理制度的品質安全確認制度之連結；及 8. 追溯的法源。

（四）執行的方法

1. 界定追溯內容與必要的評估；2. 評估內部的能力；3. 整合內外部的追溯及 4. 設置追溯計畫。

（五）追溯的工具與技術

包含：1. 產品認定；2. 資訊取得；3. 資訊分析；4. 資料貯存和傳輸；及 5. 所有系統的整合等諸技術；例如：追溯標籤，應含產品資料紀錄單位、國家碼；及 6 位數字個別產品確認碼，以上可透過 Barcodes、RFID 及 Wireless Sensor Network（WSN）等工具。目前，也輔以地理資訊系統、全球定位系統及遙控辨識等科技。

申言之，一個有效的追溯制度，須依賴在供應鏈任何一點下，能夠以「向後一步與向前一步」（one step back and one step forward）去追蹤產品。眾所周知，「向後一步及向前一步的原則」，是當產品被發現有假貨時，它有能力去確認食品物料成分的源頭與來源。追溯制度允許一個組織，透過涉及食品和飼料之製造、加工、配銷及處理等階段和作業，提出文件和指出產品的區位。因此，它是可輔助認定一個產品不適用的原因，並改善撤下此產品，若有必要，預防不適當產品到達顧客手上，或取消產品之上市。一個在地之食品企業，其制度包括對認定生產者、供應商、顧客及產品，並保存這些紀錄：供應商姓名、地址及產品或供應原料之說

明、顧客姓名、地址及提供給他們的產品說明、交易或運送的日期、認定計貨單位
（batch, lot）、供應或接收之數量（volume, quantity）及任何有關產品生產紀錄之
其他事項（黃萬傳，2005）。

二、追溯制度之利益

（一）主要利益

　　有效的追溯制度之執行，可改善推動合適的安全和品質融合計畫之能力、相
關資訊的可見度、促進農產品公司有比較好的風險管理和允許其對緊急、重新叫貨
及下架等情況可做出快速反應。透過快速可取得相關和可信訊息，當有動物疾病或
植物病蟲害發生時，有效追溯制度顯然可縮短反應時間。因此，由生產者到消費者
之供應鏈之任一時點之動物植物健康和產地來源等訊息就顯得很重要。再者，追溯
允許對社會大眾提供適當訊息，極小化貿易的失敗，追溯可減少 50% 被取消的機
會，在某些情況有 95%，由此減少產品的浪費。

（二）其他的利益

1. 與 GAP、GMP 和 HACCP 結合，追溯可加強預防能力，以取代只有在食品安全
   發生問題之反應。
2. 配合支持的訊息和溝通技術（information and communication technologies,
   ICTs），追溯制度可正確應用，促使企業在適當時間去監控和預防風險。
3. 同時促使企業有更多資訊做管理決策，以增加市場穿透力和減少營運成本。
4. 由追溯制度所提供資訊的可見度，促使企業有效利用資源，流程更有效率與有效
   能，增加其長期獲利率。正確實施追溯制度，其可減少過期產品之損失，降低存
   貨水準，提升物流和配銷作業的有效期限。
5. 可改善的顧客信任度，協助品牌形象建立和品質保證。

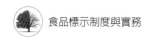

三、追溯制度之特性

　　基本特性有：對投入成分與產品之單位和串數之確認、登錄此等數量在時間與地區流動等資訊、連結這些資料與追溯產品在非運送或加工階段之資訊。追溯是一種風險管理的工具，可促進食品企業經營者或相關政府部門，去反映消費者對食品品質與安全之高度需求，其是任何國家食品安全政策的核心。

　　追溯制度是資料和營運的整合，透過全部或部分生產和充分利用供應鏈，以維持在生產或其組成之可能獲得的資訊。

　　上述特性，在供應鏈業者間之確認、資訊及連結是非常普遍，不管所涉及的過程或產品。無論如何，追溯制度可能在登錄資訊的量、向前向後之制度追蹤資訊的距離，及指出正確移動程度等可能會有不同。實際上，追溯制度之記帳制度，可呈現特定產品透過中間商階段供應至消費者之路徑。同時，在確認產品方面，追溯制度可確認其他資訊，如產地來源、最佳日期，此等與此產品有關，追溯制度範圍可由文書制度到利用條碼和 RFID（Radio frequency identification devices）。在自動化確認和掌握資料，容許資料在最低成本下來掌握。誠如上所述，追溯制度之特性有：(1) 寬度——視追溯範圍決定其資訊收集的量；(2) 深度——關於資訊可向後向前追溯的距離；(3) 正確性——確信指出特定產品及其流向。

四、食品追溯之要素及流程

　　前已述及，可界定食品追溯為透過生產、加工及配銷的所有階段，有能力去辨識、認定及跟進一個食品或食品可能被加入物質之移動。

（一）主要的要素

1. 食品回收（food recall）

　　是食品在食品鏈（含所有消費者）之任何階段，食品自市場撤回的行動。

2. 企業認定

組織（含公司或人們）必須利用食品企業認定（food business identification, FBI）數量，去確認他們所經營的企業，然後與供應商和顧客分享這些數量。FBI 提供認定一個食品企業，在一個國家依相關法規註冊之一致的手段。個別 FBI 可被指定代表組識和任何個別貿易子公司。

3. 交易項目認定

一個交易項目是任何產品或勞務有必要找回事前界定的訊息，在供應鏈任何一點之定價、訂單及發票，此認定由產品或勞務發起人來分配，且其內容、句法及格式隨不同公司而異，視公司作業與明確目標而定。

4. 批量／批號與序列號

批量或批號指由食品企業經營者對其一系列類似財貨，或在類似條件下所生產的產品所指定的參考號碼，如作物，批號是作物收成日期，及決定何時開始收穫。所有供應商對其特定水準產品（case-level products），設計批量、批號或序列號，當然其內容、句法和格式隨不同公司而異，視公司作業和明確目標而定。

5. 產品標示（product labels）

此是實務上認定追溯項目的要素之一，這些項目有標籤、貼紙，或在產品包裝上的印刷等提供關於產品內之資訊，通常附在每一包裝產品之裝箱單上，同時印出或貼上。通常產品標示所含的資訊有：FBI、產品認定與說明、批量、額外資訊（收穫前最好的情況、收穫日期、重量、數量及價格）及二維條碼（barcode）（若消費者有需要）。

6. 會計處理（record keeping）

它是創造永續性資料的行為，即建構所發生事情的帳戶。正常地，此等會計紀錄是有關追溯資訊，透過批量連結最終產品所含成分、原料及包裝材料。

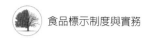

（二）流程（如圖 2-1）

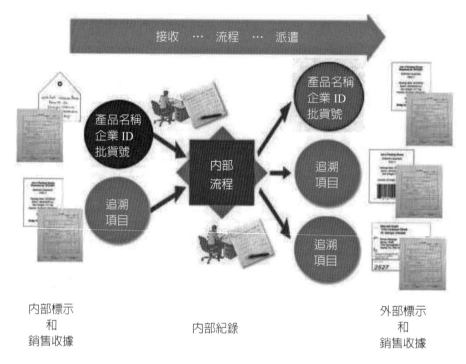

圖 2-1　食品追溯管理之流程

資料來源：Eitiveni, et al. (2019)

五、食品追溯制度之必需條件

在一個供應鏈執行追溯制度，需要所涉及的各單位產品實體流程連結這些產品的資訊流程，為追溯過程採取規範與產業標準，確保追溯項目認定的一致性，此支持在供應鏈的資訊透明與連續。

（一）條件一：食品企業營運者之認定

依國家食品安全法規，在食品企業為國內或進口食品之註冊申請時，營運者應包括下列與追溯有關的訊息：(1) 營運者姓名與聯絡資訊；(2) 企業認定和註冊細節；(3) 負責追溯人的姓名和聯絡細節；(4) 在企業所有註冊地點之地址和電話；(5)

產品在貨架上時間與到期日；(6) 產品保存和貯藏方法；(7) 進口食品的來源國；(8) 進口食品製造商和出口商及食品企業營運者之食品追溯計畫。在註冊時，相關單位給予 FBI 作為追溯之用。營運者應保留所有紀錄，繳交追溯連結點之認定與聯絡資料予相關單位。

（二）條件二：認定與標示

有關認定面，營運者須決定追溯內容，即追溯項目含產品包裝或交易項目（箱子／紙箱、消費項目）、物流單位（貨櫃）及產品或交易項目之運輸或移動，此等需交易方之同意。營運者對特定追溯項目，指定之確認和批量或批次的數量，此為能夠被退貨之最小的追溯項目。有關標示方面，追溯項目的認定，應與企業文件和／或標示互為呼應：FBI 和品牌所有者姓名、品牌名稱或特定品種之項目類型的說明，如品牌加上產品名稱、批量／批號之號碼、標示日期之二維碼（此為相關註冊所需）及數量。營運者在包裝時間時，要標示食品產品及以批量／批號。顯示追溯之 FBI，必須保留在包裝上到追溯項目被消費或摧毀。

（三）條件三：保留會計資料

營運者須收集和保留所需追溯項目的資料，一份銷貨收入備份，此涉及如下資訊：(1) 供應商或顧客或交易夥伴之姓名和聯絡資訊（含企業認證號碼）；(2) 追溯項目的說明（含品牌名稱、特定品項或食品類型）；(3) 追溯項目之批量或批序號（包括收穫日期或送達零售商之標準二維碼）；(4) 數量和包裝資訊；(5) 價格之單位或重量及交易日期；(6) 為進貨交易可送到的追溯項目之源頭地址或為送貨交易可送到的目的地之地址；(7) 運輸業者之姓名和聯絡資訊及任何法定單位所要求的相關其他資料。

（四）條件四：保管鏈（chain of custody）

為食品退貨和標示目的，營運者要區分銷售點追溯項目與非銷售點追溯項目之不同，供應商和購買商應確保追溯項目之保管鏈，可連結追溯項目流程到資訊流程，同時記錄在相關企業文件之資料含銷售收入。追溯制度應：(1) 能夠透過產品 ID；(2) 批量／批貨號對產品認定；(3) 透過所有加工階段到成分、原料、原始包裝

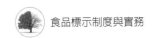

材料及運輸等由顧客向後的回溯；(4) 透過加工階段到顧客及運輸等由成分、原料及原始包裝材料之供應商等向前追溯。

第二節　食品追溯制度之執行

由前述得知，落實食品追溯制度是確保食品安全的重要手段之一，由追溯制度必要條件，顯示聯合國糧農組織（FAO）也同意歐盟的「向後一步與向前一步」落實原則。此制度的執行，一方面有一般性的方式，另方面涉及在供應鏈的參與者如何配合去落實（Andre, 2018）。

一、食品追溯類型

（一）追溯類型（Andre, 2018）

在供應鏈執行追溯制度，需要所有涉及的成員去連結產品實體流程之資訊流向，就追溯過程，採取一致產業必備要件，去確定在各成員間追溯項目之確認的合約，以支持在供應鏈之資訊透明與永續性。

1. 類型一：外部追溯

此需要所有追溯項目是齊一確認，且資訊在所有被影響的配銷參與者之間，是可共同分享。就追溯目的產品確認，可包含下列指定：唯一產品確認碼和整批／組碼。為維持外部追溯，追溯項目確認碼必須和通路商溝通產品標示和相關紙本或電子商務文件。為追溯，此可連結實體產品有關的必要資訊，外部追溯允許向後追溯（即供應商之追溯）和向前追溯（即客端追溯）。

2. 類型二：內部追溯

此意指在企業內部必須維持的過程，以去連結提供製成品之原料的確認。當在加工、再組合或包裝之過程有混合原料時，新產品必須有其本身獨特產品之確認

卡。為持續追溯，在新產品與原始原料（如牛油、烘焙、調味料、滷汁、鹽、包裝材料及許多其他投入）間之連結一定要維持。出現在追溯投入項目批號之標示，必須保留在包裝上，直到整體追溯項目結束為止。此原則甚至可應用在當追溯項目只是一個大型包裝物之一部分（如好幾箱、好幾個倉庫或好幾個貨櫃）。

二、追溯制度之有效性

在很多的情況下，追溯是正確連結和相關資料的紀錄，尤其在食品安全管理制度內部的整合。應用分析測驗，如為確認源頭之 DNA 追蹤，或大量光譜，可以完成資料的確認。當食品可以完全透過食品供應鏈來追溯，則追溯制度具有效性，能取得完整資訊，以知道什麼、多少及由何地來，此等為食品安全的議題。

（一）影響追溯之因素

1. 供應鏈結構與組織

　(1) 在供應鏈主事者之間的合作程度。

　(2) 達成內部和外部追溯，有關供應鏈主事者的人數。

　(3) 供應鏈主事者，確認產品源頭的能力。

　(4) 主事者管理追溯制度的能力。

　(5) 主事者之間的一致性。

2. 產品的目的地、確認可追溯箱數、追溯一個產品的時間、追溯方法的信任度、確認方法的資料及其標準化、追溯制度納入現有系統、職能資料管理制度或品質／安全確信制度等方面的程度及有關追溯之法規。

3. 向前向後之原則

　(1) 任何須向前或向後所需的任何項目，須具全球唯一確認證明之下的確認。

　(2) 所有食品鏈參與者，應同時執行內部和外部的追溯作業。

　(3) 執行內部追溯，應確定在物料投入和製成品之間的必要連結應予持續。

（二）有效性追溯的考量因素

1. 交易夥伴，含農場投入供應商、農場、區位或船班、供應商、公司內的交易、顧

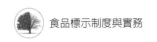

客及第三方運輸業者。

2. 產品與加工地點，含任何實體地點，如孵化廠、種植的地區或水池、農場、船班、碼頭、買的場所、倉儲、包裝線、貯存設備及進貨碼頭或商店。

3. 一個公司利用或開發的所有產品。

4. 一個公司收貨或運送的物流、境內和境外的運送及衡量日期和時間之適用性。

　　確認一個成功追溯計畫是重要的，通常須輔以標示和任何可用技術，如手寫標示、RFID。無論如何，條碼仍是業界最好的工具，尤其在包裝和運送物流單位，如箱、貨櫃及消費項目。

（三）所需具備的資料

1. 食品處方（food receipt）

　　一個食品企業，必須能夠提出關於什麼是食品（what food）的資料／資訊，那是基本條件與其來自何處，必須能夠提供以下食品要件等相關資訊：

(1) 企業必須強調販運商、製造商及包裝商或輸入國（及進口商）的名稱與名字。

(2) 法定名稱，若沒有，須有適當的食品名稱。

以上意味食品企業不可能接受一個食品，除非可確認食品和供應商的名稱。

2. 食品召回（food call）

　　參與批發供應、製造或食品進口的一個食品企業，必須有一制度，送出文件等確信可召回不安全食品。此一制度涵蓋以下紀錄：(1) 廠商確認；(2) 生產紀錄，如產品條碼、對可被包裝 ID 植入的條文、生產線、日期碼及時間（時、分、秒）；(3) 製造或運送產品的數量；(4) 箱或束的確認或其他行銷；(5) 產品配送地點；及 (6) 任何其他有關的產品紀錄。

三、推動方法（Eitiveni, et al., 2019）

（一）配合之條件

　　基本的追溯類別，需要每一產品或是組成完全符合：1.確認單位（identifier），

如箱或個別單位在任何時點須附隨在產品上；2. 歷史紀錄，含有關地點、方法及生產時間、企業主、運送地方等資訊。這些資訊，在供應鏈的每一連結點皆隨時可用。若將追溯制度視為一個確認單位和一系列紀錄的想法，就可被認為追溯簡單化之理念。

（二）執行的方法（請詳見圖 2-1）

1. 步驟一：界定內容與評估必要性

執行追溯應隨公司、部門、供應商特性、顧客需求（契約需求）及法規條件等情形來調整，基於此，評估內外在的需要性，確認所要追蹤的必要性資料，及界定追溯的參數。

2. 步驟二：評估內部能量

檢視已有紀錄，和了解生產、管理、顧客關係、行銷、會計等正在進行的情況，並與外部必要性予以比較。

3. 步驟三：內外部的整合

界定目標、研究答案及資源，準備追溯行動計畫和反應策略，以及估算對公司和內部顧客之利益。

4. 訂定實施計畫

整合行政人員、工作方法、時程、預算及報告為一小組，利用 PDCA（plan-do-check-act）循環，去檢視過程、區位或主管基礎，進而改善和調整方法。對員工訓練，關於新要求和工作服從規定。評估制度的最佳方法，以改變內容、顧客群、供應商、加工過程、產品或規範等定期檢視制度。

（三）發展追溯之程序

1. 程序一：開發一個作業圖表

(1) 確認由公司實施的主要作業；(2) 組合所有作業為一流程圖（flow chart）；(3) 列出每一作業所需之投入和產出；(4) 為確認關鍵點，分析所有項目的流程，關

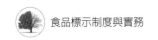

鍵點含：①實施的作業、②所有狀況和包裝的改變、③運輸移動倉儲和存貨調整及組合線（在加工過程的所有成分組合）和混合。重要的是透過上述步驟，確認和保證資訊的連續性。

2. 程序二：撰寫程序所需的說明

在作業圖表中之每一作業：(1) 用名稱和號碼確認作業類型；(2) 簡述要實施的作業；(3) 確認和指定作業的負責人、掌握日期、保留追溯資料的文件；(4) 說明如何掌握追溯資料；(5) 明示資料保存地方。

（四）追溯工具與技術解方

1. 工具一：二維條碼（barcode）

二維條碼是一個視覺機械閱讀，呈現資料與所關係物體之關係，系統上，它呈現的資料可藉由許多改變平行線之寬度和空間的（1D），或在二面向之長方形、點、六角形及其他幾何型態（2D）。原始二維條碼是藉由特殊視覺器來掃描，稱為二維條碼閱讀器，後來，掃描器和作為說明軟體成為設計之用，含桌上型列印機和智慧手機。產品追溯初期，是利用全球貿易項目碼（global trade item number, GTIN），以完成追溯。一個 GTIN 含有一個 GS1 公司加在前面，及一個獨特項目參考碼，以符合環球產品碼之二維條碼（universal product code barcode）和 RFID 或人類可閱讀碼。

GS1 是一中立非營利的國際組織，其發展和維持為在多部門供需鏈之標準，其與貿易夥伴、產業組織、政府及技術供應商等合作，透過採用與執行全球標準來反映企業的需求，GS1 全球追溯標準之網路：https: //www.gs1.org。

2. 工具二：RFID

其是一種技術，透過收音頻道發射頻率的插入可確認之晶片。有些 RFID 的設計有記憶功能（貯存資料），促進收集更多資訊的傳遞。其設計可能是主動（可傳遞電子微波），或是被動（僅呈現由 RFID 閱讀器而來的電子微波）。在許多情況，在牛隻上，除利用紙標籤或品牌外，為自動認證目的，RFID 標籤也可利用，

此等皆可在追溯制度當作認證工具。追溯制度功能是捕捉和確認在供應鏈之認證工具，此制度能夠確認特定項目的一個地點（現在、曾經或已經在的地點），以及確認此項是什麼內容（是正跟隨、已跟隨或完成跟隨），為實現此功能，追蹤系統策略性的收集資料。

3. 工具三：無線感應網（wireless sensor network, WSN）

它是一個在空間自動配送網之感應器，旨在由此實體或環境條件（如溫度、聲音、壓力）來收集和監控資料，透過感應網，整合傳送這些資料到主要區位。更現代化的感應網是雙向的（bi-directional），同時更能夠控制感應器的活動力。除此之外，更進步技術可能也被利用，如地理資訊系統、全球定位系統，及遙控感應等。

第三節　歐盟與臺灣之食品追溯管理

前已指出，歐盟依規範（EC）No. 178/2002，自 2005 年 1 月起動追溯管理制度，之後有增訂相關法規，如規範（EC）No. 1224/2009、（EC）No. 932/2011、（EC）No. 1337/2013、（EC）No. 1892003 及（EC）No. 1830/2003。歐盟追溯制度主要是基於風險評估、風險管理及風險資訊，EU 食品法規旨在透過 HACCP（Hazard Analysis Critical Control Point）之應用，來管理和降低風險，依據此計畫和追溯工作，共同去確認和控制風險。

德國食品追溯管理是在 2005 年 1 月 1 日正式實施，主要由德國農業部第 3 部門（Department No. 3）進行主導，不過其國內並無任何法令，去規範食品的生產追溯管理，而是遵循歐盟委員會在一般《食品法》第 18 條款（Article 18）對食品可追蹤性所做的規範，德國政府則僅對於產業或公司是否遵循追溯管理系統的觀念進行控管，並於必要時，對未遵守的產業或公司進行處罰。追溯管理系統之推行，組織團體扮演政府與供應鏈成員之間的中介角色，成為產銷履歷的主要推手，德國 BLL 協會等組織團體就是推手之一。德國 BLL 協會是一個類似臺灣工總或商總的組織，其主要功能是提供資訊給會員，以及中介國內外交易。食品方面，BLL 協

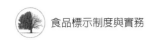

會關心的議題，包括致癌物、營養成分、有機食品、標籤、食品衛生以及產銷履歷系統等，其中，在產銷履歷系統方面，BLL 協會係追隨一般食品法之規定，致力於如何將追溯管理系統，應用於不同種類的食品（黃萬傳，2005）。

一、歐盟之食品追溯管理

（一）一般食品法規──歐盟委員會之規範（EC）No. 178/2002

該法旨在確定與人類生命和消費者利益有關食品之高度保護水準，它指出食品法之一般原則、必要條件及流程，由此設置歐盟食品安全局（European Food Safety Authority, EFSA），作為風險評估主管單位，但與風險管理無關，它更創立為緊急和危機處理之流程和工具，同時設立「食品和飼料快速預警系統」（Rapid Alert System for Food and Feed, RASFF），旨在快速向 EU 會員國告知產品的風險。

1. 該法第 3 條界定「追溯」

對食品、飼料、由動物生產的食品或物質，透過生產、加工和配銷等所有階段，試圖成為或預期被加入食品或飼料等追蹤和跟隨的能力。

2. 追溯之理由

由經驗顯示，食品或飼料國內市場的功能已陷入困境，因其不可能去追溯食品和飼料。因此，在食品和飼料企業，有必要建立完整的追溯制度，促使已損失標的和正確性可被了解，或可將訊息傳遞給消費者或官方得以控制，避免食品安全問題事件不必要地潛在擴大。有必要確定含進口商之食品和飼料企業，最少能夠確認哪些食品、飼料、動物或物質，可能進入已上市的食品和飼料，確信研究結果，追溯能夠在所有階段被信任。

3. 該法第 18 條之追溯規定

(1) 食品、飼料、由動物生產的食品和其任何物質，企圖或預期被加入一個食品或飼料，應該在生產、加工與配銷之所有階段建立完成。

(2) 食品和飼料企業經營者，應能夠確認任何人來自他們已供應之任何一個食品、飼養、由動物生產的食品，或任何物質企圖或預期被加入之食品或飼料。

(3) 為此目的，這些經營者應有實施的制度和手續，以允許其資料可適用在其需求面之合適機構。

(4) 同時上述制度和手續可確認，其他企業已提供在市場上的產品，此資訊可適用在需求面的合適機構。

(5) 在一個社會內，已上市或可能要上市的食品和飼料，應有適當的標示或認定，以作為追溯之鋪路，此可透過相關文件或資訊，以配合更特定食物之相關需要。

(6) 就特定部門，要應用本條文要求之目的而言，食物可能配合第 58 條之 2 而被採用，即資訊要文件化，對食品企業經營者要求的文件：①被供應或運送產品之名稱、供應商地址和確認書；②交易和運送的日期和時間；③數量和容積。

(7) 保持紀錄的原則是 5 年期間：①被利用日期少於 3 個月紀錄之產品，在製造或運送之後可保存 6 個月；②在日期記錄之前已最佳的產品，可被保存上架期間加上 6 個月。

（二）漁業和養殖水產品——規範（EC）No. 2065/2001〔應用規範（EC）No. 104/2000〕

1. 追溯之理由

本條款是為會員國而訂，旨在為檢視本法，所涵蓋產品之追溯去建立管理制度。

2. 該法第 8 條在追溯和管制指定

關於商業化設計、生產方法及各領域所必要的資訊，對相關事項的行銷每一階段皆適用，此資訊結合相關事項的科學名稱，須由產品的標示和包裝等方法，或配合產品之商業化文件含發貨單等來提供。

3. 規範（EC）No. 1224/2009 為確信與共同漁業政策一致，建立 EU 的控制系統，第 58 條說明追溯

(1) 沒有排斥規範（EC）No. 178/2002，所有漁業和水產品的量，應在所有生產、加工和配銷之階段被追溯，甚至從捕撈和收穫到零售階段。

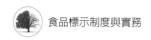

(2) 在 EU 境內，已上市或預計上市的漁業和水產品為確保有每一數量的追溯，應有適合的標示。

(3) 漁業和水產品之數量，只有在捕撈或收穫階段可以回溯下，在首次賣出後，才可能可以合併或分開。

(4) 會員國須確信業者有實施相關制度和程序，此涉及確認，任何業者所提供或來自哪些業者的漁業和水產品，此資訊應可適用在需求方的合適機構。

(5) 對所有漁業和水產品，最起碼的標示和資訊應包括：
①確認每一數量單位之號碼；②外來確認碼、漁船名稱、水產品單位名稱；③ FAO 之每一件產品之 Alpha-3 之條碼；④捕撈日期或生產日期；⑤每一品項數量，以公斤表示之淨重或來源，及個別的號碼；⑥供應商的名稱和地址；⑦依規範（EC）No. 2065/2001 第 8 條，規定提供給消費者的資訊：商業設計、科學名字、相關地理區域及生產方法；⑧漁產品在之前冷凍與否。

(6) 會員國須確信在上述第 5 點之最後兩點所列的資訊，是可用在消費者和零售階段。

(7) 在上述第 5 點之①和⑥之資訊，不可用在 EU 之進口漁業和水產品，除非有依規範（EC）No. 1005/2008 所發出的捕撈許可證。

(8) 會員國在本條文可免除一些規定，如直接由漁船小量販售給消費者，且每天不超過 50 歐元。對此門檻的任何修正，須依本法第 119 條規定辦理。

(9) 本條文應用的細節，同樣符合第 119 條的規定。

4. 規範（EC）No. 404/2011 係為執行規範（EC）No. 1224/2009 而訂定

本法在 TITLE IV 之第一章行銷控制之追溯一節內。在其第 66 條定義「漁業和水產品」，第 67 條討論數量的資訊，第 68 條討論用在消費者的資訊。

（三）有機生產——規範（EC）No. 834/2007，規範生產和有機產品的標示；廢止規範（EEC）No. 2092/91

1. 本法第 27 條對控制系統的說明

會員國應確定控制系統，是為追溯每一項產品在生產、備貨及配銷之所有階段

而設，且須配合規範（EC）No. 178/2002 之規定。尤其為給消費者保證，有機產品已經符合本法之規定而生產。

2. 本法第 29 條對必要文件之規定

(1) 控制機構和控制第三方應參考第 27(4) 條，配合本法所有規範，應對任何業者提供必要文件，而這些業者受前述控制之管轄，且其業務在規範之內，這些文件至少有業者認證及其產品範圍和適用期間。

(2) 業者須證明他們所提供的文件。

(3) 文件的格式須符合第 37(2) 條之規定，尤其考慮電子認證的優點。

3. 本法 32 條對已允許產品進口之規定

由第三國進口的產品，可在 EU 市場視為有機之規定：(1) 含出口商等所有業者，須在控制機構或第三方掌控下；(2) 相關業者依本法第 29 條，在任何時間提供文件給進口商或國家機構，允許其有認證，且至少有在營運，並符合相關單位對其營運之認證。

（四）GM 食品規範——規範（EC）No. 18/2003，已修訂指令 No. 2001/18/EC

1. 標示與追溯

在本法所包括之所有產品是要強制標示，以促進消費者有較好被告知的資訊，且提供他們在買含有 GMOs 成分之產品時，有選擇的自由。本法有關標示的特別需求，並不可分割使用，這些規定可附加下列與標示有關的規定：(1) 通常一般標示規定，應用在食品養分，企圖給人類消費〔依指令 No. 2000/13/EC〕；(2) 一般標示規定，提供給飼料行銷〔依規範（EC）No. 767/2009〕；(3) 特定標示規定，可應用到 GM 食品和飼料〔依規範（EC）No. 1829/2003〕。

追溯促進 GMOs 及其產品，透過生產鏈可被追蹤，此制度是依據每日一個營運者之資訊可被傳遞與持有。

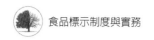

2. GMOs 或含 GMOs 的產品

業者須寫出下列資訊以利傳遞：(1) 明示產品包含或融入 GMOs 產品；(2) 對 GMOs 被指定的特定確認單位或儀器。若產品是混合 GMOs，產業經營者必要繳交利用這些產品的告知書，其中包含對混合利用 GMOs 之特定確認單位或儀器名稱。依前述一般食品法〔規範（EC）No. 178/2002〕，前述資料須保存 5 年。

（五）含有物料之食品──規範（EC）No. 1935/2004

1. 本法之目的

本法提供凡食品添物質和物料之規範架構，用在包裝食品之所有物質與物料，必需符合本法之要求，為考量科學進步，新的架構授權導入「主動」（active）與「智慧」（intelligent）之包裝，以增加食品上架壽命，或提供其新鮮度之訊息。本法同時建立必要條件，以配合由生產到銷售之此等產品的追溯管理。在歐盟已上市含物質或物料之食品的標示和文件，須保證這些食品之追溯管理，以此來輔助控制、不良產品的召回、消費者資訊及增加責任等貢獻。

2. 本法之相關規定

(1) 物質和物料之追溯管理，應確定在所有階段，可輔助控制、不良品召回、消費者資訊及責任等貢獻。企業主至少能夠確定，此等物質或物料之來源及其提供給誰。

(2) 本法第 5 條，允許提供物質或物料團體之特別措施，為確認這些物質或物料及其產品之追溯管理，其須保存相關紀錄，若有需要，可不適用本法第 17 條，但須符合前述主動和智慧包裝。

(3) 第 15 條有關標示規定，不排除上述第 5 條，已上市食品未含有物質或物料，可輔以「在第 17 條之合適標示，或確認可確定這些物質或物料之追溯管理」。

3. 第 17 條有關追溯管理之規定

(1) 物質與物料之追溯管理，應確定所有階段可輔助控制、不良品召回、消費者資訊及責任貢獻。

(2) 配合技術可能性，企業主應實施此管理系統和程序，以容許業者確認，這些物質或物料來自何處，又流向何處，此等資訊，可適用在需求方之相關機構。

(3) 在歐盟已上市之物質或物料，應有適當制度來確認此制度，允許利用標示或相關資訊文件，作為追溯管理之工具。

（六）加入物質或物料食品之良好製造實務之規範——規範（EC）No. 2023/2006

此等製造須符合良好製造實務的規範，以至於這些物料對消費者沒有危險，既不改變食品組成，也沒基因改造特性。本法建立「良好製造實務」（good manufacturing practice, GMP），意指這些品質保證層面，是可確定這些物質或物料的一致性被生產，並符合品質標準，不會危害人類健康或引發不接受，或引起基因改造的汙染。製造商必須建立品質系統和控制系統；在加入食品的物料，可能接觸貨櫃和包裝材料，如紙張或卡片，進而汙染食品，尚有化妝品、橡膠、玻璃、金屬、印刷油墨及纖維等等。

本法包括業者要遵循的是，實施品質保證制度及品質控制制度，後者所提供措施，以防企業未符合 GMP 之規定。除此之外，製造商應創造與維持相關文件，以利分工、製造公式化及食品加工作業，因此等相關作業對完成／製成品為符合法規和食品安全等非常重要，同時這些文件，也適用提供相關單位的需求。

二、臺灣之食品追溯管理

（一）臺灣食品追溯管理概要

依《食品安全衛生管理法》之第 9 條，它是一條強制性規範，由衛生福利部公告，應強制實施的食品業者，其內含追溯系統建構、電子發票、電子申報及應遵循事項。此等包括：1. 誰將建構追溯管理、為何建構、提供產品資訊、確認、供給資訊、產品流通資訊，及其他內部有關產品的資訊；2. 供應商資訊及產品流通；3. 產品包裝之改變與否；4. 文件保存；5. 系統檢測及執行日程。

食品追溯制度包含：1. 食品業者內部資訊之制度系統，含建置追溯資訊與相關

紀錄，以書面或電子傳輸給官方追溯系統；2. 交易的資料開出電子發票。在官方政府資訊系統，主事單位建構 Ftracebook 系統（吳宗熹，2016）。目前已有 18 類食品和原料列入追溯，含進口商與製造商。有關的應用例子見圖 2-2。

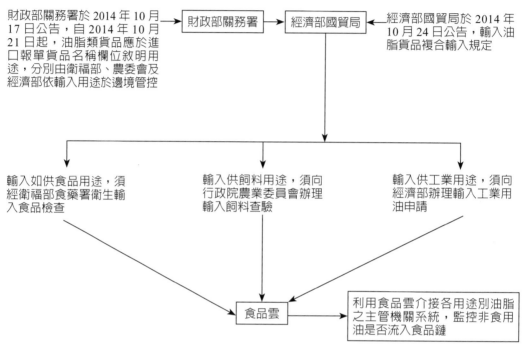

圖 2-2　臺灣食品追溯管理之例子：應用實例——輸入油脂（複合輸入規定）之分流管理

資料來源：吳宗熹（2016）

（二）過去策略之內涵

　　2005 年，政府農政單位配合「優質、安全、休閒、生態農業」施政主軸，推動農產品追溯制度（traceability system）。於 2006 年又擴大辦理，於是國內開始啓動食品鏈（food chain）的產銷履歷制度。就法規面而言，爲推動國內農產品產銷履歷制度，由農政單位所主導通過的法規已有：1. 農產品產銷履歷委託認證實施要點；2. 農產品產銷履歷驗證管理作業要點；3. 農產品生產及驗證管理法。由此，呈現推動此制度的配套措施已愈趨完備。

　　國內目前農政單位推動產銷履歷制度有五大策略，即：1. 制定農產品產銷履歷

標準化作業流程；2. 建立該制度紀錄認證及驗證制度；3. 農產品標準編碼；4. 資訊E 化之處理；5. 訓練與推廣。

就參與的業者（農民與廠商）觀點，其記錄生產履歷的方法包括：1. 紙本記錄；2. 利用農業經營管理系統（FMIS）記錄；3. 直接在網際網路上，記錄於「農產品生產履歷追溯資訊系統」；4. 利用產銷班或農會內部的資訊系統，上傳生產履歷紀錄；5. 利用 PDA 進行記錄，再將內容上傳至網際網路的系統。

（三）目前的推動情形

臺灣農政單位（COA）推動產銷履歷之目的，包含：1. 提高可追溯農產品之市占率；2. 鼓勵地產地消；3. 增加國內農產品之產品差異度；主要的願景，有食品安全管理的三個水準系統，即自我監控、檢驗與認證，及政府隨機檢測和研究。

於 2015 年 4 月實施「臺灣履歷標籤管理方針」，同年 7 月實施「安全農產品（吉園圃）管理方針」。實施的產品包括：1. 國內農產品具高品質、需求價格高的、容易被仿製或混淆的產品（如茶葉、蜂蜜、稻米、乾燥菇）；2. 主要外銷農產品（如檬果、鳳梨）；3. 配合衛福部公告的農產品（如茶葉、大豆、玉米、穀穀類）。目前已核定超過 6,025 個項目之臺灣履歷標籤的申請，當中屬生鮮和加工（利用米、蔬菜、水果、菇、蜂蜜及茶葉）產品，有近 400 項之多，可銷售到超市、大賣場及地方農會超市。

為落實產銷履歷的實施，農政整合下列措施：1. 持有食品安全生產線的機制，如可用適當與安全的生物製劑；2. 結合吉園圃 2.0；3. 鼓勵所有銷售者（在銷售點）購買與販售具有產銷履歷條碼的農產品；4. 透過相關媒介整合行銷；5. 邀請消費者加入具有食品安全的手機 APP；6. 加強政策溝通、訓練及指導。

筆記欄

CHAPTER 3

有機食品標示管理

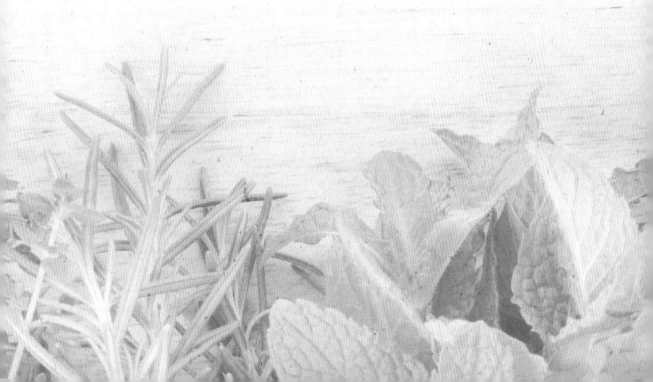

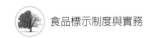

　　近年來，由於人口結構和氣候變遷的影響，加速農業改革的腳步，尤其在因應環境永續與食品安全需求之聲浪加劇，對有機農產品和食品的發展更受到重視，本章擬就有機農業（organic agriculture）和有機食品標示等觀點，探討與分析有機農業發展的經緯、認證制度及相關國家的有機農業等面向。

　　依國際有機農業運動聯盟（International Federation of Organic Agriculture Movements, IFOAM）指出，所謂有機農業，是維持土壤、生態系統及人類之健康的生產系統；因應地方條件，它依賴生物生態過程、生物多樣性及循環經濟，而不採用那些會產生不良效果的生產因素；有機農業結合傳統、創新和科學，以利分享環境永續，促進公平關係，及所有涉及利益的當事者之優良的生活品質。本章首先說明有機農業發展緣起和範圍，其次是陳述全球有機認證與機制，最後，介紹主要國家有機標示制度。

第一節　有機農業發展與範圍

　　傳統農場經營（traditional farming，在不同年代和地方有許多特殊的型態）是農業的原本型態，且是幾千年來就存在的經營模式，所有傳統農場經營，可被考慮為有機農場經營，蓋當時並沒有所謂的非有機方法。在追溯至史前時代，如森林莊園（forest gardening）是一個完全有機食品生產系統，也是世界上最古老，且最佳的農業生態系統（agri-ecosystem）。但自第一次工業革命之後，開始導入非有機方法，因絕大部分農地利用合成的化學肥料和農藥，故帶來嚴重的負面效果。依此，本節就引發有機農業需求的觀點，說明相關的引發面向。

一、發展緣起

（一）發展緣起之一：減少人造化學物質投入

1. 緣起背景

　　於 19 世紀中期，農地耕種就導入人造肥料和農藥，含銅硫酸、硫磺、基因改造、微量元素、汙水、植物生長激素、荷爾蒙及用在畜產的抗生素，尤其在 1940 年代，化學農藥的快速發展，此年代被稱爲「農藥紀元」。由於這些化學物質便宜、有利耕種及可大量運輸，短期間有利農耕，但長期下來，產生土壤硬化、腐敗及土壤肥力下降等副作用。其實早在 1800 年代末期和 1900 年代早期，就有土壤生物科學家開始尋求緩和這些副作用，但又可維持高產量，遂在 1924 年，有學者提出生物動態農業（biodynamic agriculture），作爲解決此一問題的有機農業之先驅制度（黃萬傳，2019b）。

2. 主要有機農耕之方法

　　爲緩和土壤肥力的下降，主要的有機農耕方法，包含作物輪作、綠色施肥和堆肥、生物防治及機械耕鋤等，這些方法利用自然環境，增進農業生產力，如：(1) 栽種豆科作物可固碳入土壤；(2) 鼓勵採用自然昆蟲捕食（天敵）；(3) 作物輪作可擾亂昆蟲生態且更新土壤；(4) 自然物質如鉀硝酸鹽和綠色草籬，可用來控制疾病和雜草，但不可利用基因改造的種子和動物。但有時候，有機農耕和大規模傳統農耕不可能完全區別，許多有機農耕方法，如綜合昆蟲管理（integrated pest management），就被利用在傳統農耕。

　　在此簡要說明有機的土壤管理，有機農耕大量依賴有機物質的分解，如綠色施肥和堆肥的技術，以取代前一輪作物，透過土壤吸收的養分，由微生物如酶菌的生物過程，可透過生長季節，在土壤內自然生產營養，即所謂的「由飼養土壤，來飼養作物」。有機耕作利用許多方法來改善土壤肥力，如作物輪作、覆蓋作物、減少耕鋤和堆肥的應用。藉由減少耕鋤，土壤不被翻轉和曝曬在陽光下，減少碳排放進入空氣中，可導致保留更多土壤有機碳，此可額外增加碳需要的利益，由此減少綠

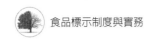

色溫室氣體排放量（green house gasses emission, GHGE），有利改善氣候變遷。

　　植物需要大量不同的養分，以利生長茂盛，提供足夠的碳和同步吸收，當在植物最需要時有足夠的碳，則是有機耕作的一大挑戰。作物輪作和綠色堆肥可透過豆科作物來提供碳，由根腐菌在空氣中來固碳。間作（intercropping）有時候用來控制病蟲草害，且能夠增加土壤肥力。但在作物之間有競爭，作物廢棄物可耙入土壤，不同作物給予不同的碳量，潛在有利於同時的固碳效果。有機農耕也利用動物排泄物，結合種子和礦物資源，做成加工肥料，如德國生質能源廠就是利用此方法生產有機肥。應用上述方法，有利控制土壤的腐蝕。

（二）發展緣起之二：防止有毒物質侵入食品供應鏈

1. 緣起背景

　　由於在傳統農業（conventional agriculture）的農產品生產，是投入大量的化學物質，誠如上所述的化學肥料和農藥，以致在農產品與土壤之間，形成一個循環系統。首先是這些化學物質，進入農產品的生長過程，待採收後，這些農產品有些是供人類消費，有些是供作家畜（禽）的飼料，如玉米，有些供作食品加工用；其次，再利用動物排泄物、殘留廚餘或人類排泄物等，作為肥料投入農地，相關作物或動物，再度吸收這些再製的養分，接下來又重複上述的循環。近年來，因豬隻疾病，如非洲豬瘟，臺灣的農政單位就嚴格把關廚餘養豬的流程，預防相關疾病的發生，免於由「廚餘─肉品─人類」之過程的毒物入侵。因此，透過有機種植，或有機養殖的方法和認證，以提高食品安全的水準。

2. 主要的策略

　　此係透過有機認證的策略，所謂有機認證（organic certification），是有機食品和其他有機農產品之生產者的認證過程。一般而言，任何直接涉及食品的企業能夠被認證，如種子供應商、農民、食品加工業者、零售商及餐廳。因各個國家之規範法規不一，但包含涉及生產、貯藏、加工、包裝及運輸等標準，旨在：(1) 避免綜合化學物質（含肥料、農藥、抗生素及食品添加物）、輻射劑量及汙水沉澱物等的利用；(2) 避免基因改造種子；(3) 已有多年（如 3 年以上）未利用化學物質投入的

農地；(4) 就畜（禽）而言，針對飼料、舍房及育種的特定條件；(5) 記錄詳細的生產和銷售資料，可供追溯；(6) 維持嚴格的有機產品和非有機產品之實物隔離；(7) 定期的追蹤檢視。

以上的標準，可能是自願或法定遵守，在 1970 年代早期，有民間認證有機生產者協會，於 1980 年代，有些政府開始提出有機生產指導手冊，於 1990 年代朝向法定的規範標準，如歐盟 1991 年之 EU-Eco-regulation，接下來的 1993 年之英國計畫、2001 年的日本計畫、2002 年的美國國家有機計畫（National Organic Program, NOP），於 2015 年，IFOMA 創立有機農業原則（Principles of Organic Agriculture），爲一國際認證準則的指導方針。在臺灣，也在 2018 年 5 月 30 日發布《有機農業促進法》。

（三）發展緣起之三：環境永續的認知

1. 緣起背景

農業是人類生活的重心，它提供糧食、燃料及其他生態系統的服務，是很重要的維生來源，在經濟發展也扮演重要角色。但無論如何，農業也是環境退化之主要來源，包括：(1) 造成氣候變遷；(2) 耗竭生鮮用水的再生；(3) 土壤肥力的退化及 (4) 透過肥料和農藥利用來汙染環境。十分肯定地，糧食生產很重要的依賴正在退化的自然資源。永續的糧食安全，不但需要人類隨時可獲得足夠且營養的糧食，而且糧食必須在最小環境影響下生產。申言之，永續農業發展，需要農業配合目前的需求，且承諾配合未來世代的需求。因此，在 1962 年，Rochel Carson 出版《沉寂的春天》（*Silent Spring*）一書，是啓動世界環保運動之先驅者。在 1970 年代，有機運動目標之一，是鼓勵消費者的地產地消（local marketing），即口號是「知道你的農民，知道你的食品」（Know your farmers, Know your foods）。

目前農業不克達成這些目標，當今農業不僅是環境退化，及超出人類安全運作的地球系統等之主要帶動者，而且不能適時餵飽人類，即在開發中國家有六分之一人口是營養不足（FAO, 2019）。在已知沒有辦法達成永續糧食的情況下，至 2050 年，需有兩倍以上的糧食生產，才能配合人類在肉品和乳製品的需求成長。就農業前景而言，人類必須在適地和合理價格下來生產更多糧食，以確保農民生計，和降

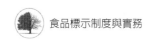

低農業的環境成本。因此，必須評估不同農場系統，對永續糧食安全的潛力，即另一農耕系統需最小化生態流程，而有機農業是一個最小傷害到生態系統、動物或人類的糧食生產系統，也是各系統中，最優先考慮者，可為永續農業提供解答者。

2. 主要策略

(1) 友善環境農業（黃萬傳，2014）

友善環境農業（environmentally friendly agriculture, EFA）已是世界農業的未來趨勢，而整合傳統與新興的農業科技，是實現永續農業（sustainable agriculture）的手段。世界農業隨著社會的發展和科學之進步而變遷，實施友善環境農業政策，已是不可避免之走向。由次級資料發現，目前的世界農業正朝不同於以往的變革：①為了能有效利用自然資源，農業生產已由「平面式」向「立體式」發展，構成多層次的高效生產系統；②注重生態環境，推行休閒農業，因此農村環境已由「農場式」向「公園式」發展；③為了能全年生產，減少氣候因素對農業之影響，以及提高產量和品質，朝減少勞動力之粗放經營。依此，就友善環境農業而言，生產「安全、高品質、多樣化、本土化」的農產品，已是世界農業的目標。隨著人們生活水準的提高，所追求的物質生活，已不再限於溫飽而已，而是尋求一些新奇的事物，所以消費者對農產品的要求也愈來愈高，高品質、多樣化、本土化的產品，才能滿足消費者之多元需求。有關友善環境農業之標示，請詳見第六章之說明。

(2) 地產地消

所謂地產地消，係指以農產品生產地之生產者，供應／銷售給鄰近消費者和食品服務者，包含在當地餐廳、團膳單位及國中小學的營養午餐。生產者與消費者之間的距離，係以縣市為單位，即在本縣市所生產的農產品，供應給在該縣市（含轄區內各鄉鎮市區及其與相鄰其他縣市之鄉鎮市區）之消費者為範圍之地產地消。依Martinez 等人（2010）之研究，指出自 20 世紀 90 年代，國際間有多起食品安全事件，進而影響消費者對生鮮（或加工）農產品及相關食品之需求，強調「自然」與「地方連結」的食物鏈，旨在透過生產者資訊透明化與消費者所在地更鄰近，故有所謂「地產地消」之稱。

美國於 1976 年，訂定《由農民到消費者直接行銷法案》之後，就積極推動地

產地消（Low and Vogel, 2011）。日本於 1981 年，實施「地域內飲食生活提高對策事業」的四年計畫來啓動地產地消。歐洲方面，於 1986 年，在義大利發起「慢食」（slow food）運動，德國於 1992 年，跟進慢食運動（Schenk, 2012）。歐洲科學基金會曾就糧食與人類關係，提出地產地消的概念，且擴及地區化糧食的面向。通常此運動會就以下之方向去探討，包含：①鄉村社會──鄉村溝通及傳統農耕制度；②經濟地理──在供應鏈的權力；③永續性──生態與保健；④行銷──標示與品牌化；⑤消費者研究──對品質、倫理及認證；⑥風俗文化──傳統容納與食品習慣。

二、有機農業之範圍

近年來，有機農業已明顯地快速成長，迄至 2019 年，全球的有機農耕地，有 7,230 萬公頃（約 1 億 7 千 5 百萬畝），占全球農地約 1.43%。據有機農業研究院（Research Institute of Organic Agriculture, FiBL）在 2019 年的調查資料，大西洋地區有 3,600 萬公頃（50%），歐洲有 1,650 萬公頃（2.3%），南美洲計 830 萬公頃（11%），亞洲有 590 萬公頃（8%），北美洲有 360 萬公頃（5%）及非洲有 200 萬公頃（3%）。由前述可以引申出，過去的綠色革命和化學技術已失去原本的目的，而汙染和氣候變遷，也起因自化學肥料利用的負面外部干擾。具體而言，人類需要有機農耕（organic farming）或有機農業（organic agriculture）之理由，大致歸納有：1. 確信營養成分的利益；2. 遠離 GMOs；3. 自然與較好的品質；4. 直接支持農民；5. 保護農業的多樣化；及 6. 免除抗生素藥物和荷爾蒙殘留在動物產品內。依此，以下介紹不同觀點的有機農業或農耕，及其相關的原則和特性。

（一）有機農業

何謂有機農業？有許多不同的解釋和定義，但皆指出它依賴生態系統管理，而非外部農業投入之系統，其藉由消除合成性投入，如合成肥料和農藥、獸醫藥品、基改種子和育種、添加物及輻射物質等之一種制度，這些可由特定位置管理（site-specific management）來取代，以維持和增加長期的土壤肥力和免於病蟲（草）害。

依據 FAO/WHO 的國際食品法典委員會（Codex Alimentarius Commission）之

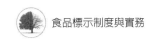

1999 年的定義：「有機農業是一眞實生產管理系統，促進和加強農業生態系統保健，含生物多樣性、生物循環和土壤生物活動力。它強調應用到非農場投入利用的管理實務，考慮地區性調適系統的區域條件，此利用可能的、農業經濟性、生物性及機械性等方法來達成，此與利用合成性物質是相反的，可在系統內，完全發揮任何特定的功能」（Organic agriculture is a holistic production management system which promotes and enhances agro-ecosystem health, including biodiversity, biological cycles, and soil biological activity. It emphasizes the use of management practices in preference to the use of off-farm inputs, taking into account that regional conditions require locally adapted systems. This is accomplished by using, where possible, agronomic, biological, and mechanical methods, as opposed to using synthetic materials, to fulfill any specific function within the system.）。

　　有機農業系統和產品不是永遠被認證的，它可推論到非認證有機農業或產品，但其排除因誤用合成投入的農業系統，如缺乏土壤建構實務和土地品質的退化。前已陳述，有機農業的緣起因素，但近年來，有更積極的驅動力量。首先是消費者或市場的力量，產品透過認證和標籤，就可清楚地被確認，消費者對食品如何生產、加工、處理及上市等，皆有謹愼的決策，導致消費者可強而有力的影響有機生產。其次，是服務的驅動力，如在歐盟，對有機農業補貼，是適合引發友善環境之食品和服務，如減少地下水汙染，或創造一個更生物多樣性的地貌。第三，是農民的驅動力，有些農民相信傳統是非永續的，致其發展改善農家保健、農場經濟及（或）自我信賴的另一生產模式；在許多開發中國家，有機農業被採用，當作改善家庭生計之糧食安全，或達到減少生產成本的一個方法，產品不一定賣到市場，或賣到市場的價格，與沒有認證產品的價格是不同的。在先進國家，如美國，已逐漸增加小農直銷非認證有機產品給消費者，行銷少量有機產品的農民，通常可免於認證。

（二）有機農耕

1. 概念

　　基於農場經營過程使用化學肥料，引起農地肥力的退化與病蟲（草）害，未能抵抗化學物質，以致誘導農業革命，走向有機農耕之途，期盼人類可免除來自傳

統農耕之疾病、汙染、土壤和水源品質的惡化及對動物的副作用。有機農耕是一種技術，其涉及以自然方式來種植植物和飼養動物；其過程涉及生物技術的利用，避免合成物質，以維持土壤肥力和生態均衡，由此最小化汙染和廢棄物；換言之，有機農耕是一種農場經營方法，涉及可促進作物成長及富有營養，不用化學肥料和農藥，也不允許利用基因改造物質。它依賴生物技術，均衡農業原則，如前述的作物輪作、綠色肥料、有機排泄物、生物蟲害控制及礦岩石添加物。若農民認為農藥和肥料是自然的，且非為石化之化學物質的話，有機農耕就可以利用之。

2. 有機農耕和傳統農耕之差異

後者是在種子播種前，農民必須在耕地上投入化學物質，以消除自然存在的菌類，並施以化學肥料在土壤之中。相反地，前者之農民在播種前、整地時，投入堆肥、含骨粉或貝殼粉等之肥料；其種子需先浸泡在殺菌液之中，免除蟲害，但不可加入化學物質或化學附加物，其依賴自然雨水或在乾旱期貯雨水備用。在種子發芽後，傳統農民利用除草劑預防雜草生長；但有機農民利用勞力在農地內去除草，是非常勞力密集，然後燃燒這些雜草，或利用動物去吃這些雜草，如在日本和臺灣盛行利用在水稻中放養鴨子，而有所謂的「鴨間稻」。

3. 有機農耕之主要特色

(1) 利用有機物質，保護土壤品質，激勵生物活力。

(2) 利用土壤微生物，間接提供作物營養。

(3) 利用豆科植物來固碳。

(4) 利用作物輪作、生物多樣性、自然防止器（天敵）、綠色堆肥和適合化學成分及熱能、生物干預等方法，來控制雜草和病蟲害。

(5) 以照顧禽舍房、營養、保健及育種來飼養動物。

(6) 自然保護野生動植物，以增加更多的環境保育。

（三）有機農業或有機農耕之原則

此等原則是 IFOMA 在 2005 年 9 月提出，實際上，第一個提出此等原則者，是澳洲有機農耕與莊園學會（Australian Organic Farming and Gardening Society,

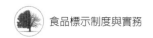

AOFGS, 1944-1955）。

1. 原則一：保健原則（principle of health）

有機農業必須對土壤、動植物、人類和地球之健康和福祉要有貢獻，它是心理、實體、生態和社會福祉之基本物質，如免於汙染和化學物質，為人類提供富有營養的食品項目。

2. 原則二：公平原則（principle of fairness）

公平性的事證是就人類和其他生物之間，維持公正和平等去分享地球，有機農業提供好的生活品質，助於減少貧窮，自然資源必須合理的利用與為下一代保留。

3. 原則三：生態平衡原則（principle of ecological balance）

有機農業必須在活化的生物系統中來運作，有機農耕方法必須符合生態平衡和自然循環系統。

4. 原則四：照護原則（principle of care）

有機農業應是以細分和負責的態度來操作，以利現在和未來世代與環境。

（四）有機農產品／食品之優勢

1. 優勢之一：獲得比較好的營養

跟長久下來的傳統農產品比較，有機食品含有比較豐富的營養，食品項目的營養價值，是它的礦物質和維生素的含量。有機農耕促進土壤的含營養分，此等可傳送給動植物。

2. 優勢之二：幫助我們保育健康

有機食品不含任何化學成分，此乃由於有機農民在任何食物生長過程階段不利用化學物質，有機農民的耕種技術，不傷害人類和環境，這些食品讓人們遠離疾病，如癌症和糖尿病。

3. 優勢之三：免於毒素入侵

　　有機農耕不利用有毒的化學物質、農藥和除草劑。研究顯示，人類利用有毒物質在傳統農業上，等於利用毒品餵食人類，有機經營免於這些有毒物質，降低人類生病的機會。

4. 優勢之四：有機食品具高度認證

　　任何產品被認定為有機食品，它必須透過品質查證，及嚴格追蹤生產過程，同樣的原則，被利用在國際市場，這是消費者的一大勝利，因為他們可獲得真正的有機食品，這些品質檢驗和分析，讓取得有機食品標籤的相關業者亦獲得利益。

5. 優勢之五：較便宜的價格

　　有很大很誤解是認為有機食品是相對較貴的，實情是它較為便宜，因為不用成本高的農藥、殺蟲劑和除草劑。事實上，消費者可直接以真實合理的價格獲得有機食品。

6. 優勢之六：加強口感品嚐

　　有機食品之品質，可由口味來決定，有機食品口感常優於其他食品。有機水果蔬菜之含糖度，提供了額外的口感，此可利用白利糖度（degrees brix），來分析這些糖度含量。

7. 優勢之七：有機農業方法是友善生態的

　　在商品化的農業，化學物質被注入土壤和嚴重汙染水源，植物生命、動物和人類也受此現象影響，有機耕種不利用這些有毒化學物質，故環境可受到保育。

8. 優勢之八：比較久的上架壽命

　　有機植物在其細胞結構上，比傳統作物有較多的新陳代謝能力和結構的整合，由此促進有機食品，可以貯藏比較久的時間。

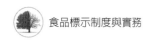

9. 優勢之九：節省耕種成本

在推動生物多樣性和環境保護時，有機耕種被視為以無毒方式來抗衡蟲害和雜草，此涉及有機耕種，投入較少成本和保衛生態平衡。

第二節　全球有機認證與機制

有些國家的有機標準是由政府規範與掌控，如美國、歐盟及日本有完整的有機立法，且「有機」一詞可能僅用在已認證的生產者。在今天的消費者市場，可用「有機」在食品上，對廠商和生產者（農民）是一個有價值的行銷優勢，但不保證產品是合法的有機。認證是保護消費者免於誤用此名詞，且促進消費者容易購買有機商品。無論如何，透過認證的有機標示，通常是需要解釋的。在沒有有機法規的國家，政府的指引可能或不可能存在，尤其認證受非營利組織和私人公司主導的情況。近年來，從事有機農場經營的農民深深感覺到，取得有機認證的費用，似乎超出其負擔能力，尤其小農部分。本節擬進一步說明有機認證的目的和解析有機認證機構之角色，以及介紹國際有機認證之機制。

一、有機認證目的與方法

據 IFOAM 提出的有機農業的定義，主要考量整體食品供應鏈，即由農民到消費者，它的焦點，不只單獨在生產因素，同時也在生產、加工、銷售及消費食品等過程，對社會的衝擊，即包含所有生產者、人們及地點，能夠應用到更廣泛多元的情況。前已述及，IFOAM 於 2014 年也提出有機農業四大原則，即健康、生態、公平及照護，基於這些原則，其已發展對有機產品之標準和有關認證制度。

（一）基本思想

有機標準被利用去創造關於所謂「有機」，在食品意義宣言之一項約定，在許多情況，它透過一個認證符號或 logo 和消費者來溝通。IFOAM 對有機生產和加

工，提出一組最低的必要條件，此一實質文件提供生產（含作物、動物及水產養殖）、加工、處理、標示及社會公平等細節，此一 IFOAM 底線所透過的過程，稱為「等值」（equivalence）。有機產品之可靠認證過程的存在，對生產者和消費者雙方是非常重要的，認證旨在確認，包含在有機產品內的品質特性之一致性，可減少假貨的機會，增加消費者在產品上的信心，當然，此一認證思想已受到很多國家政府與產業界的認同。

　　所謂有機認證（organic certification），是對有機食品和有機農產品的生產者之認證程序。一般而言，凡直接涉及食品生產的任何企業，皆必須被認證，如種子供應商、農民、食品加工業者、零售商及飯店業者，但在有機紡織品，如來自有機纖維（fibers）而製成的纖維物品，就比較不清楚其內涵。認證所需條件視各國而定，一般涉及在生產、貯藏、加工、包裝及運送等所有生產標準，如免於合成化學物質、基改種子、農地至少 3 年以上禁用化學物質、畜產之飼料和畜（禽）舍及飼養等有特定規範、有追蹤系統、維持有機產品和沒認證者之隔離、及定期定點檢查等等。

　　在有些國家，有機認證是政府全權處理和授權，「有機」（organic）的商業使用是有限制的，同時有機認證生產者也受限於同樣的農業、食品安全和其他政府法規，這些法規是用在非認證生產者。有機認證食品，非必然免於沒有農藥，有些農藥是被允許使用。

（二）目的

　　有機認證強調，有機食品在全球的需求正快速成長，其可確認品質與造假及促進商品化。當農民直接在農民市場銷售其產品時，在有機運動的初期，此一認證是不需要的，更多消費者透過傳統市場，如超市，購買有機食品時，則有機更受歡迎的成長。依此，消費者必須依賴第三方的規範認證。

　　就有機生產者而言，認證是確認其通過認證作業之產品供應商；就消費者而言，有機認證被視為產品保證，如低脂、100% 的全麥或無人造防腐劑，認證重要的是規範與輔導賣給消費者的有機食品。個別認證單位有其服務的市場，可作為消費者的品牌，一個認證單位，可推動消費者對其 logo 有高度的認知價值，創造生產者的行銷優勢。

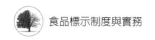

二、有機認證機構之角色

過去 30 幾年來，高品質食品市場已有引人注目的改變，隨著新紀元的到來，其改變更為加劇。由於很多食品安全事件，減少了消費者在農產品、食品產業及政府授權保證安全和高品質食品等之信心和信任，增加食品供應鏈垂直整合，已啟動由單一廠商，轉向多個利益關係者之供應鏈架構。可信賴的品質符號，是一個協助食品鏈當事人之間交易的重要因素，當廠商差異化策略涉及可靠性品質，如食品安全、有機農業或公平貿易時，可靠的產品資訊更為重要，且有第三方認證（third-party certifiers, TPCs）機制。以下先陳述第三方認證機構之功能，接下來說明其在有機認證所扮演的角色。

（一）TPCs 的興起

TPCs 已涉及當作獨立和可信的機構，透過食品市場，被設計去確保品質與安全的標準。第三方認證是評估和監督廠商與標準、作業、原則或法規要件，是否符合的一個方法。認證可界定為，由授權方和授權標準之自願性評估、許可產品或（和）過程認證，可以減少不確定性，和降低所有交易成本，此等是來自在垂直供應鏈之生產者和零售商之間的資訊不對稱性。第三方認證很重要地依賴機構的客觀和獨立，市場有新加入者，就會改變在 TPCs 市場之競爭結構，可能與 TPCs 正確性和市場競爭程度連結在一起，若有此一問題，則 TPCs 被視為一個有效性的符合機構，就可能會被挑戰。

依新古典經濟的模式，在市場供需雙方，對所交易的齊質性產品具有完全的資訊。無論如何，在今日全球食品市場的真實性，是呈現高度雜異化產品的特性，且在市場雙方，是擁有資訊不足的極大差距。據食品市場實證研究顯示，第三方認證機構，可緩和來自市場參與者間資訊不對稱性的市場失靈，如 TPCs 可減少來自產品品質存在之不確定性的交易成本，就農業產出而言，TPCs 的嚴謹和最佳品質制度之間是有關係的，在市場可靠性符號，很重要的依賴 TPCs 對其認證服務，建立正面信譽的能力（黃萬傳，2019b；Anders, et al., 2016）。

（二）TPCs 在食品鏈的角色（Anders, et al., 2016）

當公共授權單位透過法規實施品質和安全標準時，管理品質確保計畫的民間當事者，若拒絕發行確保符號，則會受到不配合的懲罰。無論如何，認證者通常依隨某些經濟利潤最大化原則及其服務收費，是依據所有完成產品，符合標準之已取得認證產品的數量而定，這是一個很重要的差異，且不應被忽略，民間 TPCs 的分析，已知道機會行為的存在，在提供品質符號時，可能會傷害 TPCs 的效率和有效性。依據主僕理論（principal agent theory），在組織內之主人（principal）、僕人（agent）及監督人（supervisor）等三方，具有互補契約的連結，就一個互為相依的第三方，聯盟的出現會阻礙市場參與者之間資訊的自由和有效性流通。因市場結構影響資訊收集和呈現，若 TPCs 為一個獨占者，僅有部分資訊可用，故其有獨占租金，且減少社會福利，相反地，若 TPCs 在完全競爭市場，所有民間資訊可被呈現，且社會福利達到最佳化。

透過獨立機構的認證授權是重要的，因可評估和確信認證者的獨立性，及所提供認證手續是客觀的。已經獲得授權的 TPCs，對消費者或其他利益相關者，提供更獨立、不偏、合理及永續的績效。無論如何，授權是一個非常正式的過程，但不包括認證手續的實際監督。對許多民間農業食品認證系統，確信「控制和控制」（control-of-control）機制的機構是不可避免的，若缺乏「控制和控制」，可能對負有義務的 TPCs 會創造具強烈誘因的環境，在涉及法規正快速成長的認證市場，以防止新競爭者的進入。除此之外，建立在食品部門之 TPCs，可能發現很容易完成授權。

在獨立的 TPCs 之假設下，就資訊經濟學觀點看 TPCs 的角色，若低品質生產者面對認證成本較高於高品質之供應商，則認證將僅提供有效的市場符號，在已知競爭壓力下，對許多零售導向的食品供應鏈是非常普遍的，供應商可能視產品或過程認證，是一個外部強制法規來保護其市場占有率。因此，在已知 TPCs 減少認證成本理由下，供應商可能表示，對此耗費檢驗手續之意願不高。當許多食品部門由價格轉以品質為基礎之競爭時，TPCs 就愈來愈重要，並在較高和較低品質食品生產者之間，就扮演一個強而有力的主導者。最後，這個趨勢將可能創造較大且較具

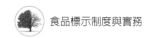

力量的 TPCs，而志在獲得本身的最大利潤，進而影響認證市場的功能（Anders, et al., 2016）。

三、全球性有機認證機制

國際上對等的協商也正在進行，有些協議已付諸實施，促使在國家之間有一致的認證，尤其有利國際貿易。有國際認證機構，如有機農業運動國際聯盟（International Federation of Organic Agriculture Movements, IFOAM），已在此方面付出努力，在國家之間的正式協議並不存在，有機產品的外銷，常由進口國家之機構來認證，為此目的，進口國可在國外設置辦公室。於 2001 年，IFOAM 提出「IFOAM 標準家庭」，試圖簡化認證的一致性，以建立單一全球參考指標。基於此，以下介紹全球認證制度和主要法規。

（一）基本法源

依 ISO/IEC17000（2004）的認證定義：「第三方認證機構給予的保證，一個很清楚認定的過程，在方法上作為評估的方法，提供合適的信任，特定的產品適用特定的標準。」如英國零售協會（British Retail Consortium, BRC）、國際食品標準（International Food Standard, IFS）及全球良好農業作業夥伴（Global Partnership for Good Agricultural Practice, Global GAP）等單位，以產品為導向的認證標準，是有助於公平貿易（fair trade），即對開發中國家的農民是有正面能量；另外有焦點放在與安全、衛生及保健的條件上，如 ISO22005：2007 的飼料和食品鏈的追溯，及 ISO14001：2004 的環境管理系統。但近年來，也有農民因為認證費用太貴，以致在邁入有機農業的領域時卻步。

在全球農業食品（agri-food）市場，是由歐盟、美國的 NOP 及日本的 JAS 等大力推動。在一個國家法規不存在，或僅有部分執行，有機認證可能須追隨國外規則，如歐盟標準，或由國家組織所建立的標準如 IFOAM。在此等情況下，認證機構可能由多個授權機構予以授權，才能夠發行不同型態的有機認證。如 ITF（International Task Force on Harmonization and Equivalence in Organic Agriculture）

已發展相關文件，定義有機認證機構國際條件（International Requirements for Organic Certification Bodies, IROCB），此係依據 ISO/IEC 第 65 條「執行產品認證制度機構之一般條件」。無論如何，在已知有機認證有特殊特色，以區別由其所涵蓋的產品和服務的認證，IROCB 同時也考量 IFOAM 的 IAC 標準（IFOAM Accredition Criteria），包含特定部門的條件。

（二）概述歐盟和美國之認證機制

1. 歐盟之認證機制

在歐盟會員國，植物產品被標示為有機，已經於 1993 年依歐盟法規來管理，產品有機管理的畜牧，也在 2000 年 8 月立法實施了。歐盟法規在有機生產，已設定由政府管理生產、加工及有機食品的進口，對所有歐洲而言，含檢驗流程、標示及行銷，每一個歐洲國家，有責任去推動和本身的監督及檢驗系統，至於應用、督導及衛生，也予以區域水準來處理。同時，每一個國家有責任去解釋有機生產的規模，與落實在國家水準的規範，整體而言，目前在歐盟已授權的認證機構，已達 2 百多個，在歐盟會員國之間，有不同的認證和檢驗系統。

歐盟所實施的法規，如規範（EC）No. 834/07、（EC）No. 889/2008 及（EC）No. 1235/08 等，對有機農業導入很重要的規範。歐盟標籤的利用，自 2010 年 7 月 1 日起是強制執行，但它與民間標籤可同時使用。一個產品被界定為不是有機的條件，它含有機成分是低於 95%，或在每一成分含 GM 超過 0.9%。若特定國家透過均等協議，而有自己的專屬進口手續，則與非歐盟國家的進口手續是不同的，簡化手續，可授權給自阿根廷、澳洲、以色列、印度、瑞士、哥斯大黎加及紐西蘭等國，進口有機產品的經營者。

2. 美國之有機認證機制

在美國，國家有機計畫（National Organic Program, NOP）是聯邦管理有機食品之法規架構，它在 2002 年 10 月發布，由美國農業部（USDA）來執行。1990 年的《有機食品生產法》（Organic Food Production Act of 1990），需要 USDA 發展有機產品的全國標準，這些法規由 USDA 透過 NOP 的法來實施。這些法規很詳細

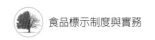
包含了食品生產、加工、配送及零售等所有的面向，在 NOP 下，想利用「有機」作為他們企業產品參考之農民和食品加工業者，必須是已認證的有機，生產者每年銷售金額未超過 5,000 美元者可例外，不需要認證，一個 USDA Organic 的印記，認定產品最少含有 95% 的有機成分（黃萬傳，2019b）。

美國已有 56 個以上國內認證機構取得 USDA 的授權，含有機作物改善協會（Organic Crop Improvement Association, CCOF）、國際品質保證（Quality Assurance International, QAI）及印弟安那認證有機（Indian Certified Organic），同時有 40 個授權國外的機構，提供認證服務。NOP 包含生鮮和加工農業食品之產品，也含有作物和畜牧，美國接受國外政府的一些授權流程。依美國條件，取得授權之國外認證機構，有丹麥、英國、印度、以色列、紐西蘭，但魁北克被 USDA 接受在 NOP 之認證，不需經 USDA 直接授權，此僅為授權流程的承認，當然希望認證機構仍需符合 NOP 的條文，去發行美國可接受的認證。

（三）概述亞洲之認證機制

1. 日本之認證機制（Gakuin, 2017）

1950 年，日本農林水產省導入日本農業標準（Japanese Agricultural Standard, JAS），除了酒類飲料、藥品、準藥品及化妝品外，旨在管理所有農業和森林產品，JAS 制度包含 JAS 標準系統和品質標籤系統的組合，在 1970 年才增加品質標籤系統。在生產方法，JAS 標準稱為特定的 JAS 標準，包括有機食品標準。於 2001 年 4 月 1 日，出口以有機產品和原料為基礎的所有植物到日本，必須符合 JAS，其必須有 JAS 的印記及附記在物品上，以利消費者容易辨識有機食品。對有機植物和植物原料的有機加工食品，JAS 標準是建立在對有機所生產產品的生產、加工、標籤及行銷等指導原則之基礎上，而這些有機所生產的產品，係配合 FAO 之 Codex 委員會的規範。想出口到日本的經營者，須透過日本的註冊認證組織（Registered Certification Organization, RCO）或國外 RFCO（Registered Foreign Certification Organization）等單位的產品認證，而上述兩個單位，已在日本農林水產省註冊。

2. 其他亞洲國家之認證機制

亞洲之有機標準和認證，是因應主要進口有機市場的進口條件而設定，許多政府建立有機規範，希望獲得歐盟和美國的認同。一般而言，在當地生產和加工標準反映出外在的需求，而非當地生產條件。目前在中國、日本、韓國、菲律賓及臺灣所建立的有機規範，旨在為其國內市場和進出口。

泰國和馬來西亞已公布自願性的國家有機標準，其也有政府認證計畫；印尼也公布自願性的國家有機標準，且也為民間認證機構實施國家認證計畫。斯里蘭卡、越南、寮國及緬甸等，也最終訂稿其預期的國家標準；印度則已建立和歐盟協議之認證制度。

在亞洲已有超過 200 個的認證機構，如日本有 60 個、南韓有 32 個、中國有 29 個、印度有 13 個、臺灣有 15 個及泰國有 6 個，但並非所有的認證機構皆很積極。儘管亞洲有機市場成長率很高，介在 15%-20% 之間，但大部分外銷，須得到在當地運作的國際認證機構認證，一般而言，當地的認證機構是相對弱勢，且小規模或沒市占率，很少當地民間認證機構在規範市場外可參與認證活動。

3. 亞洲國家可用之認證機構

在亞洲許多國家，缺乏國家有機規範，缺乏認證，導致消費者的混淆。亞洲大部分的有機產品，是由國外認證機構認證，如澳洲的 NASAA、法國的 Ecocert、瑞士的 IMO、德國的 BCS 和 Naturland、美國的 OGBA 和 OCIA、瑞典的 Kray、紐西蘭的 SKAL 及泰國的 ACT。有些國家，如印度和日本，這些國外認證者，必須獲得國家授權單位的授權。在中國的 OFDC 和 CGFDC、日本的 JOAN、泰國的 ACT、印度的 Indocert 及菲律賓的 OCCP 等，是已建立的地方認證機構。除此之外，許多國外認證機構，已在這些地方開設分支機構，由當地民眾來經營，此可降低成本。在新加坡，國家單位在有機食品和傳統食品並不予以區別，只要食品符合安全食品（safe food）之法定條件，食品可進口且可在新加坡銷售，但其政府單位引用 Codex，當作食品標準的參考指導原則。

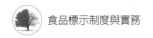

第三節　主要國家有機標示制度

　　有些國家的有機標準是政府規範與掌控，如美國、歐盟及日本有完整的有機立法，且「有機」一詞，可能僅用在已認證的生產者。在今天的消費者市場，可用「有機」在食品上，對廠商和生產者（農民）是一個有價值的行銷優勢，但不保證產品是合法的有機。以下深入介紹美國、歐盟及澳洲之有機食品認證機制。

一、美國有機食品認證機制

　　前述已指出，美國在 1990 年就提出有機食品生產法（OFPA）和國家有機計畫（NOP）等法規，旨在確定有機農業和食品的標準，其也規定使用 USDA Organic 印記的條件，及相關業者之每年有機農產品銷售額少於 5,000 美元，可免於有機認證，故一方面通過有機認證的農場數量已大幅增加，另方面消費者對有機產品信心大增下，其對有機產品的需求也跟著水漲船高，以致美國有機食品銷售額在 2019 年又再創紀錄，年銷售額高達 20.8 億美元，於 2020 年，已達 619 億美元；預計至 2025 年，該銷售額將達 707 億美元。

（一）有機認證之規範

1. 相關規範

　　1990 年的《有機食品生產法案》（Organic Foods Production Act of 1990），建立允許和禁止使用物質的國家清單，以確認有機生產和處理作業之中，化學物質被利用的情形，且非化學物質不可利用之情形。於 2001 年，建立「國家有機計畫」（National Organic Program, NOP）。USDA 有機認證，確保農場或處理設施完全符合規定，此等亦可由民間、國外及州政府認證，但這些單位要取得 USDA 的信任，任何農場或企業之有機銷售營業收入每年超過 5,000 美元，就必須取得認證，若少於此，則有例外。例外之一是，免除的作業為銷售、標示及呈現其產品為有機，則可不用認證，但不能利用 USDA 有機標誌或標示，去呈現其產品為「已認證有

機」，若他們想利用 USDA 有機標誌，免除作業可選擇去認證。例外之二，免除作業不需有系統規劃，即被利用在有機產品生產和處理之特定作業和物質。免除作業可由銷售產品當作其生產者使用或處理認證有機產品予以攔阻，且購買者要求去簽署一份符合 USDA 有機規範的切結書。

在一個作業可能被銷售、標示及呈現其產品為「有機」，或是利用 USDA 有機標誌，須有 3 年的轉型期，在此期間，其任何土地利用去生產初期有機商品，必須確認禁用物質已不存在。

2. 國家有機計畫（NOP）之主要內容（USDA, 2019）

美國國會在 2001 年訂定 NOP，此為以有機方式所生產出來的農業產品且在美國銷售，所訂定的聯邦規範計畫，旨在發展與強制實施的一致性國家標準。作為一個「公共—民間」夥伴的運作，NOP 授權民間公司協助訓練其檢驗人員，以確認農場和企業符合國家有機標準。USDA 和授權認證者共同實施此等標準，對生產者以確信在此平臺運作，保護消費者信任 USDA Organic Seal 的真實面貌。

國家有機標準強調在生產和處理作物、畜產及加工的農業產品之方法、作業及利用的物質，一般而言，此等標準指定在所有自然（非合成性）物質，被允許在有機生產，且禁用所有合成性物質。被允許合成性和禁用非成合性物質之國家名單，是包含特定例外原則，以下依 NOP，摘述一些特定的有機標準（USDA, 2019）。

(1) 有機作物生產標準之指定內容

在一個有機作物收穫前，至少要 3 年，農地沒有投入禁用物質，即禁用基因技術、電離輻射及汙水沉積物等。土壤肥力和作物營養可透過耕鋤、養殖、作物輪作、覆蓋作物（間作）、農牧漁業綜合經營、作物廢棄物及被允許合成物質等作業來管理，可優先利用有機種子和其他植物存貨。作物蟲害、雜草及病害等，可藉由管理作業，如物理、機械及生物控制等等，來予以控制，若這些作業是沒效用時，可參考國家表列名單，建議可用的生物、植物或合成物質等技術。

(2) 有機畜產標準之指定內容

包括肉品、牛奶、蛋，及其他動物產品等相關的動物。為屠宰用的動物，至少在前三代，或對家禽不得少於第二代，必須在有機管理下來飼養。生產者被要求，

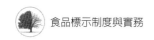

利用有 100% 有機的飼料作物去飼養其畜產，但可允許使用維生素和礦物質的補充物質。有機飼養的動物，不能用荷爾蒙去促進生長，或任何理由使用抗生素。預防性的管理作業，如疫苗，可被利用來維護動物的健康。生產者被禁止，持有為有病或受傷動物之特殊處方，無論如何，若動物用禁藥處理，則不能以有機方式來出售。所有有機方式飼養的動物，必須接觸禽畜舍外的土地，如反芻用草原地。若出售或有標籤視為有機，但未依照 NOP 規範來生產和處理，則最高罰款為 10,000 美元。

3. USDA 標準之範圍

(1) 作物：被生產的植物在收穫後，作為食品、畜禽飼料及纖維，以增加田間的養分。

(2) 畜禽：可被利用在食品、纖維或飼料生產之動物。

(3) 加工／多元成分之產品：已經處理和包裝項目，或是整合、加工及包裝，如麵包和湯類。

(4) 野生作物：來自生長地區，但不被耕種之植物。

有機農業的營運，最終要維持或改善土壤和水源的品質，保護溼地、森林地及野生動物。

（二）美國 USDA Organic 之標準

1. 主要範圍

NOP 是由美國 USDA 農業行銷服務處的單位來執行，是在監督與執行嚴謹的 USDA 有機標準和有機認證者之授權，在美國，有機是最嚴格規範和密切受監控的食品系統，任何標示為有機，必須是 USDA 認證所規定的標準。

(1) 農民、處理商及加工廠，必須送交詳細的申請文件，其中說明其營運、加工及產品。此稱為有機系統計畫（organic systems plan, OSP），旨在協助檢驗人員和消費者由農場到餐桌來追溯有機產品。

(2) 健康的土壤和均衡的生態系統，是有機農業的基礎，有機經營必須維持或加強土壤和水源的品質，且同時保育溼地、森林地及野生動物，此必須在 OSP 文件內載明。

(3) 合成性肥料、汙水沉積物、輻射物質及基因工程等，不允許被利用，在國家清單內有說明在有機生產、處理和加工可用或不可用的指導原則。

(4) 建立有機農田和附近傳統農場的緩衝區域。

(5) 依據指導原則內的規定，來利用堆肥（注意組合時間和溫度，可以殺死病原菌）。

(6) 傳統農地須有 3 年的轉型期（在此期間，農地必須以有機方式來耕種，而生產的產品不能標示為有機，須等待 3 年期到達之後才可標示）。

(7) 透過第三方檢驗人員的認證監控，要每年對每一個農場、處理商和加工宣布接受或不接受，以確保被標示為有機產品的生產、加工及處理，是符合嚴格的 USDA 有機標準。

(8) 有機食品沒有含人工芳香劑、色料及防腐劑。所有標示有機的產品，必須符合聯邦、州、FDA 及國際食品安全的條件。

2. 有機標準之禁用和允許使用的物質

一般而言，對作物和畜產之生產是禁用合成物質，除非有特別允許，或非合成物質被允許利用。被允許和禁用物質是確認在有機作物和畜牧生產之合成物質可被利用，及非合成物質（自然）不可被利用。

(1) 例如：砷酸鹽是禁用在有機生產的自然物質。

(2) 為病蟲（草）害控制，所允許物質的清單是特別受到限制，在有機僅有 25 種病蟲（草）害控制劑，但傳統農業則超過 900 種。

國家表列清單，同時也認定有限的非有機物質項目可被利用在有機加工食品，如鹽不可加入耕地，若有則不能被認證為有機，但有很多產品在使用。在國家表列清單之每一合成物質或非有機物料，基於必要性和缺乏有機替代物質，只有 5 年的效期，在 5 年效期結束時，這些物質自動從清單除名，除非向國家有機標準局（National Organic Standards Board, NOSB）申請保留，每一申請案由 NOSB 去評估大眾的意見。

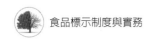

3. 有機標籤和 USDA Organic Seal

USDA Organic 法規是管理標籤和有機食品之生產、加工及處理，只有食品依嚴格 USDA Organic 標準和由授權認證機構的認證，才可以使用「有機」這兩個字，或 USDA Organic Seal 等在標示上。利用 USDA Organic Seal 是自願性（已廣泛使用），且有嚴格的限制。

(1) 100% 有機：標示 100% 有機的產品，須只含有機成分所生產。

(2) 有機：標示有機的產品，至少須含 95% 有機成分所生產，另 5% 的非有機成分，須為國家清單所認定的成分，如 salt。

(3) 不能利用 USDA Organic Seal 的情況：

①以有機成分製造：加工食品內，至少 70% 有機成分被利用在「以有機成分製造」，至少列出 3 種有機成分，或食品團體認可的成分。

②有機成分少於 70%：加工食品含少於 70% 有機成分，則不可用「有機」一詞。

(4) 禽畜飼料：只有 100% 有機或有機的標示。

(5) 酒精產品：須符合菸酒稅和貿易局的規範，任何利用有機葡萄為酒的附加物質，意味此產品僅符合「標示項目製造」，不能利用 USDA 有機標誌，以其他有機水果製造標示的酒，也不能添加亞硝酸鹽。

(6) 有機紡織品：若成品是有機認證，且完全符合 USDA 有機規範來生產，則可被標示為有機，可能使用 USDA 有機標誌。若被用在生產產品之某特定纖維是有機認證，則標示上須說明多少百分比的有機纖維和確認的有機物質。

（三）美國有機認證的機制

因 NOP 允許有機產品可以外銷與在美國上市，它認證農業和動物技術的產品和加工產品，以供人類和動物消費（不含水產養殖產品），及為農業和化妝品產品之技術方法。

1. 什麼可以被認證

自 2002 年以來，NOP 是一種標準，用來規範在美國生產和有機產品的標籤，美國和歐盟的認證制度是不一致的，如義大利公司外銷產品到美國本土，被要求有雙重認證，此也被要求重新評估 NOP，因其依農業生產開始的整個生產鏈給予最嚴謹的條件。ICEA 是義大利第一個控制機構之一，獲得美國 USDA 承認可以提供此認證的服務。於 2012 年，NOP 和歐盟的規範（EC）No. 834/07 已簽署雙方平等的條款，此條款允許歐盟會員國可外銷有機產品到美國，不須有 NOP 的特定認證和查驗整個供應鏈。此條款只應用在屬於歐盟國家的有機生產，不包含有抗生素的有機動物和所有水產養殖品。欲銷售有機產品到美國，且在規範（EC）No. 834/07 的認證及符合上述條款，將永遠附上 NOP 進口認證，認證將永遠附隨在被外銷的每一組產品上。若控制機構能夠配合 NOP 標準的認證，則此條款也應用到酒類產品。然而有些例外，如石油硫磺酸作爲硫磺的來源，任何與添加物相關物質須在 NOP 規範下核准。

2. 如何取得認證

(1) 步驟一：須有檢驗與認證服務，送交所需文件作爲認證流程與第一步的申請。

(2) 步驟二：產品和生產過程的初步評估，公司應說明所有工作流程和所利用的生產技術。研究單位和食品產業除送交有機認證的相關文件（含收入、供應商名單及管理計畫）外，同時須交出管理計畫的附件，以說明所有措施是符合 NOP 的條件；同時也適用在提供原料的農場。

(3) 步驟三：單邊檢驗，在生產鏈的所有經營者，須確認符合 NOP 的規定，尤其被視爲參數，可能比歐盟規則來得嚴格。

(4) 步驟四：確認核發認證書，此基於所收集資訊和資料作爲評估、認證過程的一部分。認證書包括被認證產品的清單，並符合 NOP 規範的條件，且有機的類型（100% 有機、有機及有機成分製造）。

(5) 步驟五：每年的監視，透過正規檢驗和分析，以確認維持所有符合的條件。

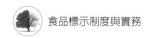

二、歐盟有機食品認證機制

　　歐盟所頒行之法規直接約束各會員國，為會員國制定國內相關規範時的最低要求，在理解何謂「符合歐盟有機認證」時，宜優先掌握其規範架構。能夠在歐盟地區流通的有機產品，無疑地，必須先滿足歐盟的法令規定，而歐盟法規之所以視有機產品為一種特殊商品，並加以立法管理，其目的在於創造有機產品市場之公平競爭環境，同時也在於保護消費者，使其免於消費時的混淆。

（一）歐盟的有機認證

　　在最早的規範（EEC）No. 2092/91 中，就已將有機生產定位為一種特殊農業生產方式，這一特殊的定位，顯示歐盟立法者關注的並非產品本身，而是其生產的過程。所以合乎歐盟規章標準的有機產品，不僅必須如慣行生產（conventional agricultural）的產品，提供主管機關檢體受檢，對有機產品的要求範圍更大且細密，在生產程序上，也有更細節的規範。

1. 驗證與管理措施

(1) 認證取得

　　歐盟有機法是關於植物種植、動物生活環境與飼料使用的規定，禁止慣行生產中被允許的農藥及肥料使用，氮肥（nitrogenous fertilizer）亦被排除在外。只開放依據委員會規範（EC）No. 889/2008 附件中所列，非常少的數量，且主要來自於自然界的生物質、原料，代替農藥的使用。同樣地，在加工過程中，也僅允許使用微量的添加物及輔助物質（auxiliaries and additives）。對於動物飼養，亦有較高的要求，例如：要求一定的飼養面積及提供動物更大的活動場地，以符合動物福利的要求。

　　嚴格來說，歐盟的有機法規，只對生產的前端予以控管，例如：僅規範有機棉花生產，但沒有利用在有機棉花所製造的衣服；規範的範圍也只限於食品、膳食補充品（dietary supplement），藥品類則被排除在外。通過有機驗證的農作生產或加工者，有權在產品上標示歐盟有機標章，當然在本國標準與歐盟規範相當或更高的現狀中，可以見到歐盟會員國所生產的有機產品同時標示本國與歐盟的驗證標章。

　　有機產品生產者，為得到使用有機驗證標示的權利，有義務遵守歐盟法的規定。驗證施行的方式，由會員國自己決定，現行存在三種模式（林穎禎，2013）：

　　①驗證委由該國政府核准之私人機構辦理，但國家進行監管的 A 模式（System A），例如：比利時、捷克、德國。

　　②驗證由國家指定公部門驗證機關辦理的 B 模式（System B），例如：立陶宛、愛沙尼亞、丹麥。

　　③混合型的 C 模式（System C），例如：盧森堡除了接受本國公部門驗證機關驗證，尚需通過 2 個德國及 1 個比利時驗證機構的驗證。

　　有機農作生產者或企業的活動，1 年必須至少被追蹤評鑑一次，驗證機構也會進行無預警之抽查，抽查的範圍涉及各類原料購入、操作程序、販賣過程等相關文件。除了代表有機生產的標章外，歐盟的有機產品，在包裝上還存在一組系統代碼，以 DE-ÖKO-030 這組代碼為例：A. DE ＝根據 ISO 31 66 產生的國別縮寫（例如：義大利為 IT、丹麥為 DK、法國為 FR）；B. ÖKO ＝會員國對「有機」概念所使用之文字（例如：義大利為 BIO、西班牙為 ECO、丹麥為 ØKO）；C. 030 ＝認證機構之代碼，可能為二位碼（如法國、保加利亞、希臘、匈牙利、比利時等）或三位碼（如西班牙、義大利、德國等）。

(2) 違反規定之處理

　　如果將慣行生產方式的產品，故意冠以「有機」販賣，無疑是一種詐欺（fraud）行為。這類重大的違反，不僅將由國家檢察機構追訴，也可能基於有機法規產生行政罰鍰，或因驗證契約而有民事賠償責任。但並非所有細節上的違犯都會受到類似取消生產者的驗證資格，或產品使用有機標示的嚴厲制裁，委員會規範（EC）No. 834/2007 第 30 條中，強調進行制裁時須考慮比例性原則（principle of proportionality）。在違犯的情況中，主要核心的衡量基礎，在於消費者基於法令對有機標示信賴程度高低的傷害（林穎禎，2013）。

2. 認證制度（Lindeberg, 2017）

(1) 政府有機認證

　　歐盟會員國在配合執行 1992 年之歐盟生態規範（EU-eco-regulation）時，被要

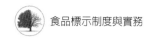

求須有完善的有機法規，一般會以國家水準來設置認證機構的監管。於 2002 年 3 月，歐盟委員會提出對有機食品的全歐盟可使用標示（label），自 2010 之後它是強制性的，且在轉型期後兩年一定要配合施行。2009 年，透過網路投票和設計競賽，提出新的 logo，它是綠色四方形，顯示 12 顆星（來自歐盟旗子），且在風中飄揚，新 logo 於 2010 年 7 月開始上路，無論如何，在此之前，生產者已印出新多舊的 logo，但須在 2012 年之後就一定要用新的 logo，如圖 3-1。

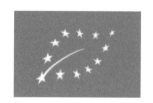

圖 3-1　歐盟有機認證標誌

EU 有機標示的發展，是基於丹麥的有機食品政策與規則，蓋丹麥標示是全球接受度最高，約 98%，且 90% 信任此標示。目前 EU 的標示對消費者之意義，是加工有機食品有 95% 成分利用有機認證產品，僅有 5% 的可接受誤差。

(2) 民間有機認證

依據上述 1992 年法規，有一些可用的民間認證：① Demeter International 是對生物動態農業最大的認證組織，且為三大主導有機認證者之一。此一認證，超過 50 個國家在使用，旨在證明生物動態產品是符合農業生產和加工之國際標準。此認證在 1928 年成立，也是對有機所生產食品之第一個生態標示。② Bio Suisse 在 1981 年成立，是瑞士有機農民的保護傘組織，其國際業務，著重在其產品進口，並不支持外銷業務。③全球有機紡織品標準（Global Organic Textile Standard, GOTS）是關於有機布料的民間標準，尤其強調收穫後加工，如旋轉（spinning）、針織（knitting）、編織（weaving）、染色（dyeing）及製造，以及來自有機纖維（如有機棉花、有機羊毛）所製作的家用紡織品。它包含環境和社會標準，在 2002 年成立，已有 68 個國家在使用，且得到 USDA 和 IFOAM 的背書。原料最少含 95% 的有機，且符合國際和國家標準的認可，若只有 70% 的有機原料，它可被標示為「利用有機製造」（made with organic）。

（二）德國的有機認證

德國在狂牛病之後，於 2001 年 9 月推出國家級的標示「Bio」。於 2007 年就有 2,431 家公司去認證 41,708 項產品，迄今，其受歡迎的程度已擴及奧地利、瑞士及法國。就說德文的國家而言，已有較具歷史之非政府組織，在 EU 頒布有機食品法規之前，就提出有機食品的標示，此一標示，目前仍廣受使用的程度，遠超過 EU 法規的標示，如「Demeter International」自 1928 年迄今仍在使用，其被認為在世界上是對有機食品認證提供最高的標準。

1. 法規管理（黃瑋如，2020）

(1) 法規依據

依 2009 年 1 月歐盟之規範（EC）No. 834/2007 取代（EC）No. 2092/91 之法規，在德國有 23 個民間掌控機構在負責有機認證，它是歐盟核准的民間檢驗機構制度。依歐盟之國家執行有機食品和農場之法規，是《有機農場法案》（Organic Farming Act），德國依此法案指定的執行機制，去管理有關有機控制系統。在德國「Federal Agency for Agriculture and Food」（BLE）是有權核准掌控之機構，其在「糧食、農業和消費保護部」授權下，負責進口、非有機成分之同意和資料傳輸到控制系統。有機控制系統由聯邦組織，但受各邦（federal states, German Länder）管理。在 Länder 的 15 個合法授權單位之合作，是由有機農場工作小組（LOK）來執行。有機農場法案，同時包含投入建設（catering establishments）的控制，如飯店和福利社，蓋其提供有機膳食。此法案也規範凡違反規範（EC）No. 834/2007 者，最高罰 30,000 歐元。

(2) 認證與管理

依規範（EC）No. 834/2007，每一位經營者至少 1 年要受管理一次，在 LOK，德國 Länder 依 EU 法規的一般規定須追蹤控制，每年最少 10% 經營者要有額外管理。目前有 23 個授權使用管理單位，其是民間公司，依歐盟法規去執行檢查與控管，同時民間標準的核發也由其主導，但每年檢查須包含 EU 有機和民間認證，大部分的管理單位（已有 20 個已核准），已是驗證機構會議協會（Konfernz der Kontrollstellen e.V., KdK）的會員，農場經營領域則由此等會員來管理，已有超過

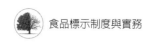

90% 的德國有機農場受此管理。KdK 參加公聽會和 LOK 的會議,企圖對有機管理的和諧執行有所貢獻。

(3) Logo 的申請

在德國最普遍的 logo 是「Bioseigei」,如圖 3-2,此由《生態標示法》(Eco-Labelling Act)提出,於 2002 年 2 月實施,在規範(EC)No. 834/2007 規範下是自願使用,無關產品來源,可免費使用此 logo。在德國有「有機協會」,大多數有機農民是其會員,最大協會是 Bioland,有近 5 千位會員,其他協會尚有 Naturland、Demeter、Biokreis、

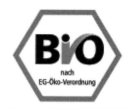

圖 3-2 德國最普遍之生態標示

Ecoland、Gaa、Verbund Okohofe 等。每一協會依其標示訂定標準,有些標準甚至比 EU 規範來得嚴謹,如規定要完全轉型,才可申請使用 logo。

2. 驗證流程

(1) 驗證過程(林穎禎,2013;黃璋如,2020)

德國聯邦農糧局(Bundesanstalt für Landwirtschaft und Ernährung, BLE)允許 16 個邦自行選定/設立驗證機構,由《有機農作法》(Öko-Landbaugesetz, ÖLG)授權委託第三方,亦即以非官方有機驗證機構(private Öko-Kontrollstellen)進行驗證程序的 A 模式。有機生產者必須先與驗證機構簽訂契約,支付驗證費用,言明遵守歐盟法之規範,並同意驗證機構的標準控管程序(standard control program)。加工業者或進口商,1 年至少必須被驗證一次。德國除了 1 年一次的例行驗證外,也實施抽檢,一般在有疑慮時,即先進行產品取樣檢測。驗證所要求的範圍涉及生產、貯存、販賣、進口等項目,生產者必須詳細說明以何種土地耕作,使用何種建築設備,以何種農作法進行生產;加工者有義務在加工過程,詳述生產設施以及產品原料,並記錄過程,以作為將來對產品進行到生產者端的追溯。

(2) 監管措施

驗證單位必須受國家完全監管,監管任務由聯邦與地方共同負責執行,其分權亦規定於《有機農作法》。在德國有超過 10 個監管單位,對 20 個以上的市場及其所受管轄之驗證機關進行監管,監管單位互相支援,行動上具整體性,即不管

監管單位座落何地，都允許對其他地區的驗證機構進行監管，因此最南方之巴伐利亞邦（Freistaat Bayern）的監管單位，亦可以監管最北邊什列斯威－霍爾斯坦邦（Schleswig-Holstein）的有機生產者及其產品。

三、澳洲有機食品認證機制

澳洲有機農業土地面積（35.6 百萬公頃）自 2017 年迄今居世界第一位，於 2002 年有 1,650 人接受認證，於 2015 年（1,999 人）至 2016 年之間，已認證有機營運者成長 5%，於 2016 年，已認證生產者有 2,075 人，1,163 位已認證加工商，513 位已認證處理商。澳洲法規提供在澳洲所生產和自澳洲出口的產品被標示為有機，必須被以下 7 家政府授權的認證機構認證：1. AUS-QUAL；2. 澳洲認證有機（Australian Certified Organic, ACO）；3. 生物動態研究所（BDRI）；4. 澳洲永續農業國家協會（NASAA）；5. 認證有機（Certified Organic）；6. 有機食品鏈（Organic Food Chain, OFC）；及 7. 昆士蘭安全食品生產（Safe Food Production Queensland, SFPQ）（Monk, 2018; Paull, 2019b）。

（一）澳洲有機認證的概念

最起碼，認證者必須依有機和生物動態產品的國家標準予以認證；就另外進入市場或發行品牌之目的，有些認證者，同時認證經營者配合自己的標準，當然也必須與國家標準掛勾。國家標準已在 2016 年予以修正，仍受產業本身的支持，並在農業和水資源部下，成立有機產業標準和認證委員會（Organic Industry Standards and Certification Council, OISCC）。認證意旨出口產品離開澳洲須符合澳洲法規，但不保證符合進口國家的法規，結果是澳洲政府和個別澳洲認證機構，必須和進口國家在政府對政府或認證機構對政府的基礎下簽署對等協議，前者如與南韓，後者如與美國之 NOP，已在 2018 年落實簽署。

在澳洲國內市場，並沒有特定法規可適用在有機生產和行銷，但有嚴格的國內消費者保護的立法，如 2010 年的《澳洲消費者法》（Australian Consumer Law），禁止誤導或欺騙行為。所有主要零售鏈也要求認證，以確認在貨架上物品符合產

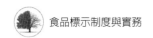

業標準，同時農民市場和其他獨立零售商也是如此。自 1990 年代實施以來，大部分的澳洲產業已符合國家標準的規範，同時也有影子有機標準，如 AS6000 是澳洲標準（Standards Australia），基於國家標準來建立，此標準不用在澳洲認證標準的商場上，僅提供政府與消費者組織參考，如澳洲競爭和消費者委員會（Australian Competition and Consumer Commission, ACCC），即當發生有機議題討論時的參考。兩個標準的合一，即外銷和國內市場仍持續進行的工作，於 2018 年，產業提出檢討外銷秩序和規範管理，在 2020 年之當前法規管理結束時，可以發展一個單一標準和相關規範架構。

（二）認證程序

1. 一般的程序，有下列流程

(1) 向認證機構提出申請：支付申請費用、繳交申請文件、申請書、有關情況的說明、有機管理計畫、認證同意書。

(2) 申請文件初步審查：於進行檢查之前，在此階段會要求增加任何附加所需的資料。

(3) 檢查與檢驗：現場檢查與檢驗，以證明符合國家標準和有機管理計畫。

(4) 由認證單位評估認證：在發行認證之前，須指出任何不符合發行的事項。

(5) 發行認證文件，圖 3-3 是有機認證的標籤。

2. 有機轉型期

(1) 可視農地的歷史時間，改變轉型期的時間。

(2) 有機生產者基本上須有三階段：

　①認證前的 12 個月：有四個階段，即最少在過去有 12 個月禁止利用的投入、12 個月的期間、3 年的轉型期及給予認證有機。在申請認證之前，農地在 12 個月內，已不再利用被禁用的投入，就可提出申請。在轉型期間，不得有產品當作有機出售。轉型期之時間，始自第一次檢驗的日期，在下一次現場檢驗之後，轉型期的時間再升級到 12 個月之後。在任何認證期間，若有一個禁用投入被利用在農地，則回到認證前的情況。

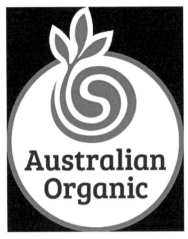

圖 3-3　澳洲有機認證的標籤

②處於轉型期的 12-36 個月：有三個階段，即農地利用投入有 3 年的符合、轉型期及授予有機認證。對農地而言，允許轉型期，以確保汙染風險是最小的，給農民時間去調整和應用有機耕作的作業。對所有農地，最低的 12 個月轉型期間。在第一次現場檢驗時，若沒有禁用投入已最少 12 個月，則可給予轉型期，即免於認證前的階段。圖 3-4 之轉型期標籤，產品可附上有機認證轉型期標籤來出售。轉型期的期間長短，視任何禁用投入的最後一次申請時間而定。

③已認證的有機，即完全符合條件：產品可用認證機構如 ACO 的 logo 作為有機認證來出售，已經取得有機認證的身分，產品可以有機認證來出售。

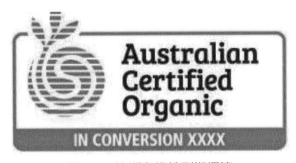

圖 3-4　澳洲有機轉型期標籤

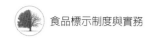

3. 有機產品的外銷

澳洲有機認證公司（ACO）對許多不同有機標準提供認證，以促進生產者可外銷到有需求的地方。大部分國家有其自己的有機標準，出售的產品必須被認證以符合他們的標準，通常採取簽署平等協議。澳洲國家標準對在澳洲所生產的植物產品，如銷到歐洲和日本，可簽署協議，如臺灣和瑞士也可以安排。目前有認證的，可外銷到美國、日本、南韓、歐洲（含酒類、畜產及有進口成分的產品）、中國及其他市場。

（三）認證的要件

以下是依據《澳洲有機認證標準》（ACOS）在 2013 年發布，且在 2016 年修正。在此法規內，對認證要件分為一般的基本認證要件和一般生產標準（初級生產），特定部門認證標準要件，含畜產生產、加工與備貨、其他生產系統、行銷和處理及製造投入添加物和認同的服務等，本小節僅陳述一般的基本認證要件。參考有機或生物動態認證及 Bud logo 之利用等，需要透過一個被承認和獨立授權認證機構，如澳洲有機認證公司（Australian Certified Organic Pty Ltd, ACO），來監督、認證及發證照，並符合此標準。

1. 認證過程的條件

(1) 申請流程的條件

對所有認證的部門，經營者向認證辦公室提出申請，並完成法定宣言問卷，提供所有生產單位歷史的相關詳細資料、目前經營和生產的產出及管理細節和生產計畫等。申請可能是對已知管理單位或單位的部分之認證，可能是單一所有者或單一管理系統。經營者及其勞工之義務責任，是確認在所有時間，他們完全知道標準及其營運的關係。而認證的完成和維持，是基於由被認證經營者主動管理的有關步驟。在進行初步現場評估和指定監察時間之前，認證的申請含費用支付，是由認證辦公室來處理，完成繳交書面審查的文件，在最後同意之前，所有文件必須簽名或有見證人。

一個生產單位的認證可應用到經營者是自有、承租或合法認定，對這些生產單

位或機構採取強制管理控制，認證不可移轉，但可應用到經營者和生產或預備的機構、農場或預定認證土地的範圍。預備／加工、製造或相關設備等認證，必須依隨認證辦公室，初步現場檢查的評估，經營者能夠確認標準所需的要件，和在證照同意書上，由辦公室所提出的特別條件。

在澳洲以農地為基礎的初級產業生產部門，於澳洲有機認證監督系統下或類似確認監督系統，在取得認證前的 12 個月，就應啟動認證前置作業。在此期間，應有一個初步審查是現場的，包含有機管理評估、土壤取樣、汙染樣本、農用化學物質、重金屬及基因改造等，這些檢測可作為評估產品和生產及預備鏈等過程。在認證前置作業期間，產品的標示不可用參考在認證機構之有機生產方法，或宣稱產品是在有機監督或認證系統之下。在監督之前，一個有機管理計畫（organic management plan, OMP），必須建構重點計畫，以配合現行的標準，或主要參考 HACCP 計畫架構，以確認有機生產或食品安全的風險。此計畫可納入現有計畫和管理系統，應指出重點，支持監督和透過時間來確認方法，經營者要持續改善環境和經營的生產力結果。

就初級生產部門，有機農場計畫最少要強調肥料和土壤管理、蟲害疾病和雜草管理、生物多樣性和環境管理、水源管理、預防汙染管理、紀錄系統（含監控作業如土壤肥力和鹽分）、畜牧飼料健康和福利管理、限制性產品的利用及平常利用的產品。

對加工業者和處理商而言，要受認證的產品之有機處理計畫，應列出加工和處理的產品，為確認適當認證應列出來自植物的所有成分，如基因改造和免於輻射情況、列出紀錄系統、列出監督作業和流程以確保有效執行植物（含非基因與非有機成分的例行性檢查）、其他管理作業和人事責任以確保沒有非認證產品之混合。對原料生產者而言，要依隨前述初級生產者之要件，辦公室將確認其符合的程度，依辦公室的決策、證照同意書的簽署及環境評估結果，經營者可被授予辦公室的認證水準。

(2) 轉型期和認證資格之要件

對非常年性的作物，視為有機轉型期之農場單位的認證，可給予經營者，已有最少被確認 12 個月符合標準，只有具此條件的作物，在收穫時或之前可認證為有

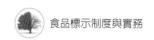

機轉型期。對常年性系統（不含牧草地和牧場），有機轉型期的給予，是經營者可證明有至少18個月符合標準。對牧場、牧草地及由此收穫的產品，有機轉型期的給予，是可證明至少12個月符合標準。

　　農場、常年性作物和動物被視為有機，須證明過去3年的農場管理在作物／動物收穫時或之前已符合標準，已達到有機品質要件，管理計畫和能力足夠達到現行的標準。

　　就之前或現有已認證的經營者和經營管理，須具有以前已認證的有機生產系統管理，若以前認證仍然有效，可給予認證，即要符合土地的有機管理之時效期。授予動物產品系統認證的條件，確認生產績效符合標準，含轉型期間，及動物進入農地或設施也符合前述規定。只有被確認的畜牧，在其生命期間的歷史文件符合標準，並可追溯且清楚的確認可被認證。

(3) 給予認證的限制

　　依經營者的歷史資料，若未向辦公室提供足夠證明的資料，則不給予認證，因歷史資料被認定不符標準，或管理作物和有機或環境層面，不被認定滿足認證為有機產品的生產要件。若生產單位改變所有權或管理單位，則終止認證的有效期限，像此一情況，新的經營者，若其單位想繼續此一認證，則其要辦理申請手續，辦公室將對此連續性和能力予以評估，以管理其符合標準的適當性，辦公室也會對新產品或流程予以評量，在發給認證之前，予以確認符合標準的適當性。

　　在認證有效期限內，農地與畜產不得變更，須維持在有機管理系統內。對禁用產品的強制，應用到認證土地或存貨（如有毒雜草的法規控制）的條件，在核准前須由辦公室審核，且被處理的農地和存貨須在認證中移除。辦公室會對土地和生產進行額外檢驗，而經營者需支付此費用。初步認證，是授予土地而非整個農場經營，土地應與農場分割，在此情況下，有機管理計畫應列出其他地區的轉型情形，管理策略要確保這些產品和生產作業的分離，除了辦公室所認可的環境，否則完全的轉型期間是10年。

2. 維持有效認證的要件

　　辦公室保留任何時間，對經營者否決認證的權利，即認證被認為損及有機生產

目標和原則、標準時，辦公室可實施此權利，這些包含在經營者標籤或產品行銷的問題可能誤導消費者。為維持認證，經營者最少需承諾和容許所有資源及人事符合下列要件。

(1) 每年由辦公室指定監督單位，予以檢視所有已被認證經營者所管理的土地單位，含非認證區域。

(2) 隨機或特定檢視和檢驗是必要的。

(3) 由辦公室的授權組織來執行相關的檢驗和檢視，這些組織如 USDA、IOAS、EU、Japan 及 Korea 等。

(4) 每年須繳交認證客戶說明書（certified client statement, CCS）和有機管理計畫給辦公室。

(5) 在規定支付期間繳交所有費用，含額外檢驗或檢視費用，或被要求修正作業的費用。

(6) 保留所有被要求生產資料，和每年有機生產計畫的更新、地圖及相關資料，以配合任何時間檢視和辦公室的索取。

(7) 確認符合標準，或立即通報辦公室有任何偏離標準的事情。

(8) 確認符合特定的條件，或在證照同意書內的特定條款，或回覆辦公室的問題。

(9) 確保隨時符合標準的條件，尤其關於事情的修正或更新。

(10) 確保符合法規的要件，包含不只對食品品質和安全的要件，對作物、畜產和外銷等要件。

(11) 有效管理的承諾和資源可用性，以確保有機管理計畫的落實，及持續為生產系統和農場生態系統，如環境影響等改善所修訂的標準。

筆記欄

CHAPTER 4

基因改造食品標示管理

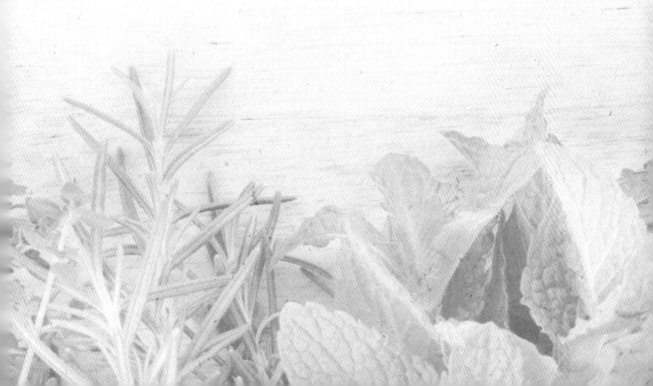

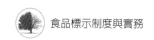

生物科技是一個大的企業，其被利用操控植物，以致引發這些糧食作物的規範，此等涉及經濟和貿易議題，同時也涉及科學和保健的議題。透過現代科技，可選取個別基因，由甲有機體轉殖到乙有機體，可能他們是不相關的有機體，此謂爲 DNA 重組方法（rDNA）。基因改造（genetically modified organisms, GMOs）被用在創造 GM 植物，而產生基因改造食品，第一個 GM 作物是 GM 番茄，在 1994 年上市，接下來自 1995 年之後，在美國可商業化生產與販售，尤其在孟山都（Monsanto）之抗草甘膦（roundup ready）系統下，大量推出抗農藥與抗菌的玉米、棉花、稻米、馬鈴薯等 10 餘種 GMOs 的作物。

GMOs 作物之正面觀點，對農民可節省成本和增加單位面積產量，對生技公司可帶來新物種的專利金收入；但反面觀點，依 WHO 指出，可能帶來對人類健康之風險，如直接影響健康效果（毒性）、過敏反應、有毒性特性的特定成分、注入基因穩定性及營養的衝擊等等；在農業環境方面，也帶來超級雜草，影響農作物生長環境；對衛教而言，GMOs 作物或食品是葷食或素食？因此，GMOs 給人類和環境帶來許多未知的潛在風險，遂引起很多國家立法來規範 GMOs 作物與食品的產銷。依此，本章首先說明基因改造產品之概念，其次，陳述農業技術與基改標示之關係，最後，擇取美國等國家基改食品之標示規範。

第一節　基因改造產品之概念

基因改造有機體有不同的一些名稱，如基因轉殖作物、基因食物或基改，因目前其內涵除作物外，尚含飼料、添加物及動物等，本書採用「基因改造農產（食）品」或簡稱爲基改。自 1983 開始，一些農業研究單位，如美國孟山都（Monsanto）公司，就開始研究 GMOs，且在 1996 上市販售基改的大豆和玉米，全世界栽種面積自 1996 年的 290 萬公頃，大幅增加到 2019 年的 1.904 億公頃，其中以黃豆、玉米、棉花及油菜等基改作物占大宗（有 99.17%）（陳儒瑋、黃嘉琳，2018；ISAAA, 2019）。在消費者方面，自 2000 年迄今，已有許多消費者組織，如綠色和平組織，早期針對一些速食業者之漢堡麵包、美式火腿三明治吐司及薯泥等，提出

其中含有「浪達雷笛或稱抗草甘膦」（Roundup Ready），顯示基改食物已進入速食店（蘇遠志，2000）。基於基因改造食品已進入消費者選購農產品（食品）之選項，此關係農產行銷過程，如何挽留消費者，是否繼續支持相關農產品產銷的重要影響因素。

一、GMOs 之基本概念

據蘇遠志（2000）指出，基因改造就是以人為方法，改變物種的基因排列，通常將某種生物的某基因，從一連串的的基因中分離，再殖入另一種生物體內。它是利用生物技術取出某種生物的某個基因，移殖到其他種生物上，改變他種生物原有的特性；或是殖入細菌或病毒，再透過這種細菌或病毒對植物產生感染，將特定基因運入植物細胞中。凡利用這種經基因改造的作物，製成的食物就稱為「基因改造食物（品）」。如孟山都的基因改造玉米，或臺灣的鳳梨與釋迦媒合而成的「鳳梨釋迦」，以非自然利用傳統品種改良而產生的物種。

據陳儒瑋、黃嘉琳（2018）指出，國際食品法典委員會（Codex Alimentarius Commission, CAC）定義「基因改造生物是指遺傳物質被改變的生物，其基因改變的方式，係透過基因技術，而非以自然增殖，或自然重組的生產方式」。美國對 GMOs 之定義：「它是一生物體被非傳統性，透過肥料或自然組合變動而成，它可能是植物、動物、或微生物物質，如細菌、寄生蟲和菇菌」（It means an organism in which the genetic material has been altered in a way that does not occur naturally through fertilization and/or natural recombination. GMOs may be plants, animals, or micro-organism, such as bacteria, parasites and fung.）。歐盟之定義：「基因改造生物，係指除人類以外的生物體，其中的遺傳物質發生改變，但這種改變，不是因為自交配或自然重組而產生的」。美國農業部在 2015 年對 GMOs 提出新的定義：「GMOs are organism obtained through genetic engineering defined as 'The genetic modification of organisms by DNA techniques'」。

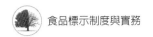

二、發展 GMOs 之原因與爭議

（一）發展之原因（蘇遠志，2000）

其原因大致上有：1. 增加農作物單位面積產量，以餵食愈來愈多的人口；2. 改善收穫物之品質，使人們更樂於食用；3. 提高栽種效率，可以用較少投入，達到農業生產之最大效益；4. 環境得以永續利用。

（二）爭議方面

1. 正面的看法（蘇遠志，2000）

(1) 主要在提高作物的附加價值，如具有植物保護性狀、具有特定性狀、具有營養增進性狀。

(2) 符合農民需求，花更少心力，獲得最大效益，如抗病蟲害、耐除草劑、改良農藝性狀、改良採收後的品質、輔助育種程序、改良營養成分。

(3) 符合一般人對農產品的期待，如黃金米專為非洲人而研發，具一致性、高品質、耐運輸、耐貯藏、保新鮮、多樣化。

2. 反面看法（陳儒瑋、黃嘉琳，2018）

(1) 對環境生態影響，如農藥用量不減反升、超級雜草的困擾、消失的蜜蜂與蝴蝶、環境中的農藥殘留。

(2) 健康風險無所不在，如致病證據多，各國提出禁用訴求、嘉磷塞（glyphosate）列入可能致癌的項目、病童營養補充品發現嘉磷塞殘留、嘉磷塞與現代諸多病症的關聯性。

(3) 公平正義，如拉丁美洲基改作物，讓人類付出更多代價、考量下一代小孩面對怎樣的世界、科技思維掛帥的不正義。

三、生產情形

據國際農業生物技術應用服務組織（International Service for the Acquisition of

Agri-biotech Applications, ISAAA）之 2018 年版，於 2019 年，主要有 29 個國家在生產，前六名分別是（2018 年的資料）：1. 美國面積有 7,500 萬公頃，主要作物含玉米、黃豆、棉花、油菜（芥花）、甜菜、苜蓿芽、木瓜。2. 巴西有 5,130 萬公頃，種黃豆、玉米和棉花。3. 阿根廷有 2,390 萬公頃，作物和巴西一樣。4. 加拿大有 1,276 萬公頃，種油菜（芥花）、玉米、黃豆、甜菜。5. 印度有 1,160 萬公頃，種棉花。6. 中國有 370 萬公頃，種棉花、木瓜、白楊、番茄及甜椒。而其中以黃豆（9,590 萬公頃）占 50.00%、玉米（5,890 萬公頃）占 30.70%、棉花（2,480 萬公頃）占 13.00% 及油菜（110 萬公頃）占 5.30%，為前四大基改作物。

據 ISAAA（2019）資料，GMOs 的生產：美洲占 88.15%、亞澳占 10.25% 及中東、非及歐洲占 1.6%。在國家分布上，美國、巴西、阿根廷及加拿大占 90.8%、中國占 1.7%、巴拉圭占 2.2%、南非占 1.4% 及巴基斯坦占 1.3%。在作物方面，大豆占 48.3%、玉米占 32.0%、棉花占 13.5% 及油菜占 5.3%。

據 ISAAA（2020 年）資料，還是以美國、巴西、阿根廷及加拿大占 84.5%（160.8 百萬公頃），比 2019 年下降超過五個百分點。在作物方面，仍以大豆 48% 居冠，比 2019 年稍為下降，玉米還是占 32%。

第二節　農業技術與基改標示之關係

前已述及，消費者對 GM 食品之觀點會影響食品生產之決定，是否運送 GM 食品到市場，或是否利用傳統品種，透過受認證支持的標示，消費者能夠區別一個 GM 食品和一個傳統食品之不同。在 Codex 之食品標示委員會所確認對 GM 食品標示的七個方法，在最終端食品對消費者有物（原）料影響時，GM 標示是強制性的。當最終端食品與傳統食品有不同時，不論是否影響健康，目前已有很多國家皆要求訂定標準，因生產過程的原因，即使沒有任何 GM 原料，但卻來自 GM 作物或標示，則在標示的產品尚有不一致的看法（Albert, 2010b）。本節首先簡要陳述農業生物科技與消費者的關係，其次說明政策的選擇，最後概述標示的商業經驗。

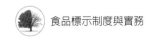

一、農業生物科技與消費者的關係

由於 GM 種子在 1996 年以商業化方式導入，之後就擴散到在北美、南美、歐洲、亞洲及非洲等 29 個國家來使用，最多且最普遍的 GM 食品是大豆和玉米，主要產自美國、阿根廷及巴西等。傳統的玉米和大豆，同時和 GM 混合在一起，通常被加工製成食品成分，且廣泛受食品加工商到生產包裝食品者利用。

就全球食品市場強烈競爭的觀點，消費者對 GM 食品的看法會強烈影響農民、商品交易商、食品加工商及食品零售商的決策，是否去生產和運送 GM 食品，或是否利用傳統品種。然而，若缺乏明確資訊，購物者不能夠在傳統食品與 GM 食品予以分辨，因為一個產品的 GM 地位，不克用感觀和經驗予以決定。在目前 GM 食品的世代，即使在產品被消費之後，來自 GM 作物的品質不能被呈現出來，此即有所謂「信譽品質」（credence quality）的現象。因此，唯一透過受認證單位支持的標示，消費者才能分辨 GM 食品與傳統食品的差異，透過其在市場購買有標示的食品，他們能夠指出 GM 品質是否對其重要，以此來影響 GM 技術在食品的生產（Albert, 2010b）。

二、標示政策的選擇

就食品標示，對新技術未來潛在有力的影響而言，GM 食品標示的決策，在許多國家和國際上是被廣泛討論的主題。當生物科技產業呈現不同的結果，食品生產者、科學界、消費者團體、環境組織、一般社會大眾、國家立法的考量及現有的 Codex 標準等，有許多政策方法已在不同國家出現。因這些食品在國際貿易的出現，而這些不同標示的一致性，已引起許多國家的關注。在國際上，於 1991 年 Codex 食品標示委員會（Codex Committee on Food Labelling, CCFL）已經討論及此，且其審議仍持續著。

（一）GM 食品標示之七個方法

2006 年 5 月，CCFL 工作小組就強制和自願的食品標示，考慮「會員基本原則」（the rationale for members）之食品標示、經由基因改造／基因工程的某些技

術而來的食品成分及去認定目前標準、法規和行動等等。另外，也認定會員在應用／執行強制和自願食品標示的實際經驗。以上的討論，得到 GM 食品標示的七個主要方法：1. 凡所有食品來自或含有利用基因技術者，採取強制標示；2. 凡 GM 食品和食品在最末端食品出現新 DNA 和／或蛋白質，採取強制標示；3. 凡 GM 食品明顯與傳統食品有明顯差異，採取強制標示，而此 GM 標示，須指出額外的明顯改變；4. 凡與傳統部分有明顯差異，採取強制標示，但僅標出明顯差異，而非生產方法；5. 自願標示（自願標示指南之食品是或不是基因工程的產品）；6. 凡生物工程食品，被視為食品的一種，不需標示；7. 在發展中產品之標示要素。這些原則並不互為排斥，一個國家的標示要素，可能包括原則中的好幾個品項，有些產品可能由這些原則排除，如日本可接受 5% 以內的 GM（Albert, 2010b）。在臺灣，凡 GMOs涵蓋 3% 以上者，須標示。

（二）七個原則的特色

上述七個原則，有些主要的同意觀點，其一，是當在最終產品特性，對消費者有物質影響，如引起過敏，則所有方法需要正面標示；其二，是當最終產品不同於傳統食品產品，不管差異是否影響健康或產品品質，在許多國家均要求標示；其三，若最終產品是否來自 GM 作物，或是否因生產過程而此食品被標示，比較不同意此最終產品未含 GM 物質而被標示；其四，有些國家明確強調負面食品標示的利用，即標示宣稱一個食品不含 GM 成分。

有一個重要的事實，許多國家已設定非國際 GM 成分存在的門檻，當花粉由 GM 作物飄向傳統或有機作物，或當 GM 之 DNA 在農場設備、貯藏槽、運輸貨櫃及食品加工廠等接觸到其他食品，則非國際或不確定存在就可能發生，此影響消費者對食品標示的信任。

三、標示的商業經驗

（一）商業經驗不一致

雖某些早期的 GM 產品已有標示，但近年來，就公司在標示政策的執行面，

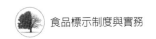
卻少有公布相關事證。實際上,當 CCFL 會員國被問到關於相關經驗時,許多國家的報告指出產品已被檢驗,幾乎沒有發現有 GM 物質之足夠的數量而被要求標示;因此,沒有最近正面的標示,作為政府所知之實際經驗。對缺乏此方面的資訊則有一些解釋,如政策被採取與當被標示的產品上架之間有時間落差,以及為監督時間、文件建置等資源,與消費者對被標示產品的反應之間也有時間落差。無論如何,在已知對此議題的關注下,它似乎須努力去監督標示的經驗。對此方面問題更可能的原因是,食品生產者和販售此等含 GM 成分有標示的產品之零售商等,對此方面缺乏興趣。在標示為非 GM 食品的情況,因法規的繁複,以致也不願意去執行。

若一個農民或製造商想生產或販售 GM 食品,在某些市場,如歐洲視為守門員的食品零售商,防止這些產品的可能性,因為他們懷疑消費者會接受 GM 食品。此經驗已由歐盟表示給 CCFL,其報告內容是「一些標示為 GM 食品,在歐洲是存在的,無論如何,其情況並不一致,因在某些會員國看不到 GM 食品的數量,而一些會員國則很明顯可以看到。此類型產品的銷售,主要受一些因素的管控,而這些因素與法規架構無關,如消費者需求和食品生產者及零售商政策等有關」(Albert, 2010b)。

(二)標示食品產品之獨特性

一般所認知 GM 作物的產生,仍要求許多農民依農經觀點(agronomic trait)去耕作,他們沒有品質去吸引消費者。相反地,在北美和歐洲之研究顯示,受訪者表示,他們不偏好生產含有 GM 成分的食品。就現況觀之,食品產業沒興趣用正面標示,即宣告一個食品含有 GM 成分,反而其有興趣利用負面標示,即宣告一個食品不含 GM 成分。

若食品生產者、製造商及零售商不管消費者對標示 GM 食品的反應,他們將不會執行標示政策,不管是強制或自願。當食品零售商相信標示可增加銷售量,他們會自願去標示。當它是強制去宣布一個產品的訊息,因此產品阻礙消費者去買,零售商則避免標示的風險。在 GM 食品的情況,他們可能重新組合所販售產品,去賣傳統和有機產品。在負面標示的情況,生產者會延後標示,因維持此宣告的成本,可能不被消費者願付出高價所抵消,故標示風險可能被誤解及破壞規則。

不管政策如何被注重與良好設計，它呈現當涉及 GM 食品時，則少去執行標示政策。缺乏實際經驗和事證，去證明特定方法的可能性和可用性，對政府而言，將有困難地向前邁進到合適標準，或 GM 標示指南的一致性。

第三節　主要國家基因改造食品標示制度

但自 1996 年上市以來，已引起世界各國政府和消費者的關切，如歐盟就積極訂定相關規範，而美國亦有三個主管部門；迄今，各界對基改食品有正反的意見，臺灣也在 2015 年 3 月修法讓基改食品退出校園。以下依序介紹美國、歐盟、日本與臺灣的基改食品之標示規範。

一、美國基改食品之標示規範

（一）基本背景（**Wang, et al., 2017**）

2016 年 3 月，美國參議院提出解除在州或地方層級的 GMOs 強制標示，因有關自願或強制標示之爭論不休，在此之前，有幾個州採強制標示，如緬因州、佛蒙特州、康乃狄克州等。佛蒙特州在 2015 年通過立法，且在隔年夏天生效，康乃狄克州在 2013 年通過立法，緬因州通過含 0.9% GMOs 食品的強制標示，另有好幾個其他州，也表示有興趣執行強制 GMO 標示。

美國消費者已強烈表示他們關切且需要強制 GMO 標示，2015 年，美國已驅動參加世界之「無 GMO（GMO-free）宣言」，美國占全球參加者之 43%，歐盟僅 4%。在歐盟是強制 GMO 標示，但美國目前是自願。過去，在美國僅有限的消費者反對 GMOs，但最近乳品公司和非乳製品飲料（利用植物來源蛋白質）製造商，已強烈表示非基改標示，因他們強調更「天然」品牌，他們肯定「天然」和有機比較接近無 GMO 之認證。依據雜貨製造商協會指出，在美國消費者每天消費的加工食品，有 70%-80% 含有基因改造作物，但在 2014 年的調查，有 63% 美國人支持

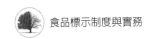

美國 FDA 之自願標示政策。若採如同歐盟之強制標示，美國食品產業將受很大衝擊，大部分有 GMO 成分的食品，將因消費者反對而下架，因非基因成分食品是比 GMO 食品更貴，公司若去製造含非基因成分食品，其會調高售價，最後，因去購買較低價的 GMO 食品，可能導致消費者在食品消費的基因成分是增加的。

（二）美國規範之法規

由於美國政府並不認為生物科技帶來特殊風險，故其生物科技糧食產品的規範與一般食品產品規範之間並沒有差異，其利用保健與安全法規，優於現在科技發展去評述 GMOs 的產品。於 2020 年 12 月 20 日，美國 USDA 公告食品添加基因改造原料的揭露原則，於 2022 年 1 月全面上路，且是強制公開，可用 QR-code 電子標籤及不納入高層次加工品，例如：基改玉米製成的高果糖漿、基改油菜製成的菜籽油等不在規範之中，另基改標示文字並非一般熟悉的「GMO」或「GE」，轉而改用鮮為人知的「生物工程」（bioengineered）或新創縮寫「BE」。

1. 早期法規與負責單位（Strauss, 2006）

於 1986 年提出生物科技規範之整合架構，由三個機構來執行，其一，是美國農業部（USDA）及其所屬單位，負責生物科技應用在農業之規範和監督，限制潛在植物害蟲，透過基因工程改造或生產的加入；其二，是環境保護局（EPA）核准新農藥與除草劑之物質；其三，是食品暨藥物管理局（FDA）對食品安全與標籤的法定授權；此等單位利用現有食品安全與環境保護之法律與規範到 GM 產品，且同意這些產品基於末端產出的特性進入市場。

2. 沒強制 GM 食品之標示

建議對生物科技食品的自願性標示，但在此等產品進入市場前 120 天須知會 FDA，要求重點在 GM 食品是否本質上等同其母體作物，此依《聯邦食品、藥品及化妝品法》（Federal Food, Drug, and Cosmetic Act, FDCA）來執行。就 FDA 觀點，由生物科技所生產出來的產品，視為本質等同一般的食品產品，FDA 在 2001 年重新肯定此政策。於 2004 年，FDA 對產業提出新植物品種用在食品生產之指導方針。2002 年 Dennis J. Kuncinich 提出 H.R. 4814：《認知基因改造食品權利法》

（Genetically Engineered Food Right to Know Act），生物科技食品產品需要標示，但未通過。尚有 H.R. 4812、H.R.4813、H.R. 4815 及 H.R. 4816 等法案。

（三）美國 GMOs 規範單位及其法規

前述已得知，美國對生物科技產品規範之立足點，是其對健康、食品安全、效力及環境影響與一般產品之影響是很相近的。於 1986 年就提出「生物科技規範的整合架構」，而由 3 個政府部門：農業部（USDA）、食藥署（FDA）及環保署（EPA）等來執行。目前主要的相關法規，在 EPA 有《聯邦殺蟲劑、殺菌劑及殺鼠劑法》、《有毒物質控制法》、《聯邦食品、藥品及化妝品法》與 FDA 共管；在 FDA 尚有《飲食補充品保健教育法》、《公共保健服務法》；在 USDA 有《植物保護法》、《病菌血清中毒法》、《肉品檢驗法》、《家禽肉品檢驗法》及《蛋品檢驗法》；在 EPA 有《國家環境保護法》。

1. GMOs 之規範與單位

(1) 植物方面：植物病蟲害由 USDA 的 APHIS 負責，法規有 PPA。植物置入保護由 EPA 負責，法規有 FIFRA。植物產生病毒物質由 EPA 負責，法規有 TSCA。

(2) 動物方面：動物本身由 FDA 負責，法規有 FFDCA。動物產生病毒物質由 EPA 負責，法規有 TSCA。

(3) 微生物方面：微生物本身由 EPA 負責，法規有 TSCA。植物病蟲害的微生物由 USDA 和 APHIS 共管，法規有 PPA。

2. 由 GMOs 衍生產品之規範與單位

(1) 人類食物方面：全食物之植物（如果荣）由 FDA 和 CFSAN 共管，法規有 FFDCA；全食物之肉品家禽和蛋由 USDA 和 FSIS 共管，法規有 MIA、PPIA 及 EPIA。食品物料之食品添加物由 FDA 和 CFSAN 共管，法規有 FFDCA，飲食補充品由 FDA 和 CFSAN 共管，法規有 DSHEA。

(2) 動物飼料方面：由 FDA 和 CVM 共管，法規有 FFDCA。

(3) 藥品和生物劑方面：人類藥品由 FDA 和 CDER 共管，法規有 FFDCA。人類生物劑由 FDA 和 CBER 共管，法規有 PHSA。動物藥品由 FDA 和 CVM 共管，

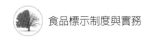

法規有 FFDCA。動物生物劑由 USDA 和 APHIS 共管，法規有 VSTA。

　　(4) 高價值產品方面：化妝品由 FDA 和 CFSAN 共管，法規有 FFDCA。農藥由 EPA 負責，法規有 FIFRA。其他有毒物質由 EPA 負責，法規有 TSCA。

　　以上有關單位和法規之全名如下：

1. APHIS：Animal and Plant Health Inspection Service。

2. PPA：Plant Protection Act。

3. FIFRA：Federal Insecticide, Fungicide, and Rodenticide Act。

4. FFDCA：Federal Food, Drug, and Cosmetic Act。

5. TSCA：Toxic Substance Control Act。

6. VSTA：Virus Serum Toxin Act。

7. PHSA：Public Drug and Cosmetic Act。

8. MIA：Meat Inspection Act。

9. PPIA：Poultry Products Inspection Act。

10. EPIA：Egg Products Inspection Act。

11. DSHEA：Dietary Supplement Health and Education Act。

12. CFSAN：Center for Food Safety and Applied Nutrition。

13. CVM：Center for Veterinary Medicine。

14. CDER：Center for Drug Evaluation and Research。

二、歐盟基改食品之標示規範

　　自 1996 年基因改造產品（以下簡稱 GMOs）商業化生產上市以來，一方面改良作物種植面積呈快速增加，另一方面，已在世界各地引起對基因改良或製造食品之廣泛討論，問題的焦點是此等作物或食品對人類健康與環境長期影響效果具不確定性。歐洲在此方面，是站在反對 GMOs 的一方，且前些年歐洲又有狂牛病與戴奧辛中毒事件，導致歐洲人對其政府在規範食品安全的質疑，尤其歐盟之會員國更是如此。

（一）基本背景

一般而言，EU 對 GMOs 之規範有兩個授權水準，其一是歐盟委員會（European Commission, EC），其二是歐盟食品安全局（European Food Safety Authority, EFSA），各會員國有其個別法和執行單位。公司想銷售和行銷含 GMO 食品到各會員國，首先必須申請會員國的許可，若獲准，則由 EC 告知會員國；若有來自會員國的任何詢問，則由 EC 做進一步的評估；其草案須送到 EC，由會員國代表投票；若通過，草案送 EC 進行另一回合投票。

EU 對 GMOs 的謹慎態度，是基於不同經濟、政治和社會因素。在經濟面，限制 GMOs 的販售，是保護國內農業的企業，藉由對較大 GMOs 出口商，設定較高的貿易障礙。在政治面，環境和反 GMOs 團體在地區、國家或歐盟層級，在政策決策已扮演較大角色。在社會面，消費者對「天然」或有機需求已漸增加，此常由社會媒體來操作，已導致有不信任 GMOs 之文化，某些環保團體和說客已在主動攻擊 GMOs，試圖保護他們對「天然」和「健康」的訴求。EU 在 GMOs 限制政策的衝擊，不但增加製造商的成本，同時阻礙現代生物科技的發展，再者，考慮 EU 為可能潛在外銷市場的國家，可能是停看聽這些國家的政策。

（二）EU 之法定架構和 GMOs 之規範

1. 法定架構

旨在確保現代生物科技的發展，其目標有四，其一，是保護人類和動物的健康及環境，係透過在任何 GMOs 被核准上市之前，導入 EU 水準之最高標準的食品安全評估；其二，是對 GMOs 之風險評估和授權採取融合的程序，而程序是有效率、時限及透明的；其三，是為讓消費者和專業人員（農民、食品飼料鏈業者）被告知選擇，確認上市的 GMOs 有清楚標示；其四，是確認上市的 GMOs 具有追溯管理。

2. 相關的法規

(1) 已實施的法規：

①指令 No. 2001/18/EC：規範 GMOs 謹慎核准到環境保護。

②規範（EC）No. 1829/2003：規範食品和飼料之 GMO。

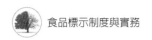

③指令（EC）No. 2015/412：修正指令 No. 2001/18EC，規範會員國，限制或禁止在其境內種植 GMOs 的可能性。

④規範（EC）No. 1830/2003：規範 GMOs 之追溯和標示，及由 GMOs 所製造的食品和飼料的追溯。

⑤指令 No. 2009/41/EC：規範 GMO 微生物混合使用。

⑥規範（EC）No. 1946/2003：規範 GMOs 的跨國界移動。

以上是主要規範法規，但執行時，有許多配合措施和建議及指導手冊。

(2) 新公布的法規：

①Commission 指令（EU）No. 2018/350：於 2018 年 3 月 8 日公布，旨在修正指令 No. 2001/18/EC，關於 GMOs 之環境風險評估（Environment risk assessment, ERA）。此法規就科學知識和技術進步，更新 ERA 所必須的條件，尤其建立在植物 ERA 之 EFSA 指導文件。此法在當年 3 月 29 日已生效，EU 會員國須導入其法規、規範和行政工作。

②Commission Implementing Decision（EU）No. 2018/1790：於 2018 年 11 月 26 日公布，廢止決策 No. 2002/623/EC，旨在成立對 GMOs 環境風險評估之指導原則，配合指令 No. 2001/18/EC 之附件 II 的環境風險評估。

(3) 現在之規範（Krinke and Meunier, 2017）：

①規範之目標：

　A. 保護人類、動物和環境之健康：在 GMO 產品進入市場之前，藉由導入在歐盟水準下之最高可能標準之安全性評估。

　B. 採取一致的流程：對 GMOs 之風險評估與授權是有效率的、及時的及透明化。

　C. 明確的 GMO 標籤：在市場上，確保此標籤是清晰的，促使消費者和專業者（如農民、食品鏈之業者）可做一告知的選擇。

　D. 可追溯 GMOs：在市場上可具追溯管理。

②目前之相關法規：

　A. 指令 No. 2001/18/EC：旨在規範 GMOs 對環境的影響。

　B. 規範（EC）No. 1829/2003：旨在規範基因改造之食品與飼料。

C. 指令 No. 2015/412/EC〔修正自指令 No. 2001/18/EC〕：旨在對會員國於其境內，可能限制或禁止種植基因改造作物。

D. 規範（EC）No. 1830/2003：旨在規範基因改造作物之追溯與標籤，且追溯由此作物所生產的食品與飼料。

E. 指令 No. 2009/41/EC：旨在規範基因改造的微生物質的利用。

F. 規範（EC）No. 1946/2003：旨在規範基因改造產品在會員國之流通。

在 2018 年 3 月修正自指令 No. 2001/18/EC 之指令 No. 2018/350/EC，旨在進一步詳細規範環境風險評估，此促使 ERA 隨時掌握科技與技術之發展，此規範在 2018 年 3 月 29 日正式實施。

目前在歐盟國家，已逐漸關注 GMOs 與 non-GMOs 共同存在（coexistence）之問題，致歐盟法規需要所有 GM 食品一定可追溯到其源頭，且具 GM 之所有食品，若含量超過 0.9% 者一定要標示。基於消費者對基改與非基改選擇自由之高度需求，歐盟需有避免兩者混合之措施，如由基因改造作物所生產之食品與飼料，一定要與由傳統性或有機作物所生產的食品與飼料有所區隔。

歐盟執行上述法規，一方面是著重在流程，即在上述目標前提下，由歐盟規定所有 GM 食品皆須規範，由歐洲食品安全局（European Food Safety Authority, EFSA）來評估 GM 食品對人類與環境影響的評估，其次是歐盟委員會或會員國委員會之批准，最後是若所有食品含超過 0.9% GM 皆應標示。另方面，其執行兩大方法（approach），其一，是預警原則（precautionary principle），對任何 GMO 產品上市前之授權（pre-market authorization）與上市後之環境監控；其二，是風險評估（risk assessment），此評估必須呈現在可用意圖條件下，GMO 對人類和動物之健康和環境是安全的（efsa, 2017; Lau, 2015）。

（三）規範措施之範圍

歐盟對 GMOs 的規範可說是相當周延，規範的範圍有：1. 一般性規範，包括基因改良微生物質（GMM）、試驗與商業化生產的許可；2. 特定性規範，包括新產品（novel food）、飼料、種子以及有關醫療、勞工及運輸；3. 標示（labeling）規範，對 GM 食品自 2000 年 1 月 10 日實施 0.9% 門檻的強制標示（mandatory

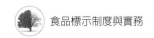

labeling），對由 GM 生物質或 GM 作物所製造或生產的添加物、芳香劑和種子亦
須標示，而對飼料僅應用在生產動物性 GMOs 之部分需要標示；4. 對人體健康與
智慧財產權損害之規範；5. 對農業生物資源保護、收集及利用的規範。此外，於
2001 年 7 月，歐盟議會與部長委員會共同提出規範 GMOs 的改革方案，於配合歐
盟《食品安全白皮書》，在 2、3 年後成立「歐洲食品局」（European Food Safety
Authority），掌理有關 GMOs 風險管理的工作，以對 GMOs 自生產至消費末端進
行全程追蹤，標示範圍更涵蓋全面的食品、飼料及種子。

　　為使上述規範制度達到具有最高品質（excellence）、獨立性（independent）
及公開性（transparency），歐盟在制定任何與 GMOs 規範有關法規，大致遵循
下列基本原則：1. 從事風險分析：包括風險評估、風險管理及風險溝通，針對涉
及 GMOs 者，採取逐案（case by case）進行風險分析，而分析對象，則有食品風
險、環境風險及動物飼料風險；2. 食品安全（food safety）：旨在確認食品或其成
分是否含有 GMOs，或由 GMOs 來製造，由此建立 GM 食品安全規範；3. 食品標
示：凡經由風險分析結果，顯示食品或其內成分含有 0.9% 以上的 GMOs 均須標
示，且為強制性；4. 實質等同（substantial equivalence）：強調對 GMOs 產品進
行風險分析，須考量其與同質傳統性產品的比較，以確認 GMOs 產品是否與傳統
性產品具同等安全性，由此提供 GMOs 產品具相對安全的判定基礎；5. 預警原則
（precautionary principle）：為確認 GMOs 產品對人體健康與環境影響的潛在風險
之長期評估，須以科學性資料與事證作為風險管理的基礎。

（四）規範之特性

　　綜觀歐盟規範 GMOs 的法規與制度，發現有下列特性：1. 將消費者對 GMOs
「知的權利」與考量環境保護，列為制定相關法規之首要目標，由此確保高水準
的對人類健康與環境的保護，尤其近兩年來，歐盟政府為建立消費者對食品安
全規範的信心，對此一特點則更加強調；2. 有關 GMOs 的規範法規，是由許多
Regulations（規範）、Directives（指令）、Decisions（決策）、Recommendations（建
議）及 Opinions（意見）來組成，尤其 Regulations 是歐盟會員國一定要落實執行，
而 Directives 是各會員國依本國環境，將其修訂為國內法來執行，其他 3 項法規，

則可參考採行；3. 同時存在水平與部門方式的立法，以確保法規的一致性，與一門一鑰匙原則（one door-one key principle），此即歐盟對 GMOs 有全面性規範，且顧及不同產業（產品）特性，而有其產業部門別的規範；4. 嚴謹且周延地規範有關 GMOs 之議題，由前述規範之範圍可見一斑，尤其在不久的將來，對種子全程追蹤、植物品種環境風險、GMOs 與 GMMs 對環境危害及落實生物安全宣言等方面，會再提出更周詳的規範；5. 採取逐案的評估方式，為落實風險分析與食品安全的原則，歐盟對任何一個 GMOs，包括試驗、生產、運輸及消費等，全面採取逐案的評估；6. 各會員國對 GMOs 規範程度不全然一致，雖各會員國均以歐盟的基本規範為準繩，然可視各國環境而自訂不同程度的規範，如在脫歐之前的英國，可在國內生產 GM 作物，且對各類餐廳、食品賣場強制執行食品標示，而德國則未開放商業化生產。

三、日本基改食品之標示規範

（一）基本背景

日本 GMOs 規範是基於《卡塔黑納生物安全議定書》（Cartagena Protocol on Biosafety, CPB），日本將 GMOs 規範分成許多不同單位，就所有 GMOs，不論食品、動物飼料或其他產品，教育文化運動科技省負責檢驗視為研發目的之實驗室的試驗；農林水產省和環境省評估環保安全及 GMO 種植對生物多樣性的影響；健康勞動福利省評估食品方面 GMOs 的安全；而農林水產省評估動物飼料 GMOs 的安全。在 GMO 之應用，由上述部門評估後，送內閣辦公室、食品安全委員會及研究團隊去評估，評估之後，由相關部門向社會各界公布結果。

日本 GMO 之標示，視食品是否直接包含 GMOs；若在完成之成品內，總重量有超過 5% 含 GMO，就得標示出來；若 GM 成分是在三種主要成分之內，則標示是強制執行。如基因改造未分離之所有階段皆須標示，否則，在加工後食品未保留原始作物特性 DNA，或其他品質食品，是自願標示「非基因改造」。

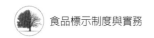

（二）日本 GMOs 之政策（Gakuin, 2017）

日本政府食品政策關心生物科技所帶來風險，如影響環境和消費者健康之風險。

1. 風險評估方法

(1) GM 作物之安全評估：生物多樣性的保護，意味 GM 作物不被允許在原有的生物或微生物。前述已指出，日本依生物安全的議定書（CPB），建立保護與永續法，生物多樣性之利用，是透過活化基因改造利用規範，即所謂的《卡塔黑納生物安全法》。此規範規定 GM 作物新品種之作業有兩步驟：其一，是實驗室研究，重點在保護環境，進行此步驟之前，研究計畫須先取得文教省的同意。在實驗室已研發新品種出來，且證明的生物多樣性不構成傷害，就可在分隔田間進行試驗種植，此田地須有圍籬隔開。其二，是農林水產省和環境省須共同進行安全評估，若被分離農地的生物多樣性保護可予以證明，則 GM 作物新品種可允許在一般農場種植。

(2) GM 食品之安全評估：即使就生物多樣性導入 GM 作物，並不意味 GM 作物新品種在吃的方面是安全的。在 GM 食品新型態（含新鮮食物）進入市場之前，它須由健康勞動福利省依《食品衛生法》（Food Sanitation Act）進行食品安全評估。有兩個關鍵點，其一，是與現有食品比較，此新型態不應呈現在實體產品、營養特色、型態、自然發生毒素的量及在吃的方式等方面，且不應有明顯差異。其二，是來自基因再組合技術的蛋白質，應沒有毒性，如引起過敏。

2. GM 食品之食品標示規範

目前，日本政府已核准 8 類 GM 作物，33 種 GM 加工食品，表示在市場上 GM 食品和非 GM 食品是同時存在。若上述其中一個產品要在市場出售，《食品標示法》（Food Labelling Act, FLA）要求出售人／公司不論商品是否為 GM，皆須標示清楚。為說明其為 GM-free，此商品在所有生產和行銷階段（如播種、收穫、集中、製造、批發和零售），須與 GM 作物和 GM 食品全面隔離，此條件謂為「可認定保護處理」（identity preserved handling, IPH）。無論如何，在產銷過程，非意圖的汙染可能發生，即使生產者和商人已高度注意。FLA 特別指出，若非意圖汙染率低於 5%，則其過程被視為符合 IPH。

　　在 IPH 條件下，僅有非 GM 作物被用來生產一個商品，對銷售者而言，非 GM 食品標示是有選擇性的。若 GM 作物被當作製造商品之成分，銷售者被要求在其食品標示要清楚說明。無論如何，FLA 特別指出，若其成分低於成品總重量之 5%，且非為三個主要成分之一，銷售者在食品標示上可省去成分說明。因此，食品生產者常利用 GM 作物為成分，但卻未在食品標示指出，主要因為重量比重很小。

四、臺灣基改食品之標示規範

（一）GMOs 之定義

　　因臺灣與有關基因改造產品之規範單位有 3 個部門，一是科技部，掌管實驗研究技術，在 2015 年 5 月才將《基因改造科技管理條例草案》送到立法院審議，於 2018 年正式推動，且增加《基因改造實驗條例》。

　　二是農委會，主管基因改造作物田間試驗與種植許可評估，其在《植物品種與種苗法》對基因改造之定義：使用遺傳工程或分子生物等技術，將外源基因轉入植物細胞中，產生基因重組之現象，使表現具外源基因特性。但不包括傳統雜交、誘變、體外受精、植物分類學之科以下之細胞與原生質體融合、體細胞變異及染色體加倍等技術。

　　三是衛生福利部，負責對基因改造食品的衛生與風險評估，在《食品安全衛生管理法》對基因改造之定義：指使用基因工程或分子生物技術，將遺傳物質轉移或轉殖入活細胞或生物體，產生基因重組現象，使表現具外源基因特性或使自身特定基因無法表現之相關技術。但不包括傳統育種、同科物種之細胞及原生質體融合、雜交、誘變、體外受精、體細胞變異及染色體倍增等技術。

（二）目前的規範

　　相關的規範有：1.《飼料管理法》已將基因改造飼料納入源頭管理；2. 基改食品原料輸入業等 8 類業者，應建立食品及相關產品追溯追蹤系統；3. 基改食品退出校園，教育部支持修法列管；4. 食藥署公告修正「包裝食品含基因改造食品標示應遵行注意事項」、「食品添加物含基因改造食品原料標示應遵行事項」、「散裝食

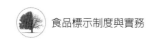
品含基因改造食品原料標示應遵行事項」；5.臺灣基改食品標示新制；6.食藥署公布，將餐廳納入基因改造食品標示管理；7.已設農業基因改造科技管理制度意見收集平臺。

我國《食安法》第 22 條、第 24 條及第 25 條規定，包裝食品、食品添加物及散裝食品含基因改造食品原料者須標示，唯關於標示應遵行事項，根據現行「以基因改造黃豆及基因改造玉米為原料之食品標示事宜」，須標示基因改造字樣之標示，僅限於以基因改造黃豆或玉米為原料，且該等原料占最終產品總重量 3% 之食品。另外，非基因改造之黃豆或玉米，若因採收、儲運或其他因素摻雜有基因改造之黃豆或玉米未超過 3%，且此等摻雜非屬有意摻入者，得視為非基因改造黃豆或玉米；再者，使用基因改造之黃豆或玉米所製造之醬油、黃豆油（沙拉油）、玉米油、玉米糖漿、玉米澱粉等，製造過程中使用基因改造食品原料，但於最終產品已不含轉殖基因片段或轉殖蛋白質者，得免標示「基因改造」或「含基因改造」字樣（陳俐伶，2015）。基因改造食品標示新制，已在 2015 年 7 月 1 日上路，詳細規範的措施請見第十五章。

（三）進口之基因改造食品（**2015 年 8 月底**）

共有 97 筆，主要有玉米類之 62 項（19 項單一品系與 43 項混合品系）、油菜 7 項（3 項為單一與 4 項為混合）、棉花 10 項（9 項單一與 1 項混合）及黃豆 21 項（15 項單一與 6 項混合）（陳儒瑋、黃嘉琳，2018）。

（四）目前一些相關的資訊

2014 年 10 月，經濟部增列基改及非基改之玉蜀黍、玉米粒、大豆及大豆粉等貨號分類號列；2019 年 5 月，經濟部新增「飼料用基改大豆」和「飼料用非基改大豆」等 2 項貨品號列。據關稅署統計資料顯示，臺灣於 2019 年共進口 2,589,283 公噸基改大豆，其中「飼料用的基改大豆」有 2,135 公噸，全由美國進口。至 2020 年 2 月 24 日，臺灣開放核准進口的有黃豆、玉米、棉花、油菜及甜菜等 5 類，合計 150 種基改食品原料通過審查。臺灣市面上常見的基因改造農產品或食品有：大宗進口黃豆、玉米、棉花及其加工製品：大豆沙拉油、豆漿、豆腐、醬油、豆乾、豆皮、豆花、大豆卵磷脂、玉米油、爆米花、玉米澱粉、玉米糖漿及果糖等等。

CHAPTER 5

地理起源之食品標示

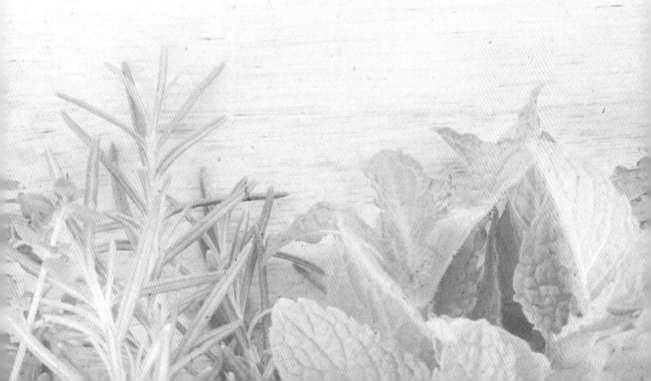

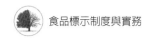

　　由於農產品和食品因某些特性而異於其他產品，如品質或來自於其地理起源
（geographical origin）之名聲，此一特定品質，能藉由設計，或意指起源區位之標
示予以推廣，即地理標示（geographical indications, GI）。有些食品，以著名地理
名稱或標示，來連結其生產的地方，如圖 5-1 之美國愛達荷州的馬鈴薯，有該州的
商標註冊（Vandecandelaere, 2010）。此等資訊型態，因而不只是來源指標，而且
意指來自特定區域的當地自然和人文資源之特定品質與商譽。某些在國際上知名地
理標示，如法國的 Champagne 酒，或義大利的 Parmigiano-Reggiano 的乳酪。依此，
本章首先說明 GI 的源起及其與食品品質之關係，其次，陳述需要 GI 的理由及必要
條件，最後，提出建構 GI 的方法。

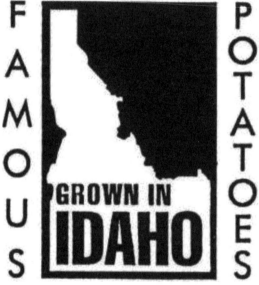

圖 5-1　美國愛達荷州的馬鈴薯之地理標示

資料來源：Vandecandelaere (2010)

第一節　地理起源之源起與食品品質之關係

　　一個 GI，是反映一個被用在食品之特定地理區位或起源（如城鎮、地區或國

家）的名稱或符號，GI 的利用，如同食品來源的標示，可視為食品擁有某些品質的認證，可能依傳統方法生產，或享有它地理起源的良好商譽。如「原產地名稱」（Appellation d'origins contrôlée, appellation of origin, AOC）是強調產品之品質、方法及商譽之 GI 的一個次型態（sub-type），其已在國際財產權註冊（Andrea, 2015）。本節先簡述 GI 的歷史，其次詳述 GI 與食品品質的關係。

一、地理標示之簡要歷史

19 世紀末，有國家政府為保護特定地區，來認定食品之交易名稱和註冊商標，利用法律來防止不實交易說明或冒充，進而保護產品的特定區域、品質或相關事宜。此等情形限制競爭自由，而導致在地理標示的獨占，一方面受到消費者保護利益，另方面受到生產者保護利益的關注。第一個 GI 系統是 20 世紀早期的 AOC，配合地理起源和品質標準的項目，已由政府發行的標章來背書，視為保護產品之起源和品質的官方認證。

GI 長期以來與風土（terroir）概念，以及視歐洲為一體有關，即在特定地區，有其傳統的食品。在歐盟法規，如保護起源設計（protected designation of origin, PDO）之架構，已在 1992 年生效，另有規範保護起源設計（PDO）、保護地理標示（protected geographical indications, PGI）及保證傳統特色（traditional specialities guaranteed, TSG）（Andrea, 2013）。

事實上，就酒品部門而言，地理標示已有許多存在，最早參考的是，在撒瑪利亞（Samaria）產酒的 Bible 地區，有 Carmel、Jezreel 及 Helbon 等酒類，有執行官方之規定。最早關於酒莊分類和受控制的稱呼之法規，是在 18 世紀，如在義大利的基安蒂（Chianti）酒、葡萄牙杜羅河（Douro）山區的波特（Port）酒及匈牙利的托卡伊（Tokaji）葡萄酒。就乳酪（cheese）產品而言，Roquefort 乳酪在 1070 年的歷史紀錄中第一個被提及，然後在第 15 世紀，法國查理斯國王五世授權當地生產者全權去生產此種乳酪，可在公共洞穴內熟成，偽造者有受罰風險（Andrea, 2013）。

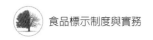

二、地理標示與食品品質的關係

（一）其間之關係

有些食品利用設計或標示，作為起源推廣策略，旨在指出產地活動者和消費者去認定某些特定且有名的食品。然此等策略對起源設計，旨在區別同類產品來自不同地區，尤其強調它們的地理起源具有特色、品質及商譽。這一特定品質來自產品歷史，與連結當地土壤和氣候而來的自然、人文、當地知識或傳統等因素，所具有的獨特魅力。就此意義而言，風土（terroir）證明在時間過程中，自然條件與人文因素的互動，及導致產品具有獨特、受肯定及其價值（Vandecandelaere, 2010）。

GI 是以一個地方或國家之名，去認定產品之起源、品質、商譽或其他特徵，一個 GI 符號，對消費者而言，因有產品地理起源的地方，故其認為食品有特殊的特性。原產地名稱（appellation of origin, AOC）代表一個 GI 更嚴格的分類，即具有品質和特色的產品之地理設計，是涵蓋所有地理環境之自然和人文。所有 GI 不同於來源標示（indication of source），因後者僅簡單指出，一個產品來自一個地理區域或特定國家，如臺灣製造（Made in Taiwan）、美國產品（Product of USA），並未指出產品品質。

地理標示的利用，因此需要特定品質定義，及與地理起源連結的證明。隨著一個 GI 食品價值鏈，其參與者之產品的界定和當地規範，是要被寫在稱為「作業條碼」的文件內，此一作業條碼，給予當地生產者明確指引和對消費者的品質保證。一個地理標示，連結特定產品之風土和作業條碼，應包括 3 個要素：1. 生產地理區域之界定；2. 因生產和加工特性而來的產品特殊之品質；3. 不同於其他產品之名稱和商譽（Daniele, et al., 2000）。

有不同 GI 的型態：1. 可以用地理名稱成為產品的名稱，如 Bordeaux 的酒；2. 以地理的字與普通的產品名稱連結，如哥倫比亞咖啡或智利 Limon of Pica 咖啡；3. 名稱或符號（有或沒有產品名稱），能夠用地方和當地沒有地理名稱的字，如在墨西哥的 Tequila 和希臘的 Feta 之乳酪，或在印度的 Basmati 的米；4. 有關特性，被當作地理身分標識，如想像著名的地方如山、紀念碑、旗幟、想像的特定物品、民間故事、特定傳統造型及產品外觀等，如標示的特色包裝或共同的要素。

　　因為附屬在商譽與要素之地方名稱與起源產品，能夠被 GI 使用者仿冒或偽造，因而誤導消費者，蓋與作業條碼不一致。這些不公平作業，可能危害產品之商譽和創造過程的價值，或阻礙對當地社區利益的結果，因此，為了避免不公平生產和商業作業，保證產品和地理起源的品質及增加消費者信心，故有必要保護地理標示，和確保與作業條碼的一致性，此一規範過程，同時對利用 GI 的生產者們，有加強整合和團結的好處。

（二）地理標示法定與制度之架構

　　就歷史觀點，在歐洲自中世紀以來，就有一些官方認同的體制；在當今，視不同國家而定，有些不同法規，可用來支持保護 GIs，包括：1. 與不公平競爭，或保護和消費者有關的商業作業之國家法規，一方面是一般性，另一方面是比較特定的，如標示、認證及農業控制措施等；2. 在智慧財產權下的 GI 註冊規範：特定地理標示和註冊商標法規，依不同國家有不同項目（Vandecandelaere, 2010）。

　　國際工具是相當的新且考慮 GI 為智慧財產權的一種，包括產業權保護之巴黎峰會、財貨來源假冒標示之《馬德里協議》、保護原產地名稱及其註冊之《里斯本協議》及 TRIPs（貿易相關的智慧財產權，trade-related intellectual property rights）。例如：Champagne 就享用來自《馬德里協議》（1891 年）內，憑藉有關法規保護原產地管制，該條約旨在防止財貨來源的仿冒與欺騙。1958 年的《里斯本協議》，旨在提供 GIs 的最強保護，它界定原產地為產品名稱，完全包括產品的品質和特徵，尤其是地理環境，包括自然與人文因素。

　　於 1995 年，WTO 對地理標示在 TRIPs 之定義為：在會員國境內，認定一個財貨來自其國內之標示，或在那境內之區域或當地性之已知品質、商譽或財貨之其他特徵對地理是重要的特性。依此，一個 GI 同時意指一個產品源自特定區域，但意含來自地理起源之特定品質。依 TRIPs 協議，需要 WTO 會員提供法規手段，去防止 GIs 的誤用，包含當一個產品起源是比其他起源真實性的地方，或當在某些方法利用一個 GI 時，構成一個不公平競爭的行為。每一個國家透過不同的法規工具，能夠配合這些規定，或一方面透過現有智慧財產權法規（若可能，有認證的註冊商標）、消費者保護、競爭法，或採取針對 GIs 保護和原產地名稱（Appellation

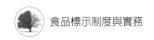

of origin, AOC）保護之特定立法。

實際上，於國家水準，在智慧財產權下，有兩個主要保護類型（Caroline and Andrea, 2017）：

1. 公共方法（public approach）：對特定產品品質，官方在名稱上的承認和規範

此一類型旨在保護起源的眞實認定及連結品質和商譽，它是基於在界定範圍內，公共權力強勢介入以利執行。作業條碼是民間利益所有人來建置，然後由公共權力來確認。任何配合的作業條碼，必要條件是生產者能夠由 GI 而獲利，此爲歐盟保護起源設計（protected designation of origin, PDO）和保護地理標示（protected geographical indication, PGI）的情況，亦爲墨西哥有地理和原產地名稱的情況，在拉丁美洲國家之原產地名稱，是安第斯共同體（Andean Countries Community）的一部分，此共同體的國家有玻利維亞、哥倫比亞、厄瓜多、秘魯、委內瑞拉、巴西及墨西哥，亦爲智利和哥斯大黎加的 AOC 和 GI 的情況。

2.民間方法（private approach）：係透過商標法

有些生產團體，利用商標法，如團體商標法或認證商標法，視國家架構而定，依自我建置法規要件，旨在認證品質、特徵、地理起源及（或）生產方法，因此，此一保護是基於民間行動和協會會員，可能依會員決策而有所限制。

3. 國外案例──墨西哥之 Cotija 乳酪（Vandecandelaere, 2010）

此位在 Jalmich 山區附近，是用附近 Cotija 都市之名，在墨西哥整個國家內，是非常有名的高品質乳酪。無論如何，眞正的「queso Cotija」，受到所謂「type Cotija」乳酪之名的篡奪威脅，而後者是在原產地之外生產，現已成爲正式的名稱。這些乳酪通常是工業化生產，即集約生產、沒有熟成，有填充物且其品味完全異於眞實型態，但較爲便宜。爲完全保護這些乳酪名稱和商譽，典型 Cotija 乳酪生產者基於建置乳酪製造之作業條碼，引用對註冊者之智慧財產權的授權。無論如何，因 Cotija 名稱已受到廣泛使用，他們不能在關鍵點得到起源證明的地位，此乃

他們考慮對 Cotija 地位和商譽最有效的法律保護。無論如何，他們能夠得到團體商標法的「Cotija 起源地區」認定（Pome'on, 2008）。

4. 國內案例——池上米（池上鄉農會網站，2022）

池上鄉位於花東縱谷最北端，東踞海岸山脈，西依中央山脈；南邊有新武呂溪與關山鎮及海端鄉遙望，北傍秀姑巒溪和花蓮縣富里鄉，中有臺東縣最大湖泊——大坡池——調節水位，終年溪水不斷，土質屬超積性黏土層，日夜溫差大，適合稻米生長。2004 年就以「池上米」申請產地標章（圖 5-2），只有通過鄉公所農藥殘留檢驗，確認田區在池上，才能宣稱是池上米。池上米之標章如圖 5-2。

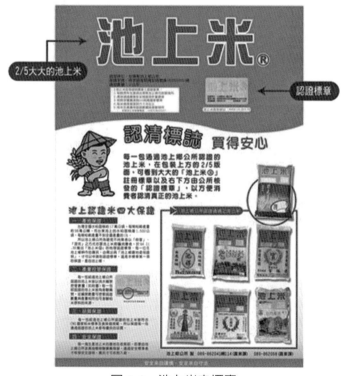

圖 5-2　池上米之標章

資料來源：池上鄉農會網站（2022）

有第一保證——產地保證：所生產之農地位於本鄉行政區域內。第二保證——安全保證：每一塊生產池上米的農地在收割前，即要由池上鄉公所派員抽樣檢驗農

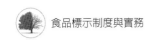

藥殘留，通過安全標準者才核發安全證明，農民才能收割入倉。第三保證——品質保證：每一包經過池上鄉公所認證的池上米，皆符合 CNS 國家稻米標準及食味值規範（65 分以上），所以保證每一包通過認證的池上米都有優良品質。第四保證——產量控管保證：每一包經過池上鄉公所認證的池上米皆「以流水編號控管數量」，從編號可控管認證數量與產量相符（池上鄉農會網站，2022）。

池上米美味的來源（池上鄉農會網站，2022）：

(1) 環境領先：池上鄉得天獨厚的天然環境，似乎正是為稻米生長而安排富含礦物質、純淨無汙染的新武呂溪溪水灌溉，及海岸山脈沖積而成的有機黏土層為沃土，再輔以日夜溫差大、日照充足之絕佳氣候，而東西坐擁海岸山脈與中央山脈，不但減少颱風侵擾之機率，狹長地形更提供和煦山風快速蒸發稻田間的溼氣，減少稻子因溼氣造成的疾病。池上米優質的生長條件有著大自然獨具巧心的安排。

(2) 制度領先：①稻米分級收購：池上鄉是全國唯一實行稻米分級收購制度的鄉鎮，由池上鄉農會及米糧商共同建立，依據稻穀的品質向契作農民收購，讓多付出心力的稻農得到相對的回饋，也鼓勵稻農們生產更優質的池上米。②農藥檢測制度：全國首創稻米農藥檢測制度，收割前農民須向池上鄉公所申請農藥殘留檢驗，通過檢驗之後 20 天才能向農會或各米廠繳交稻穀，為的就是要讓消費者不但吃得營養美味，也要吃得安心健康。保持出產冠軍米的優良傳統，乃是池上人共同的心願。

(3) 設備領先：池上鄉農會碾米工廠是東部第一家，有噴水防塵式大型烘乾機、低溫冷藏桶、水泥平倉冷藏倉庫及全自動新型碾米設備等先進設備，投資金額逾新臺幣 1 億元，是全國最先進的碾米工廠之一。

(4) 農民領先：刻苦耐勞、努力勤奮已不足以形容池上鄉的農民。因為良好的制度與傳統榮譽驅使下，讓池上鄉的農民比別人多了一份求知求好的心，除了定期參加農會辦理的觀摩講習外，平時如遇問題，也會透過本會尋求臺東農業改良場專業、專人技術指導，時時刻刻提升水稻的栽種技術。池上鄉農民追求的不再是稻田的產量，而是晉升追求每一顆稻米的品質。

（三）標示與保證制度的重要性

地理標示透過標示，讓消費者認知與地理起源連結的特定品質，但此一參考作

為需要被保證。有些情況，尤其在地方市場，消費者信心可能基於消費者與生產者之間的短距離，但若兩者距離遠，必須建立一個認定與監督資訊的制度，以告知消費者和保證在產品作業條碼之一致性。就標示觀點，在公共方案情況，一個國家或官方與共同商標，常允許消費者更容易認知 GI，及知道 GI 是有保證的，如圖 5-3，為瑞士國家的 GI 商標。1999 年，瑞士推動 PDO 和 PGI 協會建立此商標，旨在保護具有 PDO 和 PGI 產品，在供應鏈之品質，且向消費者和零售商推廣。這些商標在消費者心目中是具有意義的，即品質符號的重要性，由此有助於消費者排序與選擇的認知。有些情形，國家執行單位能夠監督地理標示，在認證應用的整合，如法國的原產地名稱，國家研究所（National Institute for Appellation of Origin, INAO）就是如此，現是公共單位同意下，由第三方組織來控制。

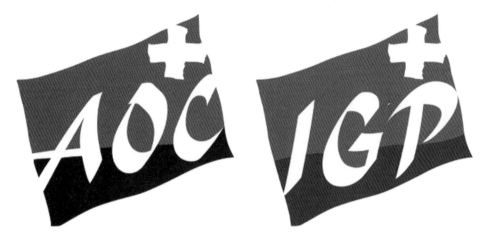

圖 5-3　瑞士國家的 GI 商標

資料來源：Vandecandelaere (2010)

在自願基礎下，認證制度對產品確認是在配合作業條碼（code of practice, CoP），但在各個國家或地區可能不一樣，視目的、市場類型、經濟、社會及文化等內涵而定。在任何情況下，內部控制由生產者本身來確認，被執行或混合的不同認證制度如下：

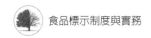

1. 內部控制之制度（第一方驗證）

一個利益關係者（為 GI 制度的一部分），對作業條碼給予自我一致性的聲明，此可由利益關係者，含生產者、地方單位及買方等等之地方協會來處理，由此去執行他們自己 GI 供應鏈的控制。例如：在阿根廷的 Chivito of Neuquen，是地方性和區域性市場，地方組織認證肉品的一致性，且透過地方屠宰場作業來執行。在臺灣，新竹縣之竹北市農會之「新農民市場」，由農會向供貨農民自訂進入該市場販售有機或自然農法之農產品的標準（黃萬傳，2019a）。

2. 第二方驗證制度

配合 CoP 原則，一個交易代理商和供應商的認證。

3. 第三方驗證制度

涉及一個獨立和外部事業單位與供應商和買方之間，沒有直接經濟利益的關係，它提供保證配合相關要件。特定認證單位能夠由公共單位來組成（完全的公共認證或聯合公共和民間團體）。例如：哥倫比亞咖啡生產者全國協會是一個獨立非營利組織，提供在哥倫比亞和歐盟咖啡原產地認證。在臺灣，有機農產品的認證，就由行政院農業委員會授權第三方團體，如中興大學、采園、國際美育等 15 個單位來認證（黃萬傳，2019b；有機農業全球資訊網，2022）。

4. 參與者保證制度

是一個地方性主要品質保證制度，它基於利益關係者和 GI 價值鏈內外部（含消費者）之主動參與，建立在互信、社群和知識交換等基礎上，此一制度，完全建立在小農和地方及直銷市場。如在國外盛行的社區支持農業（community supported agriculture, CSA）和地產地消（local marketing），詳見第六章。

第二節　需要地理標示的理由

前已述及，地理標示的緣起和相關制度，實際上，在國際上仍有些爭議。如同註冊商標，GIs 由每一國家的地方來規範，因註冊條件，如項目的眞實利用，則視國家而定，尤其是食品和飲料名稱的眞實性，因常用地理名稱，對其他產品如地墊、手工藝品、花卉及香水也是如此。當有 GIs 產品需要國際上知名度，而一些其他產品就試著通過免除眞實 GIs 產品，而此競爭是不公平的，它可能擊退傳統生產者並誤導消費者，如歐盟就努力改善在國際上的 GIs。實際上，美國和歐盟在邏輯上是有差異的，即所謂構成眞實（genuine）產品的理念。

在歐盟，現行理論是風土之意義，即一個地理區域有一特定特徵，且意指地理設計的審愼利用。若任何人位在法國乳酪生產的區域，他們漏夜來餵食綿羊，可製造洛克福（Roquefort）的乳酪，但此區域外，沒有人能促使藍綿羊的羊乳成爲乳酪，且稱它爲洛克福乳酪，即使他們可完全複製洛克福所界定的流程。相反地，在美國，命名通常被視爲智慧財產權的事，如格雷森（Grayson）屬於某農場，他們有權利用它當作註冊商標，即使在格雷森郡，沒有人能夠稱它爲格雷森乳酪。以上乃是美國和歐盟在處理 GIs 的一個差異理念（Caroline and Andrea, 2017）。由以上的說明，得知每一個國家或地區對利用 GIs 的看法，儘管有些差異，但站在消費者、生產者和農村發展的立場，對食品的地理標示，皆有其需要的理由，本節以下分別予以說明其理由。

一、消費者需求與社會期待

消費者愈來愈關注其想要消費的食品如何被生產出來，這些關注常與食品如何被生產出來的永續性有關，尤其是具有環境和倫理之特性。因此，食品的起源（國家、地區及生產者）是非常重要，對那些尋找在地或傳統之尋根，以及尋找相似性和連續性食品起源之消費者更是如此。有些消費者可能想支持當地或國家經濟，或以他們的文化認同爲傲，或對這些產品的特別地理特徵非常敏感，這些消費者通常

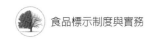

願意付出更多時間，去找出產品在這些方面的特徵。

再者，如在歐洲，有許多研究證實，消費者對標示之保證與清楚有更多的需求（Consumer International, 2004）。關於《意含綠色宣言》（Implied Green Claims）所引發的問題，此宣言給予更傳統生產作業的印象，而缺乏特定事實去證明此宣言，調查結果顯示，有些消費者被一些沒有意義和不熟悉的商標和標示所困擾，或對它們很困難有信心來解釋。

當市場愈趨全球化，它發生與產品起源有關的差異是愈重要，不但在外銷產品，而且與進口產品競爭的地方性產品也是如此，尤其在開發中國家愈趨明顯。一般而言，在全球市場，隨著在社會、都市化及整合程度有經濟改善下，進而增加此等產品的需求。事實上，區域傳統農業和食品常被視為因全球化而引起關注環境的反應，促使零售商驅動食品的供應。在新興國家，因應快速的現代化過程，由多國廠商進口加工食品是增加的。

在開發中國家，當地產品通常非常流行，隨著都市化的增加，「起源」能夠是品質給予消費者信心的代理名稱。這些都市人的消費，常對來自起源地或有商譽的傳統食品是很敏銳的，隨著移入人口會驅動增加此方面食品的需求，導致某些特定通路市場受到特別的關注，如懷舊市場。這些消費者的認知和預期，可解釋與地理起源有關之特定標示，或與當地知識相關特定生產作業的發展，以及這些產品可信度和官方認證的重要性。就此觀點，消費者預期的保證須與如下配合：1. 產品起源、細化方法及特徵；2. 認定清楚及告知標示；3. 追溯管理。

二、生產者觀點是保護地方名稱的商譽

地理標示的發展，同時亦受生產者動機的驅動，尤其是中小型企業，其視 GIs 為一行銷工具，作為在市場區隔（在高品質利基市場或熱門商品）之差異化策略。GIs 不但是保護免於受到篡奪之防衛策略，而且是反映強化產品差異化之事前策略，以建立利基市場和增加附加價值，或是啟動建構價值鏈的力量，以配合基本安全及市場規範追溯管理的必要條件。

起源連結品質的策略，同時也是對相關生產者，尤其是小規模且低能量者是

相當重要的，可促使其進入利基市場和增加所得。確實是受特殊生產限制者，如距離市場遠、不利的交通問題及低度現代化等，可考慮作為比較利益的策略，蓋其成為維持產品傳統和獨特特徵的因素。另外一個 GI 主要觀點是，產品事業化和作業條碼等，事實是由利益關係者，尤其是由生產者等地方性來界定，允許生產者在價值鏈中心的地位，由此對地方社區保留決策的附加利益，保證其有權管理自己的資源，和主動參與食品鏈的附加價值。

三、農村發展的觀點是支持計畫和政策

發展 GIs 的另一重要力量，是支持計畫策略或公共政策，可促使 GIs 當作永續農村發展的潛在工具。具有起源品質的產品，可作為行動和地方組織一個值得注意的焦點。在農村地區，農業與農村發展的架構中，GI 產品可為地方人力和實體資源之地方管理方面，扮演推動團體行動的重要角色，成為地方上參與者的動機力量，這些產品可視為保護傳統和預防移動或廠商搬遷的工具。

以下說明 Eifel 社區之 GI 的運作（黃萬傳，2019a），該社區位於德國的中央多山區域，它創造了地方產品的一個品牌和開發了旅遊勝地。在 Eifel 之下的品牌，有 200 個不同合格品，並且大約 80% 的農民，小規模企業和超過 100 家旅館、連鎖飯店受益於它們的產品。從這個區域的高品質產品和服務被開發，它有一個口號「EIFEL 品質是我們的自然」，品牌商標是遵照只被授予之品質標準，在 Eifel 地區之內的生產受到保證（如圖 5-4）。使用它們的地方產品，對於旅遊業而言，它提供品質商品和服務，並且開創它們烹調的獨創性。就產學觀點，其品牌結合一定數量的價值鏈和合作的廠商。

關於 EIFEL 的產品範圍，EIFEL 地方品牌提供不僅合格品，而且產品增值合作和參與發行及行銷，這也貢獻了區域的重大正面發展。顧客取向是其中一項 EIFEL 價值鏈的關鍵原則，這項品質的原則，促使生產產品的組合和安全，提升透明度和處理、造就地方主義 EIFEL 品牌成功。EIFEL 組織基本結構開始以計畫和產品開發監督，監督在生產、包裝和行銷發行上的品質。

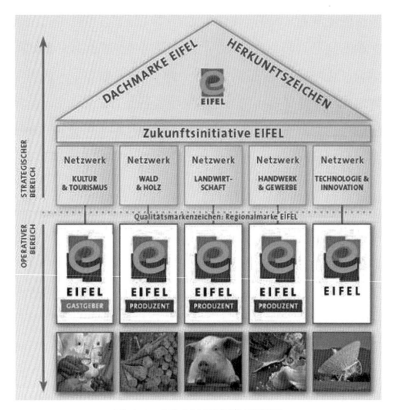

圖 5-4　Eifel 社區之產品認證

資料來源：黃萬傳（2019a）

　　EIFEL 品牌的成功，歸因於它的組織結構和銷售計畫的概念性發展，有組織受財政支持，由專家組成的團隊公開參與和銷售。Eifel 地區具有承辦酒席和旅館企業，參加之企業作為 EIFEL 認證產品項目的買家。產品的成功在於 EIFEL 的保護傘下如乳製品、豬肉和有機高溫處理牛奶，以及由此增加旅遊業來訪的遊客數。

　　消費者享受食物、高品質和安全，所以願意支付更多價格購買 EIFEL 產品。品牌 EIFEL 保證的標準如下：1. 可追蹤的起源在 Eifel 地區；2. 高品質產品；3. 生產和服務鏈對消費者是透明的；4. 管理和處理對 Eifel 合理地增長風景區的發展是有利的。

　　「EIFEL 品質是我們的自然」之口號，是跟隨消費者需要修改的：1. 以質為合理的價格（不是以量計價）；2. 自然產品；3. 提供對食物的信任和安全。

　　Eifel 社區是一個獨特的自然區域，是公認的一個有吸引力的風景區，及以區

域起源作爲優質產品商標。新的地方品牌 EH，他們的標誌可以由消費者認可作
爲 Eifel 地區的特別品質。象徵從農業、林業、貿易和旅遊業四個領域的高品質產
品變化而來。地方品牌被授予食物、木製品和旅遊服務業（如圖 5-5、圖 5-6）。
全面品質控制不僅保證對眞正的 EIFEL 品質，而且對 Eifel 的文化風景能提升經濟
的能量。地方品牌 EIFEL 的品質目標在追求資助農村多山區域，加強並且使傳統
EIFEL 文化風景保存和發展。

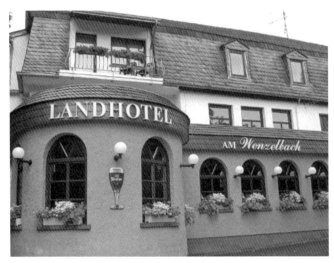

圖 5-5　Eifel 的飯店「LANDHOTEL」

資料來源：黃萬傳（2019a）

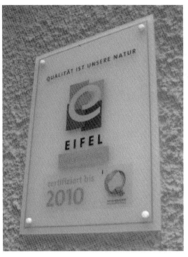

圖 5-6　每一間餐廳門口都會掛

上 EIFEL 的告示牌

資料來源：黃萬傳（2019a）

　　GI 標示對永續發展的貢獻，可就永續發展 3 大支柱予以說明：

（一）經濟的影響：進入市場、附加價值及有利團體組織

　　一個 GI 標示的建立，提供進入新的利基市場和 / 或維持已進入的市場。產品
差異化經常帶來優勢價格和附加價值，因而改善地方生產者所得。作業條碼應由地
方生產者建立的事實，呈現在價值鏈參與者公平重分配附加價值的機會，再者，圍
繞在起源品質產品的利益關係者組織，可透過集體方式和共同目標來強化價值鏈，
即風土的商譽。因此，能夠維持農村活動，預防農村退化及創造多元活動，如觀光
和美食。申言之，GI 對生產者可增加其產品的價值，其一，是與消費者溝通產品

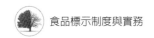

的特徵，此等特徵來自特定地區的氣候、土壤及其他自然條件；其二，是推廣地方傳統生產過程的維護；其三，是保護和增加地方社區文化認同的價值。

（二）社會的影響：維持偏遠地區活動、改善生產者的自我認同、維護知識和傳統美食

圍繞在一個 GI 產品的團體組織，不但可加強涉及生產過程的利益關係者的關係，同時創造與其他利益關係者、公共人員、學校及觀光業者等有更廣的社會關係。對產品生產技藝和傳統的特定價值之社會認知，可增加生產者和地方居民的自我認同，此對於在偏遠地區的小農特別重要，因為此地區的傳統耕種制度是其生活方式，對常涉及在這些產品生產或加工的婦女也是如此。推動起源食品的行銷，可預防其流失，且對食品運送有貢獻，食品、人民及地方的連結對當地居民而言，常超越經濟面，促使 GI 產品成為一個文化，或符號創造者、認定要素之影響來得大。

（三）環境的影響：自然資源永續利用和生物多樣性

GI 的產生常基於傳統耕作制度，因此制度對自然資源的環境影響低於現代技術和投入，結果是 GI 過程有利於維護自然資源（如景觀、土壤和生物多樣性），因作業條碼提供自然資源長期永續利用的架構。再者，起源產品常是利用傳統和特定地方已馴化的品種、品系、種子及發酵方法，此等代表真實的資源，維持這些產品和生產系統，同時有利於維持生物多樣性。

歸納 GI 對環境保護、經濟發展及社會福利的影響如下：1. 強化地方食品生產和供給的永續性；2. 連結供應鏈結構產品商譽與起源；3. 增加原料生產者和配銷者的議價能力，促使其獲得較高零售價格利益；4. 生產者有投資能量進入利基市場，預防白吃午餐和不法生產者；5. 就 GI 產品增加與穩定價格，增加經濟穩定成長，因可商品化，進而可免除商品缺口，或預防外在衝擊；6. 透過供應鏈，增加附加價值；7. 維護產品所依賴的自然資源，進而保護環境；8. 保護傳統和歷史知識；9. 基於聲望的認定；及 10. 連結觀光旅遊。

第三節　建構地理標示之方法

　　基於上述，GI 過程和標示，能夠是永續農村發展的工具，它在開發中國家，已呈現 GI 的數量。然而，其效果並非自動和非正面的系統化，須視地方流程如何發展而定，尤其所涉及的是什麼（參與途徑），及視產品特性而定（什麼當地資源被考慮及如何利用）。實際上，若主要利益可被開發，有些執行成本和限制是需要考慮，在每一情況，要實施評估去了解是否有有利條件的配合，涉及二個層級，其一，是地方價值鏈和市場，其二，是國家制度與法規架構。

　　不同於其他特定品質標準，為因應連結地理起源之產品特性的界定，每一個 GI 有其自有的特定作業條碼，一個 GI 的建構，通常假設二個方法，其一，是地方層級，價值鏈利益關係者（含農民、生產者及加工商）與支持地方流程之其他地方參與者、公共單位及民間團體；其二，是國家機構層級，法規架構去承認、支持及保護 GI。本節除了說明這兩種方法之外，尚介紹美國的方法。

一、地方層級的方法

　　當執行品質與地理起源之連結時，地方利益關係者一定考慮二個主要階段（FAO-SINERGI, 2009）。

（一）階段一：建構利用 GI 的地方規則，即產品的資格化

1. 建構的要素

　　建構 GI 的規則，需要產品特定之特徵的明確界定，為與同類產品有所區別，證明與地理起源的連結。即使過程是由外部參與者（如 NGOs 或公共部門）發起和支持，此一階段需要合法的地方價值鏈利益關係者的主動參與，由關係者界定相關事宜，蓋他們是對所涉及產品和自然資源，及有關歷代知識傳承等是最了解者。

　　這些規則被界定在所謂作業條碼（CoP）文件上，此 CoP 包含產品定義（名稱、特徵、生產和加工方法）、劃界區域及保證制度（評估標準和方法之控制計畫）。

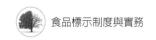

最後，CoP 是內部整合（在生產者公平競爭的共同規則）與外部信任（對零售商和消費者品質保證的資訊）之工具。產品界定和劃定生產區域，須予以研究和分析，哪些支持者有利於研究、發展專長及社群平臺。消費者研究被考慮，去界定行銷策略，對消費者而言，其所在的市場為何與哪些產品可提供給他們。建立作業條碼之後，向公共部門提出及評估註冊 GI 的可能性。

2. 品質標示的管理

在官方確認 GI 標示之後，它仍然需要由地方來管理。重要關鍵是，此管理含產品共同行銷、一致性評估及原則的可能變更（在時間過程，有必要改變作業條碼）。同時有助於視察擴充風土策略時（如與其他經濟活動，像觀光旅遊），在實質上給予連續性的改善。因此，就所有過程的階段，從建構和 GI 註冊之需到界定共同行銷策略，極力推薦需有一個涉及價值鏈的所有利益關係者的 GI 組織。此一團體方法，不但可降低行銷計畫和一致性評估的成本，而且在廠商層次不取代個人決策和策略。

二、政府機構層級的方法

在國家層級，於 GIs 的認定和保護，公共政策在提供合適機構和法規架構扮演一個重要角色，同時支持其執行，由此其對農村發展和維護食品多樣化有所貢獻。與地理起源連結的特定品質認定，視為智慧財產權，目前是國際化的程度，即使在不同國家有不同的法規工具。機構角色是對生產者需要對 GI 之認定、註冊及保護等予以評估來負責。

在國際層級的智慧財產權之下，對 GI 評估和註冊評估之角色，在農業和農村發展之政府政策，也扮演支持 GI 制度，為永續發展的地方過程和最適化。站在農村發展觀點，透過執行一個完整和保護品質標示政策，在不同層級（地方、國家、國際）的政府政策，能夠為所有 GI 食品創造良好條件與好的遊戲規則。就此方法而言，在增加消費者認知和創造有利於市場條件上，政府提供關於此等標示方法之資訊是重要的。

三、美國地理標示的建構方法

WTO 於 1995 年，依 TRIPS 之第 22 條，界定地理標示為：「標示是認定一個產品在會員國之境內或其區域或地方，與地理起源已知品質、商譽或產品其他特色。」（indications which identify a good as originating in the territory of a Member, or a region or locality in that territory, where a given quality, reputation or other characteristic of the good is essentially attributable to its geographic origin.）例如：美國的地理標示有「佛羅里達州之柑橘」、「愛荷華州之馬鈴薯」及「華盛頓州之蘋果」。GI 已被視為商標的一部分，其提供如同商標的功能，其如同商標之理由有：來源認定者、品質保證及增加商業利益。在美國已發現，透過商標制度來保護地理標示，通常是認證和集體商標，美國在國內外提供優於 TRIPS 水準來保護 GIs，實際上，美國於 1946 年就提出此保護，遠比 TRIPs 來得早。

（一）美國如何保護地理標示（Caroline and Andrea, 2017）

美國 GIs 制度，早已利用行政商標結構，提供任何有興趣的一方，在其相信因損害註冊或註冊連續存在時，其可提出異議或取消註冊，另美國專利與商標局也提供商標與 GIs 的申請處理。美國對產品／服務並不保護其地理條件或符號，它被廣泛利用，而消費者視其為同樣類型的所有產品／服務的一個類別，非為一個地理起源，因此，通常被考慮為通用的（generic）。例如：蘋果（Apple）不能被保護為蘋果是一個商標，蓋其是水果通用的名稱。含美國在內的許多國家，並不保護通用的標示，蓋其相信不可能認定一個特定商業來源或界定共同生產來源。在美國一個地理設計是通用的話，任何生產者可免費為其產品／服務利用此一設計。美國商標／GI 制度的另一特色，是它提供商標或 GI 所有者，具此專有權利去防止被未授權方的利用，因後者可能引起消費者混淆、誤解或受騙。依此，優先權持有者比其他任何後來使用者或類似符號者，具有優先性與專有權利。

（二）透過商標制度保護地理標示之優點

保護 GIs 如同商標，集體或認證標記，可應用現有商標機制，國內外企業皆很熟悉此機制。再者，政府或納稅人沒有額外承諾去創造一個新的 GI 註冊或保護

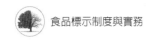

制度。一個國家利用現有商標機制去保護地理標示，對申請、註冊、提出異議、取消、審議及執行等，涉及只利用已承諾的資源，尤其制度伴隨地理標示，不只是用地方名字，而且用符號如文字、口號、設計、三維條碼、顏色，甚或聲音和香味。

在 TRIPs 下，除完全符合包括主要 GI 和商標義務外，此制度配合國家處理和 TRIPs 協定的義務，同時此制度是自我監督競爭者、在地理區域之企業，或標記持有者，無疑地可提出被盜用或不克配合認證標準等問題，政府不必承諾額外資源，另外，私人持有者，不會被迫等待政府對這些問題採取行動。在一發現被盜用，在盜用者廣泛傳出之前，持有者為保護其利益，其可決定採取行動的時間，且可能立即行動。

1. 視 GI 為認證標記

除非被認為原始的地理敘述，因此不可註冊為商標或集體標記，因在美國沒有顯示必要的特色，美國《商標法》提供地理名稱或符號能夠被註冊為認證標記。此標記是由一方或多方利用之任何文字、名稱、符號或設計，而不是標記所有者去認證第三方產品／服務之某些觀點。有三種認證標記型態：(1) 地區或其他起源；(2) 產品／服務之原料、製造模式、品質、正確性及其他特色；(3) 產品／服務之工作或勞動，由一些團體或組織來執行。同樣的標記，可用在產品／服務一個特色以上，且在一個認證類別以上，如前已提及的標記 ROQUEFORT，可用在乳酪，已由綿羊乳和在 Roquefort 社區內洞穴熟成，蓋配合長久已建立的方法和加工處理。

美國《商標法》以二個特性區別認證標記和商標之差異，其一，是認證標記為一個非常重要特性，是持有者不用它；其二，是認證標記沒有指出商業來源，也沒有區別一個人之產品／服務與他人的差異，此意味符合認證標準的任何一方，可掛名而利用認證標記。無論如何，認證標記在意義上是來源認證，其認證產品本性與品質，肯定這些產品已符合某些被界定的標準。認證標記可能不被持有者利用，蓋持有人不生產與標記有關之產品或執行勞務，此標記可能是持有人之外的一方或多方來使用。標記持有者控制由他人使用在已認證產品／服務之標記，此等控制，包括採取步驟去確認標記，只被用在含有或出現必要特色之產品／服務，或符合認證者／持有者，為認證已建立或採用的特定要件。

一個認證標記之目的，是告知購買者，被授權使用者之產品／服務具有某些特色，或符合某些資格和標準。一個認證標記，不指出在單一商業之起源或所有權來源，當標記被用到產品或與服務連結，它所傳遞的訊息是產品／服務已被檢驗、測試、檢查，或由非產品／服務之生產者的認證者／持有人已經以某些方式查驗。標記之產品地點或用在相關的服務，逐由他人建立認證，而非生產者去說明這些產品／服務已符合認證的特性或資格。

美國的經驗，在大多數的例子中，執行控制地理術語利用作為認證標記的機構，是政府部門或執行政府已授權的機構。當地理術語被用地理標記時，有二個關注要素，其一，是保留在區域內所有人自由去利用此術語，其二，是避免標記的誤用或非法使用，因會傷害所有掛名使用標記者。一般而言，一個地區的政府，常是法定授權去控制地區名字的使用，不論直接或透過其他已授權機構，政府有權力保護所有人的權益與防止標記誤用或非法使用。

所有申請認證標記的聯邦註冊，皆在美國專利商標局（United States Patent and Trademark Office, USPTO）辦理，申請商標和集體標記亦為如此，附隨在紀錄內的所用標本和事證須檢查，以決定地理符號用在認證標記，是否顯示用在產品／服務之地理起源。若紀錄或其他事證可顯示在特定符號有一主要重點，視為真實項目與產品／服務有關，則拒絕註冊。若符號利用受認證人控制，且限在符合地區起源認證人標準的產品／服務，或若購買者了解符號，僅有意指在特定地區生產的產品／服務，而非其他地區所生產，則視符號功能為一地區認證標記。在註冊之前，若USPTO已知申請者沒有授權去執行控制認證標記的使用，在辦公室外就拒絕註冊。

至於認證人標準、競爭者及消費者（這些人有高度興趣維持正確性與高標準）之強制執行，確保認證人維持必要的品質。當然，美國政府有農業監測者，針對食品和飲料不同類型之監測，但有些事情是完全不同的。就地理標示之地理標記而言，受影響的任何一方會反對註冊，或對符合的一方否認利用標記，其可填寫異議文件，或取消認證的進展，或在法院採取行動。

2. 視 GIs 為集體標記（collective marks）

在美國有兩種集體標記，一是集體商標或集體服務標記，二是集體會員標記，

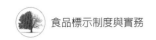

兩者之區別有商標審判和上訴委員會（Trademark Trial and Appeal Board, TTAB）
來解釋，由 USPTO 做行政仲裁。第一種，是一個集體／團體所採用的標記，如協
會、聯盟、合作社、兄弟組織或其他有組織的團體，僅供其會員使用，這些會員可
用它去認定他們的產品或服務，與區別於非會員的產品或服務。集體本身在此等標
記下，既無販售產品，也不執行服務，但集體可建議或推廣由會員所販售的產品或
服務。至於第二種，在一有組織的集體團體（如聯盟、協會、或其他組織），為其
會員目的而採取的標記，既不是集團，也不是會員，用此標記去認定或區別產品或
服務，然此標記唯一功能是，指出顯示標記的人是有組織的集體團體之會員。

　　上述兩種標記指出，產品或服務的商業起源，作為正規商標和服務標記，但集
體標記指出團體會員之起源，非任何一個會員或一方的起源。團體所有會員使用此
標記，因此，沒有一個會員可擁有此標記，且集體組織持有頭銜為其所有會員去利
用此標記。生產者的農業合作社就是集體組織的一個例子，它沒有販售產品，或渲
染服務，僅為其會員推廣產品和服務。集體組織可能控制廣告或其他促銷計畫，旨
在公共化標記和推廣會員之企業，但此僅在資訊利用或公開展示其標記。

3. 視 GIs 為商標

　　在美國的機制，可能保護地理標示為商標，在良好美國的商標法下，若地理
敘述或符號是產品、服務起源之地理說明或錯誤說明，則其不被註冊為商標。若對
產品／服務之符號有錯誤說明，消費者可在產品／服務之符號利用，可能被誤導和
／或受符號欺騙。無論如何，若地理符號已長期用在認證產品／服務之來源，消費
者一開始確認它是，認定特定公司、製造商或生產者團體，地理符號不再僅說明產
品／勞務那裡來，它同時說明產品／勞務的來源；就此觀點，符號有第二個意義或
差異的必要性，對消費者的第一個意義是地理的位置，第二個意義是生產或製造的
來源，符號已是一個來源認定能力且可保護作為商標。因美國《商標法》的此一特
色，GIs 同時被保護視為商標或集體標記。有許多符號符合在 TRIPS 之定義，在美
國多年來，一個 GI 被保護視為商標。

（三）提出異議與取消

若一方對商標、服務標記、認證標記或集體標記之註冊有委屈，或受美國註冊連續存在的傷害，此方在 TTAB 可提起訴訟，而其可對爭議和取消做出決定，同時訴求法官最後做出拒絕申請註冊。在爭議的處理，原告可尋求防止標記註冊的發行，任何人相信他將因一個標記註冊受到傷害，而列入提出異議的文件，但在申請期間，僅反映標記的公共關係。至於取消的流程，是原告取消一個標記已有的註冊，在註冊發行後，取消流程才列入文件。對取消的訴求，可能以「任何人相信他是或將是因標記受到傷害」而列入文件。

（四）地理標示的共同法

地理標示透過商標法的共同法被保護，不需要 USPTO 的註冊。例如：在美國 TTAB 有 COGNAC，被保護視為不要註冊的認證標記之共同法。COGNAC 是在區域認證標記之可適用的共同法，而非真實的敘述，在美國購買者，長久以來基本了解 COGNAC 設計，旨在源自法國 COGNAC 地區的品牌，而不在其他區域生產的品牌，但反對者控制與限制此設計的使用，蓋其符合地區起源的某些標準。

筆記欄

CHAPTER 6

食品部門之自願環境與社會之標示

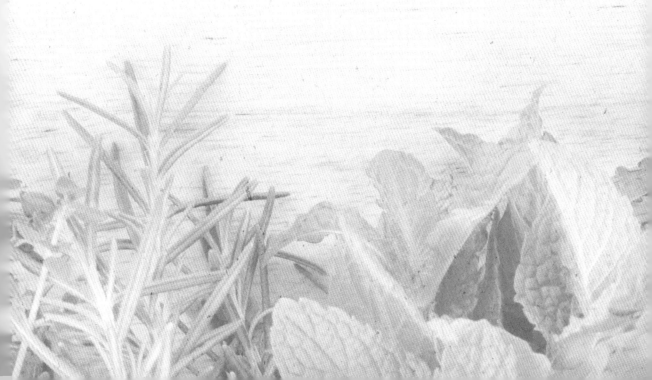

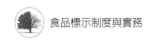

　　近年來，各國政府在因應食安問題與消費者重視保健，且在氣候變遷衝擊影響下，除聯合國簽署氣候變遷公約外，就市場經營觀點，如廠商採用綠色包材與減塑行動，一直在呈現重視友善環境的態度與支持，而友善農業環境尤其受到關注。自 1990 年代初期，在農業部門已有許多不同的自願認證標示，包含與自願環境和社會標準的標示，此等標示已有許多不同的組織在發展，含地方、國家及國際層級之公私部門。於民間部門的標示，包含由企業（良好食品製造商和零售商）與許多 NGOs、NPOs 等，前者如在國際上流行的社區支持農業（CSA），後者之標示涵蓋廣泛的議題，如環境保護（以生態標示為主）、勞工權益、安全與健康工作、社會平等及地方社區福利〔以地產地消（local marketing）為主〕。

　　有不同的理由，許多農業生產者與貿易商已尋求得到認證，有些認證計畫可產生較好的出售價格，或改善進入市場的機會與市場穩定。有些計畫協助理性化生產、降低成本、改善勞工管理、加強勞工倫理與參與，有些則有助於保護生產的自然生態。有時候，採取的主要理由是必須去改善公司形象，呈現對社會責任的承諾（Liu, 2010）。

　　陳建泰、楊秀之（2011）指出，社區支持農業（CSA），簡單說是一種農夫與消費者之間的「協議與承諾」，消費者在產季開始之前先繳「會費」給農夫，作為購買種子、農具、肥料等經費，而農夫則承諾以友善土地的方式種植，並將收成與會員共享。消費者除了參與部分農事，了解自己所吃的食物的成長過程，並與社區農夫認識、互動，所繳的費用是對農夫與土地的支持，並承擔了收成不管好或壞的風險，也就是豐收拿得多，歉收則拿得少。消費者以資金承諾農夫，而農夫則以健康的農作回饋消費者。

　　在有關環境與社會標示方面，在農業部門最普遍的是 CSA、地產地消、生態標示、雨林聯盟、公平交易及有機農業，已在第三章說明有機農業之食品標示。依此，本章先介紹 CSA，其次說明地產地消，最後，陳述生態標示、雨林聯盟和公平交易等之標示。

第一節 社區支持農業之標示

　　所謂社區支持農業（CSA），係指社區內的一些個人聯合支持農場的營運，可能是法定的或精神面支持，以促使農場成為社區性農場，生產者和消費者共同互為支持食品生產之分擔風險與利益。目前所有 CSA 之共同特性，計有強調社區和（或）當地產品、在生產季前分享與訂購所販售的農產品，及每週運送給其會員與訂購者。CSA 最早是於 1970 年在日本成立，接下來於 1980 年初期，是在歐洲成立，於 1985 年在美國成立（黃萬傳，2020）。本節首先說明 CSA 的歷史發展，其次陳述其運作，最後說明其模式和特性。

一、CSA 的歷史發展

（一）日本 CSA 的發展（黃萬傳，2020）

1. 背景

　　由於日本糧食短缺，促使其推動國內生產與自然、有機食品等認證。1955 年，發生水俁（Minamata）疾病，造成逾 3,000 人死亡，其原因是 1932 年至 1968 年期間，在水俁（Minamata）海灣被倒入近 27 噸工業汞含量的毒品。接下來於 1986 年，則有核能電廠對食品的汙染。日本與其他國家農業貿易的不均衡，威脅其農業經濟。有機食品的偽標示，直接不利於刺激市場的發展。在日本，農業合作運動與 CSA 的發展，於 1897 年設立第一個合作社，由於合作社提出的目標是提供安全且足夠與可信賴的食品，促使在 1960 和 1970 年代，有許多消費者加入此等合作社，目前約有 2 千 2 百多萬的合作社員，約占日本家計戶之 32%，此等涉及日本消費合作社聯盟，是日本最大消費者組織。合作社參與很廣泛的互助活動，涵蓋了醫療、保險、住宅及教育等日常生活的領域。CSA 的關係，受到日本合作社員大力的支持，他們允許在食品如何生產等方面，可直接與生產者溝通，因而允許會員去規劃食品安全與農業實務的相關事宜。

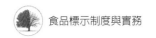

2. CSA 之制度

Teikei 制度，「Teikei」在日語意指合作、聯合事業或連結，參照 CSA，通常可譯爲「農民所面對的相關食品」。1970 年成立此制度，透過關心食品安全、農藥使用、加工及進口食品的一個婦女小團體，也因應日本小農之農耕人口減少，而發展出來的生產者與消費者之合作夥伴關係。此一制度的原始目的，是創造獨立於傳統產品市場之另一種配銷制度，發展生產者與消費者共同了解之間的需要，透過共同支持生產者／消費者互動與合作之比較好的生活方式。

3. 日本 Teikei CSA 之十大創立原則

(1) 互助原則：旨在企圖讓生產的和消費者基於互爲了解需求與欲求下，朝向互相支持與互利關係。

(2) 生產規劃原則：旨在農場面積之生產能量內，引導生產者去生產最佳雜異化與產品最佳品質。

(3) 接受產品原則：旨在消費者接受依生產者與消費者在事前溝通下所生產的產品，消費者之三餐，應盡可能依賴生產者所提供的產品。

(4) 共同認可的訂價決策：旨在已知 CSA 分擔所建立的價格下，鼓勵生產者與消費者，利用已公開且討論的 CSA 之確實成本與利益。

(5) 深化友誼原則：建立在持續雙方友誼之假設下，深化友善關係原則，鼓勵 CSA 會員與生產者的互動。

(6) 自我配送原則：旨在鼓勵對 CSA 分擔之配送，信賴生產者或參與入股者。

(7) 民主管理原則：旨在鼓勵生產者與消費者去落實有關分擔責任之民主決策的方式。

(8) 互相學習原則：旨在鼓勵生產者與消費者友誼和非物質文化之持續發展，以避免 CSA 朝向排他性或交易基礎關係。

(9) 維持合理的群體規模：生產者與消費者之人數規模，決定上述有關實務的永續性，致本原則鼓勵適當規模水準的限量。

(10) 穩定發展原則：旨在爲達到生產者與消費者雙方之滿足條件，鼓勵持續努力參與共同的合作。

4. 日本有機農業協會（Japan Organic Agricultural Association, JOAA）

於 1971 年成立，旨在因應泡沫化的經濟成長與快速工業化，後來持續關注來自農業對環境品質和人類健康的影響。有 3,000 多個會員及 100 個團體，占生產者人口的 20%-25%，占所有有機消費者的 80%。透過共同支持，生產者和消費者分享有機農業運動擴展之目標。以此 JOAA，來推動日本的 CSA。

（二）歐洲 CSA 之發展（**European CSA Research Group, 2016**）

1. Rudolf Steiner 之影響

Rudolf Steiner（1861-1925）於 1930 年代至 1970 年代，對歐盟農業教育、醫療、藝術、宗教及經濟有深度影響，首先在生物動態農場經營的發展，農業運動旨在尋求於已存在的自然力量下，主動與健康結合，透過 Demeter 協會，以嚴謹的生產標準和獨立認證的全球農業運動。Camp Hill 的社區，透過延緩小孩與成人的人口發展策略，建構社會與社區的再造。增加共同財富的三個面向：(1) 當面對抗拒市場力量時；(2) 以新的經濟發展方式；及 (3) 在可望與人性的方式下，去界定預期的經濟結果與指引經濟生活方向。

2. Rudolf Steiner 之小規模農經思想

應用合作方法到經濟學，首先是合作經濟學，經濟安排促使生產者、貿易商、金融業者及消費者之間互動，提出合理價格、真正人類需求、消除貧窮、提高社會平等及環境衝擊等，皆可在安排過程予以強調。合作經濟之例子，如德國之 Gemeinnutzige Landbau-Forchungsesllschaft（LBF），透過新式土地租佃，創立平等夥伴關係，於 1968 年，透過土地與資本的個人捐贈，創立社區土地信託和 LBF；其中，Carl-August Loss 和 Trauger Groh 在 LBF 土地設置農場。

3. LBF 之目的

(1) 持有農地之名分，可促使其釋放給生物動態的農民。

(2) 在持有夥伴之間，消除農業夥伴們私自擁有與權利之不平衡。

(3) 保護農地免於流入投機不動產市場。

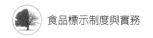

(4) 透過鼓勵合作與夥伴們之公平，以取代舊有雇主與員工之制度。

4. 創立新的金融合作方式

Landwirtschaftliche Arbeitsgemeinschaft（LAG）與農業合作社群同意義，是結合非農民社群，透過提供貸款給 LBF 農民來支持他們，蓋他們不符合傳統銀行貸款的資格，因他們沒有私人土地所有權。

5. 歐洲 CSA

歐洲 CSA 係由 Jan Vander Tuin（JVT）為研究有關經濟與農業的關係，旅遊瑞士與德國之後所提出的模式。在瑞士日內瓦之生產者與消費者食品聯盟，係於 1970 年至 1973 年之間，由 Allende 行政之合作社運動所誘發出來的。JVT 於 1984 年在瑞士蘇黎世協助設置 CSA；於 1985 年，德國 LAG 會員成為農場的顧客，創立 proto-CSA；於 1987 年，LAG 會員和 Carl-August 之 CSA，開始在美國之 Temple Wilton 農場宣導 CSA 之概念。當 CSA 模式發展與更多消費者成為持股者，CSA 開始適度投入資本予以支持，導致 LAG 退出市場。於 1988 年，Wolfgang Stranz 採用 Taugger Groh 的 CSA 制度，發展 Temple Wilton 社區農場。

（三）美國 CSA 之發展（Paul, 2019a; White, 2015）

在美國導入之發展早期，CSA 的發展之模式大致是相同，農民與社區形成一合作社協同，社區將分擔農民風險，體驗某些季節的豐收，及透過有限時間支持企業經營，經常是 CSA 會員組成一個核心志工小組，在其管理擔負重要角色，有些情況，農民透明化公布財務狀況，促社區能夠支付他們所需食品的生產成本，以支持農民有適當的收入。在 CSA 發展橫掃西岸之後，CSA 之農民與消費者人數亦大幅增加，CSA 發展已超過 30 年，已見證所謂構成 CSA 之理念。

1. 印第安之 Line 社區農場：此係由前述 JVT 將 CSA 概念帶入北美地區，之後由 Robyn Van En 等人為核心人物，創立蘋果合作社。1986 年，此社區農場開始提供蔬菜給會員。1992 年提出創立 CSA 的最佳方式，農民不只提供蔬菜，並創立北美 CSA 協會（CSANA），為一支持 CSA 發展之非營利交易所。

2. Temple-Wilton 社區農場：於 1986 年由 Anthony Graham 等人設立，係導入德國

合作經濟模式。

3. 東岸 CSA 之發展：自 1980 年代中期至今，東岸 CSA 已穩定發展，尤其在 2004 年至 2008 年期間，發展特別迅速。如紐約州之 Roxbury 農場與 Peacework 有機 CSA。

4. 在西岸 CSA 之發展：在中西部是 CSA 之核心，如在威斯康新州，於 1988 年成立第一個 CSA，有許多 CSA 成立協會或社群，旨在交換訊息、教育消費者及支持新的農場，如 Fair Share Coalition 是中西部最大的 CSA。

二、CSA 之定義與發展邏輯（Paul, 2019a; White, 2015）

（一）CSA 之定義

直至 2000 年初，CSA 被概念化為一個農民或多數農民與社區成員／消費者之間的一種直銷（direct marketing）關係，這些成員或消費者是透過在收穫季節或成長季節去認購農產品，以支持農場營運的一些成本。在初期的形式，CSA 持股者承諾支持在生產期間之農場財務（或其他任務），含一些成本與生產者之風險。CSA 之兩個主要主張：分擔風險與生產季節前支付。

無論如何，CSA 在消費者與生產者之間的安排，近年來已有多次改變，許多農場已停止這些原來的主張。

1. 許多農場計畫已不再要求全季節、半季節或四分之一季支付，而是以每月或每星期由消費者支付。

2. 許多農場已不再要消費者分擔收穫失敗的風險，以向其他農場購買來取代。此一 CSA 形式，促使生產者自己負擔，為增加競爭力，當在負起對消費者之食品供應責任，而漸失機會的時候，反而需提供更多的服務。

3. 許多 CSA 已失去社區支持農業之「社區」之概念，反而以提供體驗計畫，作為消費者經驗而取代之。

（二）所有 CSA 形式想達成的結果

1. 對農民有更好的經濟活力：透過社區成員的承諾，在小規模生產者與批發市場沒

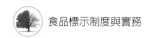

有競爭力之下，CSA 關係可協助保證地區農業的經濟活力。CSA 的訂價，通常是介在批發價與零售價之間的承諾，一方面給消費者有議價空間，另一方面讓給農民在賣農產品的所得是大於賣給中間商。依此，當農民面對投入高成本，且農民必須在收成前先支付生產成本，若以此訂價在季節前出售，農民可在收穫季節增加收入。

2. 增加消費者與農業的互動，由此了解農地價值與農場實務。

3. 增加了解與體會地區食品生產的季節性限制。

4. 增加消費者了解食品品質的差異性。

5. 發展生產者與社區成員的個人關係。

6. 農場實務的環境美化：

(1) CSA 與土地利用實務：許多 CSA 計畫利用有機認證、生物動態性，或限制化學物質使用，讓他們了解此會影響環境品質與危害人體健康的風險。近年來，在美國東北部，一些傳統家庭農場的年輕世代，已配合 CSA 作為留下農場之理由，且願意考慮減少化學物質的使用。

(2) CSA、作物雜異化及病蟲（草）害管理：為提供持股者所需季節性新鮮蔬菜水果，已有許多不同品種作物的栽種，同時鼓勵病蟲（草）害的加強管理。

(3) 採用保育農場實務的財務支持：就成員制／持股制之模式而言，農民對其潛在持股團體公布真實的生產成本，且公平地對採用特定保育實務予以補償，允許生產者可內部化這些成本。

(4) 減少食物里程：CSA 的配銷，通常在半徑 100 公里左右，全球食品里程平均在 1,500 公里。

7. CSA 計畫對社會公正與社區發展之貢獻：以成員制／持股制模式而言，因對其成員公布真實成本，對農場所提供之特定服務亦予補償，如季節性社區的慶祝活動如收穫祭典，社區之環境與農業教育。

三、CSA 之結構與組織（Paul, 2019a）

（一）CSA 組織之運作

1. 組織之型態

(1) 會員／持股之模式：此為由社區驅動的 CSA，涉及一個核心團體，協助 CSA 的一切事務，在農場與會員之間有比較多分擔成本，由農民或會員來發起，其會員關係介在 1 年至 5 年之間。

(2) 訂購制之模式：由農場發起，包括向農場訂購，訂購期間不一，可有任何 1 星期的訂購，到 1 年的訂購。大部分農場為此一類型的 CSA，但有些農場可能向其他農場來調貨。在此模式下，亦有多農場（multiple-farm）的存在，好幾個農場共同為訂購來生產，如額外由其他農場提供訂購，如蜂蜜、雞蛋及肉品。在此亦有其他模式，如單一農場訂購，此農場向僅生產農產品之農場訂購；另如多農場訂購，即農場之間的合作。

(3) 籃子模式（box-scheme）：非以農場為基礎，而是多種企業，整合許多來自其他資源之大部分的產品，而以此 CSA 標示出貨。

(4) 農民市場之 CSA（farm-stand/farmers'-market）：在其農場對其會員在季節初期先付分擔成本時，就給 10% 的折扣，如消費者在季節初先付 300 元，在收穫期間可獲得 330 元價值的產品。

(5) 畜產分擔制（animal-share）：農民與消費者之間的法定契約，消費者持有一頭畜產的一部分，為食物與畜舍之每月支付維護費用，如消費者可取得牛奶、肉品及奶酪等，此法定契約，強調不違反原料（raw）牛奶的規範。

2. CSA 計畫之潛在任務與責任

(1) 農民／經營者：管理農產品生產制度，如作物規劃、勞工來源、曳引機工作及參與每日的農場工作。

(2) CSA 經理人：處理公共關係、分擔的分配規劃、社區外的溝通、收支帳、會員募集、發布新聞、特定活動的聯絡。當所有 CSAs 之會員超過 200 人，才會設置一位經理人。

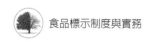

(3) 農場夥伴／勞工：負責農場工作，如曳引機操作、作物灌溉、整地、收穫、包裝及配送。

(4) 核心團體（僅在會員／持股模式）：平均有 5 人至 12 人，含農民與持股者。其責任有行政工作、特定節慶與活動、解決法定議題、發展低所得分擔計畫及任何領域的專業服務。

(5) 負責特定場所：會員處在非農場的場所，如教會、個人住宅、辦公室。維持與前述地方的固定連結，有些農民選擇贈與前述地方，以換取有時在那些地方辦理試吃或品嚐會，以推廣 CSA 和招募會員的機會。

3. CSA 會員／分擔與訂購模式之變化與創新

(1) 混合蔬菜之 CSA：最普遍是提供多元新鮮的常年蔬菜。

(2) 水果與蔬菜之 CSA：許多 CSA 提供由 CSA 農民所生產的新鮮水果，或向其他農場進貨，作為其分擔的部分。

(3) 穀類、豆類及種子之CSA：少數CSA提供不同種類新鮮的穀類、豆類及種子。

(4) 肉品、乳製品、麵包及其他產品：許多 CSA 向其生產者購入肉品、乳製品和烘焙食品，作為提供分擔的部分，或是額外分擔。有些 CSA 之營運，常向批發商購入整箱食品，如熱帶水果與食品供應，再將此等售予其會員，以配合大部分會員之「一站購物」之需求。

(5) 多農場之 CSA：許多 CSA 之營運是集合不同作物的生產者，視為一個團隊，配合消費者偏好整合供應多種產品與食品。

(6) 提供所有產品（full-diet）之 CSA：即提供上述所有產品，如穀類、豆類、蔬菜、乳製品、肉品、雞蛋、烘焙食品、花卉、伴手禮及酒品等等。

（二）CSA 農場面對的挑戰

1. 產品的複雜程度

為提供滿足其會員的需求，許多 CSA 營運生產超過 30 種作物。此促使在作物規劃、整地、採收及作物輪作更趨複雜，進而需要更多的知識與管理。

2. 行政管理複雜

因應消費者／會員／持股者在帳務處理、分擔之分配、整合社區支持活動等等，建置一個社會組織，皆需大量時間與技術。

3. 消費者／會員／持股者之流動率

他們並非每年是固定的，重新招募是每年的責任，一般只有 60%-70% 左右是固定的。

4. 提供每週高品質與不同食品之壓力

顧客超出 CSA 規範之偏好。

5. 勞力的挑戰

生長期間，CSA 在因應多種的作物，須連續種植與採收，如任何新鮮蔬菜水果之種植、採收、種子管理及採收後處理等，表示需要大量勞力與謹慎管理。

6. 涉及社區事務

如農場勞工或活動涉及社區會員和持股者，需要有另外的訓練與管理。

7. 土地安全

如永續農業的其他方式，涉及考慮投資時間、金錢及物料、土壤肥力與公共設施的投資。CSA 之營運，面對進入近都會土地的挑戰，故農場為求生存，需要提供與保護這些土地的創新方法。

8. CSA 之收益與費用

(1) 費用：當 CSA 所售出股份未能涵蓋所有在農場設施的原始成本，CSA 農民須尋找融資來源，如銀行貸款，去包含當初的成本。

(2) 收入：許多 CSA 農民指出其在勞力很難取得合理的報酬，缺乏合理健康照護、退休保障等。在較大 CSA 農民指出，其有較多且穩定的收入。關於真實生產成本，透明預算與會員教育，在建立支持與知識化 CSA 計畫是很重要的，但需配

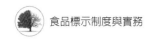

合農民與持股者雙方的需求方才成功。

9. 來自籃子模式的競爭

因大規模生產配銷營運的增加，以致小規模 CSA 農場逐漸流失現在與潛在的會員。

第二節　地產地消之標示

所謂地產地消，係指以農產品生產地之生產者，供應／銷售給鄰近消費者和食品服務者（含在當地餐廳、團膳單位及國中小學的營養午餐）。生產者與消費者之距離，係以縣市為單位，即在本縣市所生產農產品，供應給在該縣市（含轄區內各鄉鎮市區及其與相鄰其他縣市之鄉鎮市區）之消費者為範圍之地產地消。依 Martinez 等人（2010）之研究，指出自 20 世紀 90 年代，國際間有多起食品安全事件，進而影響消費者對生鮮（或加工）農產品及相關食品之需求，強調「自然」與「地方連結」的食物鏈，旨在透過生產者資訊透明化與消費者所在地更鄰近，故有所謂「地產地消」之稱。

美國於 1976 年訂定《由農民到消費者直接運銷法案》後，就積極推動地產地消（Low and Vogel, 2011）。日本於 1981 年實施「地域內飲食生活提高對策事業」的四年計畫，來啟動地產地消。於歐洲方面，於 1986 年在義大利發起「慢食」（slow food）運動，德國於 1992 年跟進（Schenk, 2012）。

歸納國外的研究（Adam, 2006; Low and Vogel, 2011; Clarks, 2012），呈現目前由農民至消費者之農產品（含食品）通路，分為農夫市場（集）、路邊攤、消費者參與收穫（U-Pick）、社區支持農業（CSA）、直接購買安排、在農場活動／農村旅遊、地方食品節慶及郵寄或網路銷售（此不一定是地產地消）。此等地產地消之功能或定位，據上述研究，有地產地消所引申的市場利益，有減少運銷成本、促進永續經營、維護生物多樣性、發展社會網絡、食品和偏好教育、恢復消費者信心、強調傳統食物及傳統烹調方法的保存。

　　基於上述，本節首先回顧地產地消之研究概況，其次，說明地產地消之國際運動，最後，以臺灣爲例，陳述其地產地消之型態與策略。

一、回顧地產地消之研究

　　彙整在臺灣的研究（胡忠一，2004；黃萬傳，2004；陳嬿尹，2008；楊文仁，2009；萬鍾汶等，2010；張芝宇，2014），發現臺灣地區之地產地消的通路，計有農會超市、農民市場（含花市）、有機農夫市場、農場體驗〔含採果和參與收穫（U-Pick）〕、鄉村旅遊、地方節慶、當地團膳（含學校、醫院）、田媽媽、企業認養及路邊攤等。與前述之國外比較，並無多大差別，地產地消的定位也和國外強調的職能大同小異。

　　一般而言，當論及地產地消，首先須考量「在地」（local）的定義，Clarks（2012）指出，它須有「市場安排」給零售/食品服務之良好市場類型，符合Berg and Dasmann（1978）所謂「生態區域」（bioregion），即地方食物連結農民和食物購買者之關係。其次，至於「地產地消」的用語，在英文方面，有 local marketing、direct marketing、local food、food sheds、locavore、slow food 及 food miles，歸納此等用語背後的原理，強調在生產地出售當季、新鮮、安全的農產品給鄰近消費者，且具有友善環境、食物里程及消費者教育的功能。第三，至於「地方」的距離之觀點，有學者（Clarks, 2012）提出，在美國以在一州之內或生產區位半徑 100 哩之內；另有學者（Martinez, et al., 2010）認爲，目前並無既定的生產者與消費者之地理定義來界定「地方」，一般以行銷安排（marketing management）來定義之；在日本也不強調距離，但關注生產者和消費者有「鄰近」的特性。依此，本書以「面對面」及「近鄰性」作爲 local 的定義。

　　據黃萬傳（2004）研究結果，顯示在供貨通路方面，大都採行在地行銷及共同運銷方式，在採行在地行銷的農民中，有 66% 是感到滿意的，有 70% 表示將來仍會持續在地行銷的銷售方式；在銷售通路方面，有 64% 的通路訪查點，已開始販售當地農特產品，在販售農特產品通路點中，有 53% 表示將來仍會持續販賣；在一般遊客方面，有 88% 遊客表示，希望在各景點有設置農特產品銷售點，認爲在

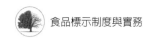

旅遊景點販賣當地農特產品較新鮮且節省消費者時間；在旅遊業者方面，旅行業者在帶團至各景點時，先考量的是以具有合作契約關係的業者為優先，近九成都會安排當地農特產品之旅。

陳美芬（2012）指出，由於早期日本的飲食習慣受到外來文化影響，例如：二次世界大戰後，西方飲食習慣的入侵（漢堡、炸雞），改變了日本國民飲食習慣，使傳統米食沒落，耕地也受都市化影響而減少，加上進口農產品帶來的衝擊，耕地因都市化而減少，造成糧食自給率下降。此外，當時也發生食物成分標示不清事件及食安事件，引起消費者對於大規模專業化栽培食物失去信心。為解決這些問題，日本於 90 年代即開始推廣「地產地消」，地產地消指的是「地方生產的農產品在當地被消費」。張瑋琦（2013）指出，日本政府於 2005 年 6 月 17 日，訂定以「培養國民終生之健全身心及豐富人性」為目標，制訂《食育基本法》，並自同年度 7 月 15 日開始施行，將每年 6 月訂為食育月，每月 19 日訂為食育日，以家庭、學校、地域等為單位，在日本全國範圍進行普及推廣，同時也加強國民對食物營養、食品安全的認識，在地食文化的傳承、環境的調和。

曾宇良、顏建賢、莊翰華、吳璃（2012）指出，宮崎縣及茨城縣的農村，利用現有資源，透過節慶活動，讓生產者與消費者找到溝通的平臺，也分析地方農家如何與教育結合。另黃瑋如（2013）亦指出「綠燈籠運動」，是日本民間團體提升糧食自給率而展開的自發性運動，也就是積極使用國產、地產食材的餐廳，就可在店門口高掛有「支援在地產品的店」標示字樣的綠燈籠。綠燈籠上畫上一顆星，表示使用國產食材達 50%（以熱量為計算基礎），二顆星表示使用國產食材達 60%，以此類推，「五星級」綠燈籠，為使用 90% 的國產食材。綠燈籠運動自 2005 年春天在北海道出現第 1 家懸掛綠燈籠的餐廳以來，至今，全日本參與的餐廳，累計有 3,133 家。

胡忠一（2004）指出，日本地產地消強調以下理念：1. 在地食物可恢復消費者信心；2. 強調傳統食物及傳統烹調方法的保存；3. 在地食物飲食比西式速食更為健康；4. 在地食物就是保護環境；5. 在地食物被視為具正面效益，有助於在地經濟，如提高糧食自給、解決老農問題。

顏建賢等人（2011）與曾宇良等人（2012）探討，韓國則是參考日本推動了「身

土不二」地產地消運動，強調採用在地食材；英國則是與當地農場合作，推動「健康的學校計畫」（National Healthy Schools Program），推行 1 日吃 5 種以上的蔬果健康飲食活動；義大利則是推動「味的教育」鄉土料理文化的慢食（slow food）活動。

二、國際地產地消之運動

歐洲科學基金會曾就糧食與人類的關係，提出地產地消的概念，且擴及地區化糧食的面向。通常此運動會就以下方向去探討，1. 含鄉村社會——鄉村溝通及傳統農耕制度；2. 經濟地理——在供應鏈的權力；3. 永續性——生態與保健；4. 行銷——標示與品牌化；5. 消費者研究——對品質、倫理及認證；6. 風俗文化——傳統容納與食品習慣。

（一）歐洲地產地消之運動

對此運動最具影響力的法源，是規範（EU）No. 2081/92，主要是對食品地區來源的保護。早在 1986 年，在義大利就有慢食運動（Slow Food Movement），至 1989 年，已擴大到 20 個國家，至今已有 8,000 名會員，在全球已有 1,000 個團體，此運動協助節省地方價值與傳統，如生物多樣性基金。1990 年代初期，歐盟基於法國品質標示的傳統，提出新的品質概念。在歐盟農業品質政策之基本法規，有委員會規範（EEC）No. 2092/91，是關於農產品有機生產，對農產品與糧食的規範；委員會規範（EEC）No. 2081/92，旨在對農產品與食品之地理標示的保護（protection of geographical indications, PGI）與原產地設計（designation of origin, PDO）；委員會規範（EEC）No. 2082/92，旨在對農產品與食品特定特性之認證。

以上的法規，有利於農業生產的多樣化，同時亦爲農村發展的目的，給農民和鄉村人民帶來利益。自 1993 年以來，歐盟會員國與其他國家可以提出註冊，如 PDO、PGI 及傳統特色保證（Traditional Specialities Guaranteed, TSG）。

在歐盟，北部及西部之地產地消強調環境與保健，在南部與東部之地產地消強調文化歷史，但皆證明地產地消，可活化農村地區。每一地區，皆追溯其地區性的國家文化，如法國的鄉村社區與地區特色就有風土之概念，即分享土壤與氣候條

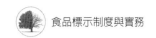

件，地球是整體的，且逐年累積的利用。義大利南部，呈現強烈的農民傳統文化，且有慢食區域食譜，歐盟西北部的地產地消，就在以下國家強調農業保健的重視，如德國，在 1920 年代就提出生物動態性；英國在 1940 年代提出土壤協會；瑞典在 1980 年代提出生態農業；丹麥有很長歷史，著重在有機與公司和合作社之產業結構；愛爾蘭強調後有機運動。近年來，鄉村地區的地產地消，已滲入人口密集的都會區。

（二）美國地產地消之運動（Priog, 2009）

依美國 2008 年之《農業法案》（2008 Farm Act），一項農產品可被運輸，但認定「地區或地方農產品是少於其原產地 400 哩，或在其州內所生產」，才是地產地消。此定義是基於市場安排，包括直銷給消費者（direct-to-consumer）之安排，如地區性農夫市場，或直送到零售市場（direct-to-retail）／食品服務之安排，如農場販售給學校，此等皆有利地產地消的市場發展。

在 1900 年代初期，美國有近 40% 的人民住在農場，但在 2000 年僅有 1%，然大部分美國人所購買的糧食與消費皆在當地生產（Pirog, 2009）。社區人民對食品品質的認知，皆與農民直接溝通，除了罐頭、脫水食品、鹽製、菸品、加工和包裝食品外，果菜、漁產及乳製品等皆在一天內可送到市場，有許多食品，是地方當季消費的。在交通運輸改善與成本下降，許多易腐產品能夠很快的由甲地送到乙地。近年來，主要食品系統隨著在地食品系統成長而發展，或食品系統更在地化，事證指出，在地化食品消費已有顯著增加，據 2006 年的調查，有五分之四受訪者表示，是當季或永遠直接向生產者購買生鮮食品，也同時受前述 CSA 的影響，直接去農民市場購買。

美國地產地消的快速成長，受環境保護運動、社區食品安全運動、慢活食品運動及在地食品運動等影響。在地食品（local food）是一地理位置概念，與食品生產者和消費者的距離有關，也有社區與食品供應鏈之特性。根據 2007 年的《牛津美國辭典》（*New Oxford American Dictionary*, NOAD）界定 Locavore 是當地居民僅在半徑 100 哩之內消費當地所生產，而前述美國 2008 年之《農業法案》，界定少於 400 哩或在州內生產。

地產地消之消費型態，一是直接賣給消費者（direct-to-consumer marketing），近年來有大幅成長；二是農民市場，是一些農民聚集在一共同的地方，直接販售各式的生鮮蔬菜水果和其他農產品給消費者；三是前述的 CSA；四是到農場採收（pick-your own）、農場路邊攤、社區庭園及農場商店；五是農場直接賣給飯店、零售店或機構，如學校、醫院和政府單位（direct-to-retail/foodservice）。

（三）臺灣地產地消之運動

臺灣地區近年來也逐漸發酵推動地產地消，彰化縣溪州鄉首創先例，將地產地消結合學校教育，啓動「托兒所在地食材供應計畫」；新竹縣和興等三國小成立「有機營養午餐聯盟」，與蔬菜產銷班合作，推動在地有機食材製作；臺南市是全國第一個將地產地消與學校教育，作爲當地教育政策的單位；宜蘭縣參考日本的《食育基本法》，訂定《宜縣飲食健康自治條例》；非政府組織業者推行地產地消，如新農民市場，目前新竹縣以竹北、關西及新埔等農會爲示範點積極推動。

臺灣地區實施或推動地產地消，已有多年的歷史。近年來，因臺灣地區消費者深受食安問題的衝擊、環境意識者投入、企業積極認養及政府回應措施，導致前述有關的地產地消通路愈趨多元化；產銷雙方配合網路的發展，許多具有地產地消條件的農產品，則可藉此「延伸」地產地消方式。總而言之，目前臺灣地區地產地消的優勢是已具備推動地產地消的基礎，劣勢是國人並不全然了解地產地消的全貌，機會是深受農政單位與產銷雙方的重視，威脅是網路的發達進而延伸地產地消的方式（黃萬傳，2017）。

爲因應地產地消的快速發展，不論是農政單位、消費者、生產者及食品服務者，皆有權知道，如目前臺灣地區到底有哪些地產地消的通路，生產者和消費者如何互動，及生產者如何選取在地銷售的管道等問題。據黃萬傳（2004）研究指出，臺灣地區早在 2003 年左右，農特產品就有在地行銷的作爲，尤其銷往鄰近的餐廳。農政單位於 2003 年開始透過農會，輔導臺灣各地婦女成立「田媽媽」品牌的餐廳，主要以田園料理及地方特定農產品加工等，透過衛生、營養、加工及行銷，開發各種可口、健康且具地方特色的田園料理，以發展在地旅遊的美食料理。於 2015 年有 144 家；2021 年有近 100 家以「田媽媽」爲品牌之餐廳。除此之外，因

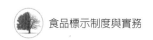

近年來臺灣地區鄉村旅遊的迅速發展，休閒農漁牧場（或在地農戶）利用在地（或自產）生鮮農產品，提供多元化的田園料理。誠如前述，如同在美國和日本推動地產地消的同時，保留傳統烹調方法。

誠如前述，臺灣地區推動地產地消已有多年歷史，且已建構多元的地產地消之通路，如較具歷史的苗栗地區，於冬季草莓季時，當地的農會結合草莓農，推動開放果園讓遊客入內採果（U-Pick）；另如最近快速成長的通路，如企業認養、有機市集及休閒農場等。聯合國於 2014 年推出「家庭農場年」（The Year of Family Farms），而臺灣地區，迄今的農場經營結構仍以家庭農場為主，然友善環境農業是今後國內外家庭農場經營的主要走向。於相關的友善環境農業措施，友善地產地消又是其不可或缺的一環。

三、臺灣地產地消發展之階段與策略（黃萬傳，2017）

由前述得知，地產地消通路有農民市場、路邊攤、採果、CSA、直接購買安排、農場慶典／農村旅遊及地方美食節。地產地消所帶來的利益，包含減少行銷成本、增進永續、附加新鮮與營養、減少食物浪費／增加上架壽命、增進糧食安全、加強消費者與生產者之關係、增加食品安全／追溯／可計性及支持地方經濟繁榮和創造就業機會。以下說明臺灣地產地消發展之階段、型態、影響因素及策略。

（一）發展階段

1. 階段一：傳統農村導向之市場（1945 年 -1960 年）

在地市場型態有：(1) 傳統農村之早市和黃昏市場；(2) 腳踏車／摩托車之移動市場（由生產者自產自消），大部分為臨時性；(3) 路邊攤，在靠近農場／農家／沿主要農村道路旁設攤，有永久性與臨時性之分。

2. 階段二：消費者採收導向之市場（1961 年 -1980 年）

在地市場型態有：(1) 採果：大湖農會最早推動，在每年農曆年開放採草莓，至今已有許多地方農場亦採行不同農產品的方式，目前也有公司認養農場；(2) 副

產品市場：各種農產品加工食品，如果醬，或在地餐廳與農民結合，如埔里金都飯店就充分利用當地農產品，如茭白筍。(3) 路邊攤：尤其配合鄉村旅遊之農民，所開設的販售自己生產之農產品的商店。

3. 階段三：農會經營導向之超級市場（1981 年 -2000 年）

在地市場型態有：(1) 農會超市：由當地農會協助其會員販售農產品所開設的超市，買者來自在地居民；(2) 在地飯店 / 餐廳之市場：此等飯店向當地農場購買生鮮農產品或向當地農會買加工食品，消費者為在地人或觀光客，如埔里金都飯店，也與農會辦理「美人腿」小姐的選美比賽；(3) 學校營養午餐：配合教育政策，中小學向在地農場買農產品，作為學生午餐食材，目前尤其強調有機農產品。

4. 階段四：多元通路導向之市場（2001 年 - 迄今）

在地市場型態有：(1) 田媽媽餐廳：2021 年約有 100 家，由農會、農民團體或私人經營，基於農委會規範，其必須利用在地農場所生產的新鮮農產品當食材，且須符合食品安全與健康之標準，以達成提供保健食品與發展鄉村旅遊；(2) 休閒農場市場：有許多種類，如農民個人、農會或企業經營，其提供不同旅遊活動，如體驗行銷、僅提供餐點，尚有 B&B，亦提供加工食品，如飛牛牧場；(3) 直銷 / 新農民市場：此類型不多，大多由農會或私農民團體來經營，採日本模式，竹北農會所經營的新農民市場；(4) 有機農夫市集：有農委會的法規支持，2021 年約有 100 家，半數以上是在週末營運，如中興大學每週末在校內的椰林大道，平均有 20 幾家的攤位，其中有些市場主人的英文程度頗高；(5) 虛擬市場：基於電子商務，有些青農為協助當地農場，進而設置此市場，有些是兼顧線上與線下（實體店面）之經營。

（二）影響地產地消發展之因素

1. 農民 / 生產者所面臨的因素

(1) 參加的意願：對於此一行銷方式的認知，是與影響其意願有關，因其對此方式有自己的想法，如了解此方式之什麼目的和功能，參加後的效果及他們在其中可扮演的角色。

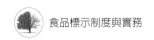

(2) 能量的限制條件：涉及供給能量，即其必須跟隨此方式所要求的需求條件，如所必須提供產品之品項、多少數量及什麼標準和什麼資源。

(3) 考量益本比：其要比較此方式與其他方式之益本比，雖此方式有些引申的市場利益，但仍需計算加入此方式的成本，另外，此方式所賣的價格比其他方式高嗎？

(4) 技術設備：須有滿足此方式所需的技術和設備，如就食安觀點，其所提供的農產品，須符合 CAS、TGAP 和有機認證，同時也須有簡單的分級和包裝設備。

(5) 配送制度：如同上述，地產地消有多元通路，哪一個通路對其最有利？選擇原則是要考量其欲加入的通路為何？

2. 消費者／客人所面臨的因素

(1) 食品安全：此為首要條件，但食品安全有多面向，如食品安全之認證、標準、溯源制度及標示。

(2) 新鮮食品：此與食品品質有關，到在地市場去購買的主要原因，對他們而言，是可買到／消費在地生鮮的農產品。

(3) 在地市場的區位：有兩個不同觀點，一是在消費者會以距離考量去最近的市場，二是非在地人們含客人，會考量市場信譽、信任度、食品好滋味、良好體驗及時尚活動。

(4) 了解農民／生產者之程度：消費者到在地市場購買，其中所引申的市場利益，是面對生產者且去了解他們。當消費者拜訪某些市場，他們之間可面對面溝通，了解產品包裝和標示。

3. 平臺／第三方所面臨的因素

(1) 連結與整合的能力：誠如前述，目前之地產地消有多個平臺，如大學、NPOs、農會、私人企業及地方團體。若當中之平臺想在此方式扮演角色，一是了解其想要執行那一型態的地產地消，此有關的資源如什麼樣的農民加入、新鮮農產品如何、政府法規及相關技術和設施；二是了解此一平臺可能要有財務支持，即執行市場運作所需的預算。

(2) 經營模式（business model）：即營運計畫，包括：①內部管理架構，如主

要夥伴、主要活動作業及主要資源；②管理理念，如價值原則；③外部管理架構，如顧客關係、通路、目標顧客群；④財務結構，如成本結構和收入流。

(3) 可用的空間：空間大小是建構此時市場的充分條件，即使傳統腳踏車市場，也須有適當的停車空間。通常這些空間，包括廣場、操場及百貨通路，可能靠近大學、公共空間及主要街道或裡面。

4. 政府政策所面臨的因素

(1) 朝向友善在地市場之目標：基於市場引申利益，強化農業永續管理，如前述歐盟的慢食，就是友善農業環境最佳的例子，故與友善地產地消的政策，是提供與友善環境的措施。

(2) 地產地消的發展策略：此等策略是加強與推動地產地消發展之指引，其面向有考量農民、消費者和平臺的範圍，在臺灣可大量推廣有機農夫市集和田媽媽餐廳。

第三節　生態環境與公平交易之標示

認證係依一個獨立認證單位所寫的保證，一個生產過程或產品，在某些標準下符合準則或所需要件。認證單位是一個第三方，其對供銷雙方的經濟關係是沒有興趣的，一個認證制度（亦稱認證計畫或方案）之基本要素，有標準和制度去控制授認證方在標準的配合度。認證的客體可能是一個生產者或一個流程，環境與社會標示，通常在生產過程（有時候有交易過程，如公平交易標準），這些標準，焦點在環境議題，如土壤保育、水源保護、農藥利用或汙水管理，在社會議題，如勞工權益、職場健康與安全或食品安全等。改善能夠導致地方資源保護、更健康的勞工，及對生產者、消費者和地方社區有利。當生產者自由決定，是否去認證其生產過程和設備，則認證是自願的（Liu, 2010）。

認證被用來證明產品，依某些過程或有些特色來生產，它可與其他產品有所區別，有利於在不同市場的推廣、改善進入市場及可能賣出好價格。認證主要被用在生產者和消費者沒有直接聯繫，如在國際市場。在某些情況，懷疑外銷國家的規範

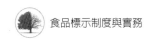

制度有效性，認證可促使外銷商創造信心。生產者可在許多認證類別來選擇，其是否尋求認證，與選擇何種認證之決策是重要的選擇，蓋影響其農場管理、投資及行銷策略。每一認證計畫，有不同的目標和不同的要件，生產者為被認證，則須符合這些條件。

以上提供有關認證與標示的基本原則，此與生態環境和公平交易之認證流程息息相關，本節先說明生態標示和雨林聯盟之標示，再輔以例子，陳述公平交易理念和標示。

一、生態標示（ecology labelling）（黃萬傳，2014）

（一）生態承諾（eco-promising）

1. 發展沿革

德國是最早提出生態承諾的國家，於 1977 年，其以「Blue Angel」認證啓動生態承諾，且作為國家標準的生態標示（eco-label），如圖 6-1 所示。目前生態承諾的發展有：(1)1970 年代、1980 年代之生命循環分析（Life-Cycle Analysis, LCA）和生態標示的誕生；(2)1990 年代之雜異化與計畫的整合（歐盟在 1992 年提出 EU 之 Flower 標示）；(3)2000-2008 年間之更成熟的生態標示（歐盟將 Flower 應

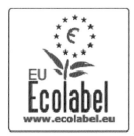

圖 6-1　歐盟生態標示（eco-label）

用到服務和產品）；(4)2009 之後之超越標示，如歐盟有強制規定國家級有機認證計畫與環境產品保證。

2. 生態承諾的輔導措施

(1) 發展了解廠商受環境衝擊最大產品的生命循環（LCA），以做優先改善績效的基礎。

(2) 為建立廠商和消費者間的信任，透明化廠商和消費者溝通的內涵和方法。

(3) 為增加消費者的相信，尋求主要訴求的獨立確認。

(4) 發展確保產品訴求，作為可信賴公司立法的永續策略。

(5) 藉由增加更多友善環境產品的幅度，以鼓勵正面友善環境的消費者行動，另採用獎勵制度，以正面影響購買決策。

(6) 採取多管道來讓廠商訊息可傳到所有消費者，如利用多樣溝通管道，來培養最具生態意識消費者之需求。

(7) 預期和拓展 Growth-Breaking 技術，如透過內含電子標籤，提供環境訊息給消費者。

(8) 採取主動主導廠商所屬產業的轉型，以利改善和溝通相關產品的環境績效。

（二）環境宣言

1. 基本概念

歐盟基於「消費者買綠色，企業創造綠色」（Consumers "Buying Green" and Business "Making Green"）的理念，於 2012 年 5 月提出多方利害關係，外在環境宣言的對話（Muti-Stakeholder Dialogue on Environmental Claims, MDEC），目的是協助消費者被正確告知綠色選擇，且確保企業在適當領域扮演良善環境行為。環境宣言之定義是：The expressions "Environmental claims" or "Green claims" refer to the practice of suggesting or whereas creating the impressing (in the context of a commercial communication, marketing or advertising) that a product or a services, is environmentally friendly (i.e. it has appositive impact on the environment) or is less damaging to the environment than competing greens or services. This may be due to, for example, its composition, the way it has been manufactured or predicted, the way it can be disposed of and the reduction in energy or pollution which one be expected from its use. When such claims are not true or cannot be verified the practice can be described as "green washing".

2. 環境宣言的輔導措施

(1) 善用知識基礎：重點在深入研究消費者對環境理解和行為的內涵。主要可透過第三方來了解消費者對環境的需求，以可信度、提供消費者相關有決策效用、透明、清楚的、可觸及完整及比較性的資料。

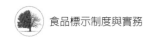

(2) 制定國家、各相關企業部門等層級的指導原則（guidance）：重點以消費者實用基礎觀點，界定相關名詞和適用情況、提供消費者對環境意識有正面激勵的例子、允許公司針對市場差異化，提供可了解的語言及讓消費者可參與、讓消費者了解相關通路產品包裝之環境評估結果、提供參與環境活動的 NGOs 和貿易協會給消費者、提升對「影印告知」（copy advice）在廣告方面應用的認知度及清晰化消費意見反映的溝通管道。

(3) 落實業者自我規範和共同規範：增加業者配合最佳實務（best practice）的準則，如績效和結果之適當監督和衡量性、消費者和環境 NGOs 在公民社會的涉及和參與。

(4) 支持具宏觀且可依賴的環境標示：推廣強而有力（robust）標示計畫，含優質環境標示，讓企業以最有效方法向消費者證明他們的產品（服務、活動）是符合最高環境標準，如 ISO-TYPE I。發展全國性適用支持具透明和依賴性的準則，如德國 Bio- 標示，就是一個農產品和食品自願認證計畫的典範。

二、雨林聯盟之標示（Rainforest Alliance, 2018）

此聯盟是在美國和哥斯大黎加為環境保育之非營利之 NGO，為永續農業網絡（Sustainable Agriculture Network, SAN）的成員。雨林聯盟認證，旨在為自然資源保育，推動良好農場管理作業，及改善勞工條件、社區關係、環境管理。與生產者的合作，SAN 已在水果、咖啡、茶、可可亞、蕨類及切花等發展認證標準。有關標準的環境要素，包含貯藏、運輸及農業化學的應用、綜合防治管理、廢棄物管理要點及整合環境和社會標準之農場管理計畫。特別在社會層面之一些要點，需要符合與國家法規和國際會議認可之重點。

對農場的雨林聯盟認證，係由一個國際認證公司「國際永續農場認證」（Sustainable Farm Certification International）來執行，經初步檢視後，需有 1 年的檢測，所有農場須達到符合 SAN 最低水準，且證明為持有認證之連續性績效的改善。生產者須支付農場檢測的經費和額外每年費用給 SAN，此費用視被認證農地的大小而定。認證標記大部分用在推廣活動，但已逐漸增加直接用在產品。雨林聯

盟認證，通常需要與傳統生產方法有關係之較高環境和社會標準，一個重要特色，是允許某些浮動的一個點制度之使用，同時認證允許，在某些指導下之農業化學的使用，這些特色，對在特殊經營情況的生產者是重要的。雨林聯盟不保證可獲得價格優勢，但宣稱大部分受認證生產者，可得到 0% 至 30% 的價格優勢，蓋增加品質及標示受到廣泛認同。

（一）簡要的歷史

雨林聯盟之運作已超過 60 個國家，它在 1987 年由 Daniel Katz 創立，旨在提供永續森林、農業及旅遊之環境認證，它的認證印記基於他們所設定的標準，提供消費者關於企業實務的消息。此聯盟以產品為導向之多個利益關係者治理集團，其結合公司、農民、森林業者、社區及消費者的興趣，去生產永續和一致性的產品和服務。

2017 年 6 月，雨林聯盟和 UTZ 認證合併，於 2018 年 1 月此合併完全結束，目前仍以雨林聯盟（Rainforest Union）之名來運作，繼續在拉丁美洲、非洲和東南亞來推動。2019 年，宣布新的認證標準，建構在已有雨林聯盟永續農業標準和 UTZ 的認證標準，但分開執行迄至 2020 年的計畫。另外，對 182,000 個可可亞、咖啡和茶農，在兩個標準下，釋放一個標準之認證。

（二）雨林聯盟的認證計畫

1. 永續森林認證

1989 年，該聯盟推動世界上第一個永續森林認證計畫，鼓勵驅動市場和反映環境與社會在森林、樹林農場及森林資源等之管理。2018 年 10 月，該聯盟轉型其認證業務，含所有相關服務、人事和客戶到自然經濟和人類整合 NEPCon，是基於荷蘭哥本哈根的全球網路，為一非營利組織。

2. 永續農業認證

包含農民訓練計畫、大中小型農場的認證，所生產超過 100 種不同作物，含酪梨、牛、肉桂、咖啡、棕櫚油、馬鈴薯、茶、可可亞及香蕉。近年來，該聯盟與小農攜手合作，有 75% 的農場受認證，目前所有農民超過 783,000 人。為了得到認

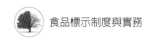

證，農場須符合永續農業標準，它是保育生態系統、保護生物多樣性和水資源、保育森林、減少農業化學物質利用、護衛勞工福利及地方社區。該聯盟鼓勵企業和消費者，透過認知和選擇由其授證農場所生產的產品來支持永續農業，於 2018 年，已有超過 7 百萬公頃的農地，在該聯盟認證下來永續管理。

3. 作物標準和準則

該聯盟要求在一些原則下（整體準則），達成 50% 的準則，達成全部的 80%。這些準則有些是很重要的，農場為取得認證則必須符合它，重要的準則包含：生態保育計畫、野生動物和水資源的保護、禁止工作和僱用作業的差別待遇、禁止僱用 15 歲以下的童工、禁止勞工超時工作、指導農業化學物質的使用及禁止基因改造作物。

4. 雨林聯盟的認證印記

此印記僅出現在符合以上作物標準和準則的產品，其認證標示在支持永續農業、社會責任及綜合防治管理，是非常清楚且很有意義。2015 年，有 4,300 家公司購買或販售授證農場所生產的產品，超過 120 個國家使用該印記，2017 年，有 5.7% 的世界咖啡來自雨林聯盟的認證農場。

5. 永續觀光旅遊

該聯盟為永續觀光旅遊認證的第三方的先鋒，與旅店合作、旅遊營業者內外整合及旅遊企業，旨在協助他們改善環境、社會及經濟的作業。於 2018 年 10 月，NEPCon 對旅店、民宿及旅遊營業者整合等，提出聯盟永續旅遊標準的管理，這些標準含全球永續觀光委員會（Global Sustainable Tourism Council, GSTC）準則的要素。

三、公平貿易之標示（Alain, et al., 2015; Fair trade International, 2017）

依據涉及公平貿易的 4 個主要國際 NGOs 的單位，基於對話、透明及尊重的

原則，公平貿易是貿易夥伴，追求在國際貿易有較多的平等，就提供較好貿易條件，有助於永續發展，且保障邊際化的生產者和勞工（尤其在南半球）之權益。公平貿易組織主動參與支持生產者，提升認知和交換原則及傳統國際貿易的作業。許多 NGOs 已發展多種公平貿易標準，在農業部門，大部分的制度是國際公平標示組織（Fair Trade Labelling Organization International, FLO），是德國一個國際 NGO。FLO 有 20 個國家公平貿易標示的 NGOs，大部分來自歐洲、北美洲、亞洲及大西洋洲的先進國家，其會員組織與小農、農場勞工，共同合作去增加他們的安全，經濟自足能力，與鼓勵他們積極參與。FLO 制度依賴認證，即符合 FLO 標準，須由第三方認證，此第三方沒興趣在企業交易，其負責標準的發展和支持生產者，但公平貿易認證由一個不同的組織來執行，即 FLO Cert，為一非營利 NGO。FLO 公平貿易制度，保證農業生產者的最低價格，和產品銷售的優勢價格。

　　FLO 對作物已發展和經常更新詳細的標準，為取得認證，生產者協會必須以民主方式來執行其功能。同時有關於公平貿易優勢的規範，必須為環境保護付出和需求。就種植農場而言，有許多關於勞工權益之要素，如勞工待遇、協會自由及共同議價、勞工住宅及其衛生、勞工健康和安全，及沒有童工或脅迫勞工。除此之外，生產者須符合生產國家之環境和社會法規，證明在每年的檢測持續改善。最近，已出現其他公平貿易制度，有民間認證機構的發展，如法國的 Ecocert 和瑞士的 IMO。國際標準化組織已對相關公平貿易標準提出討論，但沒有任何結論，除法國外，沒有政府承擔去規範公平貿易，此意指公平貿易一詞非合法被保護，在任何貿易條件下，任何人皆可使用。無論如何，如上所述所列，由公平貿易 NGOs 所使用的標示，是由法律所保護的民間貿易標記。值得關注的是，有許多另類貿易組織（Alternative Trading Organization, ATOs），雖不屬於 FLO，但在公平貿易原則下進口食品，他們不使用認證，而以其標準（第二方認證），作為供應商之監督來取代。有些 ATOs 的組織已存在一段時間，比 FLO 的創立還早，且進口為數可觀食品數量，這些例子包括在德國的 GEPA、比利時的 Oxfam VW 及日本的 Alter Trade Group。

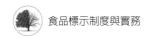

（一）歷史概要

於 1940 年代和 1950 年代，於北半球由宗教團體以 NGOs 名義，首先促進商業化的公平貿易產品，如門諾會合作促進會之萬村會（Ten Thousand Villages）和塞里國際（Serry International），依序於 1946 年和 1949 年，在開發中國家發展公平貿易供應鏈，除手工藝品外，產品大部分在教堂或展示會出售，產品皆為贈與之用。首先關於團結貿易（solidarity trade），目前的公平貿易運動，導源於 1960 年代的歐洲，當時被視為政治對抗新帝國主義，如激進學生運動，朝向多國合作，關心傳統企業模式開始趨向合併，當時的口號「人道援助」（Trade not Aid），於 1968 年獲得國際承認。

於 1965 年，首見另類貿易組織（Alternative Trade Organization, ATO），是英國 NGO 之 Oxfam，所促成的協助促銷（helping-by-selling），旨在英國的 Oxfam 商店內，以郵寄訂單的目錄來販售進口的工藝品。至於工藝品和農產品方面，於 1980 年代早期，因 ATO 面臨一些挑戰，如產品不夠，且某些工藝品退流行，有些支持者擔心影響小農且商品價格走跌，後來幾年，在許多 ATOs 公平貿易農產商品大幅增加，在市場上很成功，其提供生產者所得循環的來源，也輔助工藝品的市場，公平貿易農產品包含茶和咖啡，後來很快隨之而來的有乾燥水果、可可亞、糖、果汁、稻米、香料及核果類。於 1992 年之工藝品有 80%，農產品有 20%，但於 2002 年，前者為 25%，而後者為 65%。

（二）公平貿易之標示與產品認證

1. 標示的發起

公平貿易產品的銷售量起飛，是來自第一個公平貿易認證，在此之前，不論在歐洲或北美洲，公平貿易的商店缺乏參與韻律，及與當時先進社會連結，於 1968 年，發起第一個公平貿易認證「Max Havelaar」，此由 Nico Roozen 發起，於荷蘭首創，獨立認證允許產品，可在世界商店（worldshops）之外販售，可到更多的消費者市場，及明顯帶動公平貿易銷售量。第一個標示同時允許顧客和配銷商去追溯產品起源，以確認產品有利於在供應鏈的生產者。

自此之後，在歐洲和北美洲，有些國家開始設立非工營利的公平貿易標示組

織。於 1997 年，這些標示組織開始趨於合併，成立了前述的 FLO，前已指出，於 2002 年，FLO 開始第一次提出公平貿易認證標記。隨著倫理標示的興起，消費者能夠對其經濟決策和行動採取道德上的責任，支持公平貿易作業視為道義經濟（moral economies），標示給消費者，在簡單購買下有做對事情之感覺。

2. 產品認證

公平貿易標示（在美國稱為公平貿易或公平貿易認證）是一個認證制度，可允許消費者去認證符合已同意的標準之產品。由一個設定標準之機構（如國際 FLO）和一個認證機構（如 FLO.CERT）等監督，此制度涉及生產者和貿易商的獨立檢測，去確認符合已同意的標準。就一個產品採取國際公平貿易認證或公平貿易認證標記，它必須來自 FLO.CERT 的檢測和認證的生產者組織。作物的生產和收穫，須依國際 FLO 所訂定的國際公平貿易標準，供應鏈須接受 FLO.CERT 的監督，以確保被標示產品的一致性。

公平貿易認證旨在一方面保證公平價格，另一方面保證倫理購買的原則，此原則包含連結 ILO（International Labor Organization）的協議，如禁止童工和虐待勞工、保證安全工作場所、連結聯合國人權宣言、涵蓋成本的公平價格、有利社會發展及環境的保護。公平貿易認證制度同時試圖推動在產銷之間的長期企業關係、作物保險及增加供應鏈的透明性。公平貿易制度包含所生產的產品種類，如香蕉、蜂蜜、咖啡、柑橘、可可亞豆、可可亞、棉花、乾燥和生鮮水果與蔬菜、果汁、核果及油菜籽、藜麥、稻米、香料、糖、茶及酒。符合公平貿易標準之提供產品的公司，可使用此證照，去為其產品使用任何一種公平貿易認證標記，此標記 FLO 於 2002 年就發起，且可利用此標記，取代早期不同公平貿易標示，此新的標記，已在全球使用（美國除外），但在美國仍然被用來認證公平貿易的產品。

因為由國際公平貿易提供的公平貿易產業標準，使用「生產者」（producers）有許多不同的意義，尤其在相同的文件，故上述標記有很多的混淆，有時候指農民，有時候指所屬的原初合作社，或指第三合作社，但「生產者」同時也指任何在國際公平貿易所認證的一方。實際上，當價格和金融被討論時，「生產者」指外銷組織，對小農組織而言，支付直接給受認證的小規模生產者組織，如咖啡農組織。

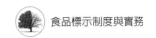
公平貿易最低保證價格，由生產者組織來決定，所謂「生產者」是介在農民與消費者之間行銷鏈的有關人員，或有部分的標準與耕作、環境、農藥及童工有關之農民亦爲「生產者」之範圍。

CHAPTER 7

國際食品法典之食品標示

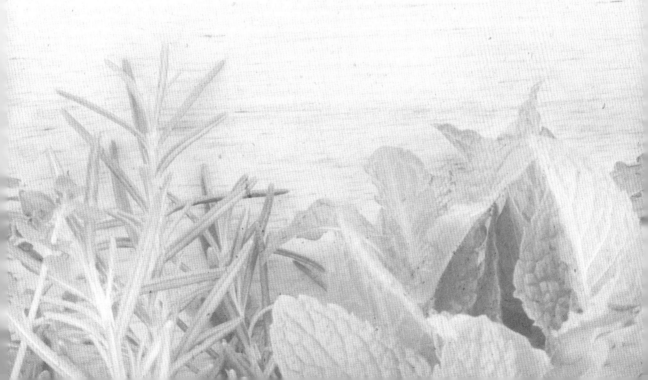

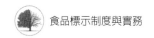

　　Codex 是相關食品、食品生產及食品安全之國際公認標準、作業條碼、指南及其他建議之集合體。它的名字是來自 Codex Alimentarius Austriacus，它的主題是由 Codex Alimentarius Commission（CAC）機構來發展與維持，於 1961 年由糧農組織（FAO）建立，於 1962 年世界衛生組織（WHO）加入，於 1963 年在羅馬開第一次會議。委員會主要目標，是保護消費者健康與確保國際貿易的公平作業，世界貿易組織（WTO）視 Codex 為解決有關食品安全與消費者保護之相關爭議的一個國際參照點。於 2020 年，Codex 有 188 個會員國及一個會員組織，即歐盟；有 237 個 Codex 觀察員、58 個跨政府組織、163 個非政府組織及 16 個聯合國組織。Codex 之範圍，包含所有食品，不論加工、半加工或原料，除特定食品標準外，Codex 包括含有如食品標示、食品衛生、食品添加物、農藥殘留等物質的一般標準，及評估來自現代生物科技的食品安全之程序，它同時包含官方管理的指南，如政府對進出口之檢測和食品認證制度。Codex 已出版聯合國 6 個官方語言，如阿拉伯文、中文、英文、法文、西班牙文及俄文。關於 Codex 食品標示的討論，標示應用為一個傳遞公共政策的手段，尤其關於飲食、體力活動及長期疾病之營養政策，但對 GMOs 食品爭議的問題，請詳見第四章。依此，本章先陳述 Codex 食品標示之架構，其次說明營養標示，最後檢視其宣言和相關活動。

第一節　Codex 食品標示之架構

　　前已指出 Codex 於 1962 年由糧農組織和世界衛生組織共同成立，並於 1969 年為包裝食品的標示採用 Codex 的一般標準，是第一個通過的國際標準。標準之名稱「Codex-Stan 1」，反映出 Codex，為保護消費者和確保食品貿易的公平作業之首要原則。於 1985 年，此一般標準予以修正和擴大，自此之後，許多修正和增加相關規定，已確認為傳遞食品訊息給消費者，此標準保留了主要 Codex 的工具。

　　一般標準有附加一些特定的內容，所有 Codex 商品標準，提供以食品名稱（name of the food）之一般標準之特定解釋，兩個附加標準，是特殊飲食使用和食品添加物之標示，尤其此等產品販售給消費者，在營業標示指南是特別的重要。標

準的另外解釋，是由包括在食品標示要求的合法性來提供，有一般性要求、健康與營養要求，及關於有機食品和 Halal 食品之生產和加工方法等的要求（Randell, 2010; FAO, 2012）。

於過去 10 年間，WTO 及其區域辦公室，已積極推動各個國家採取政策、法規及規範措施，以協助減少與不健康膳食有關的肥胖和非傳染性疾病（no communicable diseases, NCDs）的發生機率。就食品和飲料而言，所建議的規範措施包含：主要營養素完整告知的強制標示要求、限制此等產品的銷售、行銷及廣告，尤其對孩童們、增加課稅及重新制定的要求。無論如何，要重要的指出，事先包裝的加工食品和飲料，如具有高度重要營養含量的脂肪、鈉及糖，和熱量（卡路里），已成為應用這些措施的主要目標。

於 2015 年，聯合國就永續發展目標（Sustainable Development Goals, SDG）已採取 2030 年的議程，包含永續發展目標，以確保在所有階段，對所有的人有健康的生活與改善福址，在 SDG 3 的部分，目標 3 和目標 4 指出，承諾在 2030 年，透過預防、醫療及推動精神保健及增加福祉，來減少三分之一來自非傳染性疾病早逝的情況。除此之外，在聯合國已舉辦 NCDs 預防和控制的 3 個高層會議，已導致會員國承諾去發展和推動具成本效益和有事證基礎的介入，同時依 WHO 的建議，有良好的作業流程。

在廣泛的措施之中，政策決策者認同，建立包裝前面（front-of-pack, FoP）營養標示制度，是協助消費者做比較健康的選擇和迎合其重要目標之一個重要方法。在這一主題上，已有各種不同 FoP 的營養標示計畫的設計和評估，以協助消費者了解他們所選擇的食品和飲料的營養價值。有些情況，優先是給予消費者有關在產品內，主要營養過量或含量太高等警示。另外的情況，主要目的是提供分數指標，透過食品種類和以協助消費者比較營養價值，及協助認定有營養的產品。上述的這些努力，已在全球的市場導致產生許多不同 FoP 的營養標示制度，此等結果，在公司規劃行銷策略時，促使公司必須知道主要營養標示的要求和條件，以確認其挑戰和機會（Ereno, 2020）。

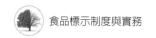

一、主要架構

Codex 之食品標示架構包含：1. 一般標準（General Standard, GS），在 Codex 商品標準之特定措施；2. 一系列討論要求（claims）的解釋指南及為標示特殊飲食；3. 特殊醫療食品及販售食品添加物等之標準，如飲食產品標示之特殊標準，有包裝食品標示之 GS；4. 販售食品添加物標示之 GS；5. 特殊飲食預包裝食品標示和要求之 GS；6. 特殊醫療目的之食品標示與要求之 Codex 標準；7. 飲食項目用途之 GS；8. 要求之一般指南；9. 營業標示之指南；10. 健康與營養用途要求之指南；11. Halal 項目用途之一般指南及有機食品的生產；12. 行銷和標示之指南等。

負責標示內容準備的單位，是 Codex 食品標示委員會，自委員會接受此工作後，就由加拿大政府主持，此委員會接受來自 Codex 委員的建議，尤其在營養和特殊飲食用途的食品等委員，此等委員，關注在營養和健康標示之技術和科學的建議，也有委員提出食品添加物所用名稱之建議。

GS 應用到提供消費者和餐飲業之所有包裝食品，它是由個別 Codex 商品標準予以補充，說明食品本質和組成，指明名稱和／或為用在符合這些標準食品，所保留食物的名稱。因此，就某些意義而言，所有 Codex 商品標準是 GS 的延伸和支持其說明，但有例外，GS 被允許，若其對相關產品的解釋必要時，如關於標記日期之需。於 2002 年，對沙丁魚與類似沙丁魚產品而言，WTO 就利用 GS 和特定 Codex 標準的組合，以解決在貿易技術障礙條款之爭議。食品標示委員會檢視和背書所有送給委員會之有關標示規定的標準草案，以確保和 GS 的一致性。近年來，GS 已趨向所有要件的一致性，減少例外或特殊要件的數量。

歸納上述，Codex 之 GS 有：1. 食品標示（一般標準、營養標示的指導原則、標示說明的指導原則）；2. 食品添加物（一般標準，包括授權利用、食品等級化學物質的特殊規範）；3. 食品汙染（一般標準，特定汙染的容忍度，如輻射和微生物細菌）；4. 食品之農藥和獸醫化學等殘留（最大殘留的上限）；5. 來自生物科技食品安全之風險評估流程（如修改 DNA 植物、修改 DNA 的微生物及過敏原）；6. 食品衛生（一般原則，在特定產業或食品處理廠衛生作業之法典，利用 HACCP 或其系統的指導原則）；7. 分析和抽樣方法。

特定標準有：1.肉類產品（生鮮、冷凍、加工肉品和家禽品）；2.魚和漁產品（海洋、淡水及水產養殖）；3.牛奶及乳製品；4.特殊飲食用途之食品（含小孩和嬰兒食品）；5.生鮮與加工的蔬菜、水果和果汁；6.穀類與製品及乾燥豆類產品；7.脂肪、油品及其產品，如乳瑪琳；8.其他食品產品（巧克力、糖、蜂蜜及礦泉水）。

二、在 Codex 之 GS 下所發出的特定食品標示

（一）食品標示的原則

在 GS 第一部分，就是食品標示原則，包裝食品不可以在標示有任何不實、誤導或欺騙，或可能創造任何特性的錯誤印象之標示上說明或出現。或任何其他產品可能被混淆、或導致購買者或消費者去假設包裝食品與其他食品有關聯等之標示上說明或出現，自 1969 年以來，這些原則沒有被修正。它們強烈反映，Codex 委員會在確保食品貿易公平作業目標的特別授權部分，但不強調委員會其他主要的目的，即保護消費者的健康，實際上，GS 對後者已有修正，尤其與潛在過敏標示有關，目前的趨勢是，尤其是公共營養政策推廣的標示使用。

可能的問題是，Codex 原則是否完全符合消費者法定的需要，即可接收到適合資訊，促進他們依個人喜好和需要做出知情的決策，站在消費者可做出知情的決策觀點，委員會所採用不同的行動，已擴充到食品標示的資訊面，尤其在標記的日期和營養標示。

（二）配料標示

自 Codex 之 GS 起始以來，食品配料標示，尤其食品添加物，已是其特色之一，此是在標準內最詳細的內容。此等標示，為消費者訊息之首要目標，如同任何物質被加入食品之一般原則，此添加物在使用時，必須予以評估與安全的許可。無論如何，消費者希望避免任何特殊添加物，GS 的內容允許此等選擇。自採用原始標準以來，配料標示皆為重複修正的主題，在提供給消費者的資訊愈趨透明之勢，尤其在組合食品的副配料聲明，及一些配料的數量標示愈是重要，下文會說明潛在

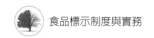

敏感食品的特定要素。

（三）標記的日期

1985 年，在修正 GS 時，就已納入詳細標記日期的措施，在此之前（即於 1978 年食品標示指南），Codex 商品委員會視此日期是逐一個案。Codex 之 GS，導入「最好在……前」（best before）之使用，去說明最低耐久性的日期（即標記日期的首選形式），現有許多國家廣泛使用它。雖不與上述的食品標示原則衝突，但藉由標記日期方法，提供預期品質的訊息措施，已擴充至透過食品標示，提供給消費者之資訊數量。

就標記日期之目的而言，仍存有一些混淆，尤其在參考食品安全方面，很不幸地，GS 在此方面沒有清楚表示。另一方面，給 Codex 委員之指南，已非常清楚且表示：標記日期之目的是給消費者一個日期，以提供關於在合適商店產品的預期品質之訊息，此並不意味標記日期，一方面是保證可接受性，另方面是產品的安全性。標記日期，應伴隨考量產品本質之適當貯藏說明。

（四）輻射食品

GS 包含輻射食品標示之詳細說明內容，首先，此是非正常的，其要素通常已經包含在相關商品的標準，即在輻射食品之 GS 所規範的商品內；其次，對特殊標示而言，因這不只是加工和生產方法可單獨列出。對此特殊的處理，歷史的理由，一部分是考慮輻射食品的使用，如同食品添加物的特性，另一部分是因為消費者在此方面有高度關注。透過基因改造／生物工程之技術所得之食品標示，已考慮此方面的措施，應包括相關特殊加工和生產方法。

第二節　營養標示與食品安全

前已指出，保護消費者的權益是 Codex 兩大目標之一，而有信心與知情的消費決策，是消費者最在意的資訊，意指有正確與即時的食品標示是首要條件。

Codex 已提出，對食品有不同偵測的主題，但食品安全的強制標準，如維生素和礦物質補充品則有些爭論，支持者稱它對食品是自願參考的標準，沒有國家強制採用其標準，不論是 Codex 會員國，或是任何其他國際貿易組織；但反對者之立場，主要關注的理由是 Codex 被 WTO 視為解決食品安全與消費者保護爭議的國際參考標準。儘管如此，本節說明 Codex 有關營養標示與食品安全之規範與論點，以作為解釋此等爭論之參考。

一、營養標示：健康與營養需求

Codex 委員會在此方面採用兩個主要主題，一是食品標示指南，二是健康與營養需求使用指南，此等來自關於營養和健康資訊，如何傳遞給消費者的討論結果。目前的營養標示，已於 1985 年就採用，且經數次修正，最近的一次是在 2006 年修正。它說明在食品標示之格式和營養資訊的內容，這些資訊可自願去使用，但必須用在一方面是營養需求，另一方面是健康需求。在健康與營養需求使用指南方面，有兩階段的採用，首先是於 1997 年，僅討論營養需求，二是於 2004 年，同時討論兩者之需求，此兩個指南隨著 Codex 委員在「特殊飲食使用之營養與食品」方面，給予科學和技術的建議而推展開來。雖此二指南所含條文已增加和解釋 GS，但其增加非常主要的條文到食品標示原則，以強調完全預防造假或欺騙的作業。

營養標示指南介紹消費者所謂「一個明智的選擇……能夠執行（so that a wise choice... can be made）」資訊的概念，以連結營養標示到公共健康政策，營養標示指南的目的有：1. 確保營養標示是有效的：提供消費者一個食品資訊，以致可做一個明智的選擇；提供傳輸在標示上食品之營養內容的訊息；鼓勵良好營養原則，使用在食品的形成，進而有利大眾健康；提供在標示上含有補充營養資訊的機會；2. 確保營養標示，不敘述關於任何錯誤、誤導、欺騙或任何不重要事項在一個產品或目前資訊之內；3. 確保營養標示，沒有指出營養需求。

在健康與營養需求使用指南之前言，同時標示連結國家政策的執行，即只有支持國家政策之營養需求被允許，健康需求須與國家健康政策一致與支持。這些改變，已將重點由「確保食品貿易公平作業」，轉向更平衡包含「保護消費者健康」

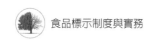

之目的，目前 Codex 委員會已強調此兩目的有同樣的重要性。就聯合國消費者保護指南資訊的提供，是與包含在指南內的一般原則一致的，此指南指出，須消費者可接觸適當的資訊，以促進他們依個人欲望和需求做出完全了解的選擇。

　　營養標示指南提供如下之宣示，包含能量價值、蛋白質、碳水化合物和脂肪含量及任何營養或健康所需的營養，此宣示和特定措施與脂肪酸、膽固醇之類型、碳水化合物和纖維之類型及維生素和礦物質等有關。此指南同時認定營養內容應呈現在標示上的方法，包含列出參考清單或為某些營養每日吸取的量。健康與營養需求使用指南建議營養及其需求和兩者的比較，在特定條件下，與此等需求有標準化文字之說明。健康需求須有基本的科學證據，必須與營養的生理功能或在可接受膳食和健康（diet-health, DH）之關係等資訊是一致的，除了 DH 關係基於全食（whole food）外，食品組成的相關資訊也須一致。所決定的需求與已建置的飲食指南有關，或與健康飲食有關。由所謂「低」（low）、「非常低」（very low）、「免除」（free）及「來源」（source）等建置條件表格，且放在指南內。

　　為鼓勵政府去發展強制 FoP 標示制度，以減少與不健康膳食有關的加工食品和飲料的消費，FoP 標示是 WHO 全球政策的一個重要因素，為執行此政策，WHO 對會員國已提供建議，要會員國考慮建構自己的制度。於 2019 年，WHO 彙整這些建議成為單一的文件，告知 Codex 在 FoP 營養標示的工作，優先的焦點是已包裝的加工食品和飲料。

　　WHO 的建議和原則有：

1. 認同與 NCDs 膳食有關的負面營養，尤其是飽和脂肪和反式脂肪酸、鈉（或鹽）、總醣量及熱量。
2. 界定營養成分為「為防止疾病和改善健康的理由，依照食品營養組成，採用食品分類和排序的科學進行檢視」。
3. 在食品包裝上的強制營養說明，是 FoP 標示制度的必要條件。
4. 確保 FoP 標示制度的解釋，應依符號、顏色、文字或量化要素為基礎。
5. 需要標示內容包含主要營養和食品組成，為與 NCDs 有關的膳食，以告知選擇及能夠解釋食品產品可對抗風險，並可改善健康的膳食。
6. 發展監督與評估流程，作為所有 FoP 標示制度的一部分，且有必要持續改善或

調整。

　　於 2017 年，Codex 食品標示委員會（Codex Committee on Food Labelling, CCFL）認定為提供全球輔助消費者了解營養價值的一致性，有必要發展 FoP 營養標示的指南，同時最小化來自不同制度對貿易的任何障礙。結果，Codex 最高決策單位簽署 CCFL 的協議，啟動發展 FoP 營養標示指南的新里程。2019 年，CCFL 舉辦第 45 屆的會議，同意 Codex 在 FoP 營養標示指南的目的是提供一般指南，以協助 FoP 營養標示的發展，是補充營養資訊的格式，作為輔助消費者了解食品營養價值和其食品選擇的工具，且與國家膳食指南、健康和營養政策或執行地區等一致。依此，並非建置一個統一理論模式，目標是發展一般原則，以協助政府發展其模式。CCFL 已參與指南內容的討論、界定 FoP 營養標示及有關 FoP 營養標示的一般原則，CCFL 已同意在下回會議繼續討論此等內容。

　　另一方面，隨著 CCFL 在 2019 年的要求，Codex 在特殊膳食使用的營養和食品委員會的第 41 屆會議，於 2020 年同意考慮設計一般指南，以協助政府發展自己的特定 FoP 營養標示制度。Codex 在 FoP 營養標示工作已高度涉入，考慮它的標準和指南是在食品規範國際會議的首要重點，Codex 在食品標示的標準和指南，已在世界不同地方有地區和國家水準的執行。迄今，雖有許多 FoP 營養標示制度的發展，但許多國家仍然期待 Codex 持續推動此工作，以利這些國家可以有國家水準的制度，此同時也可應用到 FoP 營養標示之地區性一致的倡議。

二、飲食、體力及健康

　　於 2004 年 5 月，世界衛生組織簽署一個全球策略，旨為抗衡非傳染性疾病在世界的快速成長，尤其是心血管疾病、第二型糖尿病及其他癌症，此等和不健康飲食與體力不良有關，其策略依 FAO/WHO 在飲食、營養及長期疾病之專家顧問報告來發展。全球策略有在一些領域做更進一步的發展，Codex 承擔的發展包含：1. 允許消費者獲得更好的食品內涵，和良好資訊的標示；2. 降低行銷對不健康飲食影響的措施；3. 關於健康消費型態更多的訊息（如增加水果、蔬菜的消費）；及 4. 依營養品質和產品安全之生產與加工標準。

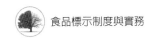

　　在 Codex 食品標示委員會和特殊飲食使用之營養和食品委員會，早已回應全球策略，如：1. 列出在自願或強制基礎下之營養表單，關於強制營養標示議題的討論；2. 營養標示的易讀性和閱讀性，關於在全球策略所認定食品配料之標示措施；3. 修正在指南內營養參考值。特殊飲食使用之營養和食品委員會依據非傳染性疾病風險的增減，已採取發展營養參考值。另一對全球策略的反應，以新的或修正 Codex 標準或指南方式，採用多年科技事證，密集在委員會內溝通，無論如何，這些標準和指南的原則，應反映公共健康與消費者保護政策。

三、食品安全與過敏之標示

　　眾所周知，提供販售給消費者的食品，至少應是吃得安全，尤其依日常家計習慣，去備食品和／或烹煮食品。實際上，人民有權利預期其所食用的食品是安全的，且適合消費。因此，不足以驚奇，所有 Codex 食品標示，假設標示是可應用到所有食品是安全可食用，當然，食品可能腐壞，與不適合人類消費，標示在限制腐壞，和提供合適貯存與處理方面，扮演一個重要角色。對控制微生物風險管理之 Codex 的原則和指南，建議適當的標示，包含指導消費者安全處理作業的資訊，且適當又簡要的告知消費者關於食品安全的議題。

　　就一些人而言，問題不是微生物風險，而是過敏，或不克忍受某些食品及某些配料，由此而引起不適、生病及甚至死亡，有關過敏的標示，請詳見第十章。就包裝食品標示之 Codex 的 GS 而言，包含配料清單，即使此等配料是以在 5% 以下所呈現的次要配料也要列出，發生任何透過基因改造而引起的過敏也要說明。至於來自生物科技的食品，Codex 早在 1989 年就討論現代生物科技食品標準的應用，1994年 Codex 食品標示委員會就採取行動，有關基因改造食品標示，請詳見第四章。

第三節　宣言與相關活動

前已述及，Codex 的食品標示歷史之建議，其已採取許多正面和預警步驟來因應挑戰，爲落實 Codex 在推動食品標示的各種標準、原則或指南，除提出宣言外（CAC, 2008），其採取一些廣告活動，前述已指出，在世界各地有支持和反對 Codex 的某些標準。依此，本節首先簡述其宣言，其次，說明所採取的相關活動，最後解析有關的爭論。

一、宣言與其他解釋的指南

隨著 1985 年採取 GS 以來，食品標示委員會有考慮關於宣言本質的討論，其本質在食品標示原則內容的合法性。引起關注的宣言，是誇大健康與營養之宣言，其宣稱正常飲食不可能提供適當營養，且有關特定名詞的使用，如自然或有機。上述爭論，導致在宣言中採取 GS，作爲一個原則的第二說明，此原則於 1991 年之後有陸續修正。在宣言中之一般指南（General Guideline）討論禁止、潛在誤解及條件等宣言。特定內容早已被委員會採用，以提供上市食品更詳細的解釋，如有機生產和 Halal 食品，關於特殊飲食食品和醫療食品的宣言，已另訂定標準。委員會考慮「自然」（nature）和「素食者」（vegetarian）使用的指南草案，但後來放棄。於 2009 年之後，委員會也在社會或環境方面發布宣言，除了有機之外，另在地理認證方面也發布宣言。

二、相關的活動

多年來，廣告與標示關係的問題，已在 Codex 及其食品標示委員會成爲討論的主題，此一討論的時間點，於 2003 年由加拿大祕書處準備，然後委員會以營養和健康需求使用指南作爲廣告的參考，即由專家判斷，且將指南內之廣告定義予以修正。於 1984 年，由 FAO 和 WHO 之法規會提供法律意見，以下作爲廣告考慮的

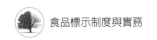

基礎：1. 廣告非特定給 Codex 法規的參考，它的強制性是執行保護消費者健康，和確保食品貿易公平作業所設計的一個計畫；2. 無論如何，為執行此一強制性，委員會是隱含地授權去討論必要的事件，及對此強制性的輔助力量。廣告在一般和委員會的上級組織是永遠被考慮的，尤其關於必要事件，及輔助保護消費者健康與食品貿易公平作業。因此，委員會可能考慮與完全目的直接相關的廣告，它可能同時依上級授權對受補助團體的有利廣告。

　　除了法規授權，委員會自願加入在廣告的深入討論，有一些在 Codex 標準和指南做廣告的參考原則：

1. 在標示沒有效果的陳述，特殊飲食食品的廣告，對符合資格的人沒有勸導效果，以上廣告是不需要。
2. 禁止特殊醫療目的食品對一般社會大眾的廣告。
3. 有關一個食品是有機的宣言廣告，是足夠帶動有機生產的產品之生產、加工、行銷及標示之指導。
4. 參考國際母乳替代品行銷條碼、嬰幼兒養育全球策略及為養育嬰幼兒之穀類食品加工標準，國際條碼包括在行銷定義的廣告。
5. 參考營養和健康宣言指南進行廣告。

　　委員會之願意進入廣告領域，可能是在許多國家的廣告受到規範，即受到關於一般消費者保護，和一般產品貿易作業法律的規定，而非食品法規。它的問題可能不是法律適用性的問題，而是在一個國家層級技術適用和責任歸屬的問題。

　　總結上述，為包裝食品標示，Codex 之 GS 已被認為是在保護消費者抗衡錯誤、欺騙及不利經濟之 Codex 的主題，換言之，即確保食品貿易的公平作業。對一些食品而言，這些是 Codex 已建置的商品標準，GS 是由特定標示規定來補充，包含食品名稱，在這些情況，GS 和商品標準必須共同閱讀。WTO 已肯定在歐洲沙丁魚的標示規定，此概念的擴充，已引發預防某些宣言誤用的指南發展，如在健康和營養需求及有機或 Halal 食品之需求。就 GS 原始概念，作為主要的一個貿易標準而言，Codex 已採取一系列修正和附加解釋主題加入標示的訊息內容，尤其在標記日期和營養標示。因此，一個預防錯誤和欺騙之標準理念，已逐漸成為擴充包括一些要素，來允許消費者在購買食品時，可做一個知情的選擇。Codex 及在食品標示

委員會現能掌握包含執行飲食、體能及健康公共政策之相關問題，有些已很清楚在 Codex 所建立的技術權限內，而有些仍需繼續擴充其權限。

三、爭論的焦點

前已指出，對 Codex 所設定的食品標示規範有正反兩面意見，以下再陳述爭論的焦點。1996 年，德國授權提出為預防或治療理由，不可出售草藥、維生素或礦物質，且補充品應被再歸屬為藥品，此提案已核准，但反對者停止其實施。於 2005 年 Codex 之會議，其中討論關於維生素和礦物質食品補充品指南的許多議題，已同意其為新全球安全的指南。此指南指出，人民在考慮任何維生素和礦物質補充品之前，應鼓勵其由食品選擇均衡的飲食。由於飲食攝取不足，或消費者考慮其飲食需補充品的情形，維生素和礦物質之食品補充品可作為每日飲食的補充品。迄今已有許多研究證實，範圍刻度（range scale）影響物料生物特性，奈米範圍也會改變它們；一個事證引導假設相信對其毒理特性之「類比範圍刻度條件」的假說，尤其關於出現在食品中之奈米物質、相關物資的食品，或飲食補充品等尚未有適當的評估。

許多國家規範的物質，如治療性物質或製藥業或某些分類，並沒有要來呈現其是醫療可用。爭論主題不是尋求禁止補充品，而是建議其標示和包裝的必要條件，設定最高和最低劑量水準的準則，要求在決定配料來源時，應考慮安全性與有效性。FAO 和 WHO 已執行用「禁止消費者在維生素和礦物質食品補充品攝取過量之標示」。Codex 委員會（CAC）表示，指南需要標示含維生素和礦物質食品補充品最大的消費水準之訊息，WHO 也表示，指南確保消費者由維生素和礦物質所獲得的健康效果。於 2004 年，類似觀點也被歐盟之《食品補充指令》（Food Supplements Directive）和 Codex 對維生素和礦物質補充品之指南草案等注意到。

另外由生態、社會永續農業及食品制度之支持者提出的爭論，如慢食運動（slow food movement），而慢食運動已在歐盟有更緊密的結合。除此之外，《未來食品宣言》（Manifesto on Future of Food）表示如 WTO、世界銀行、國際貨幣基金會及 Codex 等機構，已編纂相關政策提供全球農企業參考，但卻低估農民和消費

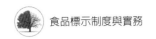

者的權益。

聯合 FAO/WTO 委員會為下列目的理論化食品添加物的使用：1. 維持食品營養品質；2. 加速保持品質和穩定性，降低食品的浪費；3. 增加食品對消費者的吸引力；4. 提供加工的重點協助。所謂的吸引力（attraction）可能與食品表徵比較適用，而非比較貴，亦非其主要營養特性效果的改善。

四、歐盟與 Codex 的關係（Maier, 2008）

（一）食品安全政策與歐盟外部關係

歐盟向來對能源、氣候變遷及移民政策皆相當關切，但以歐盟會員國對經濟全球化及其他發展之防衛能力為優先，但防衛能力和預期能力的落差，已和共同外交與安全政策（Common Foreign and Security Policy, CFSP）結合，CFSP 和外貿政策是非常重要的。糧食安全政策是規範糧食在合法狀況下生產與運送到市場，另一方面，它能提供大眾健康政策比環境政策來得更寬廣，在歐盟運作機制下，已建立在此等方面良好的效果，而國際貿易是其中不可被忽視的一環。來自非歐盟國家的出口商，歐盟食品規範成為一個重要的非關稅障礙，若偏離它，尤其是比出口商的地主國更為嚴格，同時，所有這些範圍或多或少皆有國際條約與組織，企圖影響他們契約方的政策。食品安全政策在此方面是一個有趣的情況，不像環境規範，而是一個雙方組織負責設定國際標準，如聯合國 Codex 的 CAC，是一個為建立外部食品安全政策的單位，自 2003 年起，經過 10 年的協商，歐盟成為 CAC 的會員國。

（二）歐盟成為 Codex 會員之理由

前已指出，Codex 有兩大目的，即保護食品消費者的健康與確保食品貿易公平作業，嚴格來說，Codex 標準不僅有如此連結，尚有個別會員國強力採取，無論如何，這些標準的法律地位，因在 1995 年《食品安全檢驗與動植物防疫措施協定》（Sanitary and Phytosanitary Measures, SPS）之實施而明顯提升。除應用 WTO 之沒差別待遇（non-discrimination）外（即輸入產品的限制規範不能比國內產品嚴格），SPS 要求 WTO 會員國，有義務基於其國內食品安全措施要有健康風險的科學評

估，除非其措施已具有國際標準化的食品標準，如 CAC 所訂定的標準。

　　Codex 標準已涵蓋非常廣的國際交易食品產品，已有超過 400 種的標準、指南及作業條碼，且有陸續修正。於正式加入之前，歐盟內部有事前協商會議，1980 年代中期，修正歐盟加入 Codex 的法律與實務條件，1991 年，歐盟加入 Codex 的 FAO，經過 4 年的協商，於 1995 年，FAO 因歐盟共同農業政策（CAP），而選擇歐盟為一個測試案例（test case），於 1995 年，基於 FAO 或 WHO 的總幹事指出，歐盟已足夠作為 Codex 的一員。

　　一般而言，在 WTO 法律內部的有關 Codex 標準，是提供歐盟加入 Codex 的另一誘因，除此之外，SPS 協議明顯地規定，WTO 會員國應與相關國際組織和附屬組織扮演完全的角色，尤其在 Codex。歐盟在 1995 年 3 月與 FAO 簽署加入 Codex 的相關協定，即《權限宣言》（Declaration of Competence），它包含所有歐盟外部食品貿易要符合 Codex 標準，但經歐盟會員國否定，因影響外部貿易政策，但又經幾年的協商，因歐盟會員國無法抗衡獸藥在食品的殘留（residues of veterinary drugs in food, CCRVDF），如同狂牛症（BST）。基於 BST 的經驗，也是歐盟加入 Codex 的另一原因，於 2001 年 2 月提出修正 1996 年的宣言，最後在 2003 年 11 月加入 Codex。

（三）歐盟如何作為 Codex 的會員

　　歐盟在 Codex 的條件下，於 Codex 的會議議程之任何議題，歐盟或其會員國有權限的限制，下列歐盟法規須有一致性：1. 若有關歐盟規範已完全或大部分已一致性，則 EC 在 Codex 議程主題有完全的權限，如食品汙染規範；2. 權限僅在部分一致性的領域可分享或混合，混合權限指 Codex 議題涉及歐盟內部法律同時有一致性與非一致性的領域；3. 如同一般原則，會員國在歐盟層級有非一致性領域之權限，如相對稀有食品法規，但仍會發生。有關歐盟在 Codex 權限的細節，如表 7-1。

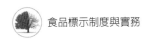

表 7-1 歐盟在 Codex 權限之分工

歐洲法律的一致性	權限	投票權	EC 市場的本性	由代表之立場	立場歸於
1. 完全或最大程度的一致	EC	EC	共同體	委員會	EC
2a. 部分一致	主要 EC 的結合	EC	共同立場	委員會	EC 及其會員國
2b. 部分一致	主要會國的結合	會員國	共同立場	總統	EC 及其會員國
3a. 沒有一致	會員國	會員國	共同立場	總統	EC 的會員國
3b. 沒有一致	會員國	會員國	視沒有共同立場為必要的	會員國	EC 的會員國

資料來源：Maier (2008)。

CHAPTER 8

食品標示之國際法律架構

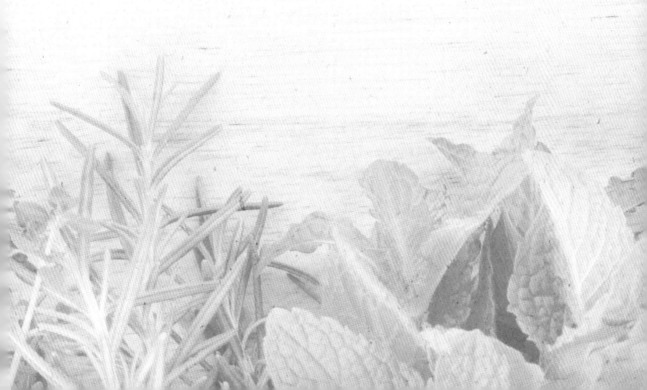

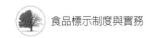

食品標示架構，旨在規範不同的目的，如由人類健康、消費者權益到國際貿易；因此，國家標示法律必須尋求在這些目的之間的平衡，考慮不同國際法律的義務，這些義務可能左右國家的架構。標示原則有強制與自願標示之分，前者決定的資訊必須永遠在標示上面，而後者僅管理出現在標示上面的資訊，就此兩大類的標示而言，有可能是關於一致性評估的原則。

有關健康權益和合適食品權益，是在主要認定人權之內，此亦為食品標示要承擔的部分，即關於資訊和參與的權益。消費者權益包含接受適當和完整資訊的權益，以利其自身的選擇與處理食品安全。此等意味著，國家的職責是要去保證資訊出現在標示上是正確的，足以保證食品安全及能夠追溯和允許追溯的責任。

國際貿易原則，承認國家保護人類、動植物健康及追求合法目標，如保護消費者免於欺騙行為。同時，標示要件和認證，可能構成自由貿易的障礙，尤其對開發中國家，可能很難去配合。因此，此等要件應是配合這些國家的目的和透明，不應在國家之間有差別待遇。

食品標示涉及許多國際法律的科別，由人權法律到環境法律，及到貿易法律和國際食品標準，有時候，這些會出現在不同法律的科別，尤其在人權與貿易之間可見到的矛盾。無論如何，就國際法規而言，有一很強的假設，反對規範性的衝突，當為它們協商創設義務之新的協定時，所陳述的通常假設是不希望與現有義務衝突。在國際公平法庭，意指此假設是在通過儀禮（right of passage）的情況，即它是一個解釋的原則，就政府觀點所引發的主題，理論上可解釋為，配合現有法規，而不可背離可產生預期效果之舉。

此一原則，同時適用在成功的國際義務，在《維也納條約法公約》（The Vienna Convention of Law of Treaties, VCLT），提供應用此條約的原則，包含在遵守、追溯性、連續性國際協定及防止執行的衝突等原則。但它必須假設，情況有不同國際法的科別，而此國際法已承擔食品標示的一致性，而且不可與其他具衝突性，當它在《國際貿易法》與《國際人權法》，採取此原則是特別重要，它們須假設與其他法規是有很清楚的一致性（Vidar, 2010）。基於上述，本章首先介紹國際人權法規與食品標示的關係，及其所涉及的消費者保護，其次說明國際貿易協定和食品標示之關係，最後，特別提出 SPS（Sanitary and Phytosanitary Measures）與食

品標示的關係。

第一節　國際人權法規與消費者保護

　　國際人權法規與《食品標示法》的連結，旨在食品、資訊、參與及其他的權益，如《環境法》包含瀕臨絕種的物種保護、永續生產方法和其他，它同時也反映在標示上，去強調關注消費者。人權法規提供一般原則，去檢視標示規定和引導在國家和國際層級所採取的過程，但本身不提供詳細的標示規定，且可能非永遠解決可適用原則之間的衝突，如合適的食品權益、資訊權益及負擔得起食品的權益（FAO, 2009; CESCR, 1999）。本節依序說明食品權益、資訊權益、參與權益及環境權益。

一、食品權益與健康之關係

　　食品標示法規，能夠被視為保護個別消費者，追求合適食品的人權之一種方式，合適食品權益已在《全球人權宣言》（Universal Declaration of Human Rights, UDHR）第 25 條予以規範，且連結《國際經濟、社會及文化權益公約》（International Covenant on Economic, Social and Cultural Rights, ICESCR）等 160 個締約國；此權益也列入此公約第 11 條，為追求合適生活水準，且遠離免於飢餓的基本權益。此等權益，意味生產所需食品的權益，或可供選購食品的權益，進而形成健康與均衡飲食的一部分。締約國必須尊重、保護及履行推動此等權益，此意味締約國首先必須尊重人們已存在去接觸食品，其次是保護此權益免受第三方的侵權，但基本上須立法與執行，最後，是締約國須建立對人民養活自己的環境，當人們沒能力透過自己力量去做的時候，政府應提供相關食品或現金去購買食品，依此等有義務去履行提供合適食品的權益，食品標示法規是締約國為保護得到合適食品權益的表達方式。

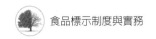

適當的標準是指食品之安全、營養價值及文化接受性，在處理安全和食品貯藏及成分和營養價值等觀點，標示是與其有直接關聯，例如：肉品是否為 Halal？它同時可能的討論是，在食品之 GMOs 是一個文化問題；因此，應由在這些國家的人權觀點來看標示包含的情形。同時，食品權益意味著，食品必須是符合經濟的接觸，故標示的要素，對生產者和消費者有發生成本的考量。在 ICESCR 的第 12 條，認為此權益是獲得健康的最高標準，目前流行的肥胖症，對訂定法規的人帶來壓力，因要採取透過在行銷限制，以及透過協助消費者做比較健康的選擇等行動，以保護消費者，免於營養不良和高能量密度食品，這些發展，透過健康權益和食品權益的適當因素，已獲得合法性。

於 2004 年，FAO 已採用在國家食品安全範圍（Context of National Food Security）內，支持適當食品權益落實之自願指南，在食品安全與消費者保護之指南第 9 條，也包含標示原則的措施，即會員國應採取保護消費者的措施，以免除在包裝、標示、廣告及食品銷售上受騙和錯誤解釋，透過確實在上市食品放置合適資訊，以輔助消費者的選擇，提供任何因不安全或摻假食品（含街頭販賣者所提供的食品），所引起傷害的追索行動。

這些指南，同時注意在營養指南內範圍之標示，如會員國被鼓勵採取步驟，尤其透過教育、資訊及標示等規範，預防過度消費和不均衡飲食，蓋其可能導致營養不良、肥胖及退化之疾病。依據世界人權會議，所有人權是世界性、不可分割、互相依賴及互有關係。在食品標示方面，資訊權益是密切的與合適食品權益相連結，依此，每一個人皆有關於其購買食品時，應有的正確資訊。

二、資訊的權益

在 UDHR 的第 19 條，認定資訊的權益是意見和表達自由之權益，此等權益，包含在不互干擾下持有意見的自由，可透過任何媒體和無界限去追尋、接受、傳授資訊和理念。《公民與政治權利國際公約》（International Covenant on Civil and Political Rights, ICCPR）的 164 個締約國有義務去執行這個權益，如同在 ICCPR 第 19 條所認定的項目。依聯合國在自由表達權益之特別報告，雖然國際標準只建立

在資訊自由的一般權益，但接觸資訊權益，尤其在公共團體所持有的資訊，是很容易由表示追求和接受資訊等引導，此同時也包含在 UDHR 和 ICCPR 之第 19 條。許多國家現已有激勵接觸公共資訊和開放其義務之權益的法規。

無論如何，就食品標示觀點，資訊大部分不在政府機關，而是在食品生產者，標準的公共法規，是在規範買賣雙方互動的民間法規，在人權上，如同食品權益，更與食品權益有密切關係，會員國有義務透過適當立法和其他措施來保護資訊權益。在此方面，表達自由同時也非常重要，如同權益可被考慮有一負面觀點，即禁談的權益（a right not to speak）。消費者取得資訊的權益，可能受到生產者權益的限制，因其不提供資訊，在平衡這些層面，要考慮與合適、適當提供食品與公共健康的關係，以及環境保護也非常重要。

在兒童權益會議，也認同兒童獲取營養最高標準是其權益，其內容包含一個哺乳推廣措施，它是有科學認定，對嬰幼兒最好的營養。於《哺乳替代品行銷控制條碼》（Code of Conduct on Marketing of Breast-milk Substitutes）之第 9 條，包含嬰幼兒配方奶粉標示的嚴格措施，標示必須包含母乳餵養優勢之說明，不是只在包裝和標示要有嬰幼兒照片，或他們有其他照片，旨在合理化母乳餵養的使用。此議題點出標示與食品行銷其他方法之連結，如控制條碼禁止哺乳替代品之廣告和嚴格限制行銷方法，以致可避免在餵養優勢不被需要時，取代母乳的餵養。

三、參與的權益

如食品和資訊權益，人權同時有一個處理要點，如可計算性、無差別待遇及可追索。參與是落實人權的另一重要原則，同時，它本身就是一種人權。ICCPR 第 21 條認同和平集會的權益、第 22 條的聯繫自由的權益及第 25 條的參與公共事務管理的權益。參與的原則，意即人們應有能力決定自己的福祉，和參與影響其決策之規劃、設計、監督及評估。每一個人必須能夠參與公共事務的管理，包含政策的採用和實施。就此觀點，每一個人在某些點或多或少是消費者。參與原則在實際的執行上，於政策形成和標示立法或其他議題，皆須透過消費者團體和製造商的加入，在民主的社會，參與同時確保透過民意代表的選舉，然後由他們再確保決策與

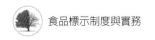

法規的採用。

四、環境的權益

原則上,食品權益受限於食品永續的必要性,此意味著對此食品限制的方式,是被生產出來的食品不能威脅未來世代的食品權益。於 1972 年,聯合國人類環境會議宣告,含自然和人造的環境,對其福祉與基本人權之享用是非常重要,即使對生活本身權益也是如此。於 1992 年,地球高峰會議採取《里約宣言》和第 21 議程,此連結關於人權之環境保護和永續發展許多會議。當永續環境之人權,對人權領域是一個相對新的概念的時候,近幾十年來,透過國際法的發展,環境法規已被分切出來了。與環境相關的食品標示,如北方藍鰭鮪魚之例子,或《卡塔黑納生物安全議定書》(Cartagena Bio-safety Protocol)所規範的基因改造食品(Miskiel, 2001; WTO, 1991)。

五、消費者保護

拉丁語之「買家當心」(caveat emptor),是指「讓買者謹防」(let the buyer beware),不再對食品零售之銷售考慮是適當的。再者,它認同消費者常面對在經濟術語、教育水準及議價能力之間的不對稱性,消費者應被保護,免於不安全食品、不公平作業及不正確或誤導的資訊,應採取相關措施,以推動更多元永續的消費型態。許多國家已採取消費者保護法規,可能是一般法規和特定部門的規範,消費者保護所關注事項,同時也直接加入食品標示規定,或至少在健康和安全、資訊正確性及強制披露等基礎上的格式。消費者保護和權益,常受人權影響,不論在相關規定是否明示人權,他們分享同樣的價值,這些是食品權益、健康權益、資訊權益及參與權益等情況。在某些程度上,消費者保護被認為是一個措施的法定目標,它可能構成貿易障礙,就貿易觀點,完全的平衡必須被建立在 WTO 的個案基礎上。

沒有國際合法連結消費者保護的細節,聯合國消費者保護指南已被大會採用,且落入所謂軟性法規目錄(soft law category),即它依賴勸導而不具法律效力,且

大部分透過在議題上的國際文件，文件上說明消費者應有權利接觸不具危險性的產品，及有權利推動公正、公平和永續經濟、社會發展和環境保護，它擁護在健康、安全及經濟利益下的消費者保護。此原則包含接觸適合資訊，依他們個人的欲望和需求、消費者教育及有效消費者糾正，促使消費者做知情的選擇，同時也認同有自由去形成消費者團體。

消費者保護指南，包含許多措施，如為消費者取得知情和獨立的決策之必要的資訊規定，同時這些措施確保所提供的資訊是正確的。無論如何，它有趣的指出，他們並不直接參考人權。自 1999 年聯合國指南展開以來，永續消費的概念是其特別重點，此議題同時也被包含在 1992 年之里約（Rio）會議，有關在發展與環境宣言和議程 21 之內。此指南指出，非永續消費型態，尤其在工業化國家，是環境惡化的主要原因，其更指出，永續的政策應考慮根除貧窮的目標，滿足社會所有成員的基本的需要，並減少在國內外之不平等。

推動永續消費的措施，尤其是激發消費者和需要他們的選擇是理性的，此措施包含透過食品標示，應與其他措施有所不同，更激勵的措施，如禁止沒有標準食品的行銷，例如：買賣來自某些瀕臨絕種的物種之產品是非法的，在標示要素下，它更不被允許。許多措施指向環境和消費者之關係，消費者保護指南特別指出自願和透明生態標示的計畫。生態、公平貿易和類似標示措施，係來自關注永續消費，及受國際人權和環境法規的支持，為更公平和考慮所有社會，同時其目標從里約到羅馬會議皆為主要重點。若消費者能夠影響食品生產方法，並選擇對生態較小影響的食品，推動公平和社會正義，則生產者必須一方面執行，或另一方面允許提供消費者所需要的資訊，此可透過標示、廣告或其他溝通方法予以完成。

無論如何，值得注意的是，消費者保護指南同時包含一個特定的措施，即消費者保護方法應與國際貿易義務一致，此意味指南不被用來挑戰國際貿易法規。無論如何，在整合的法定標準下，人權法規與環境法規可能被使用來解釋和應用國際貿易法規，此為尋求在不同國際義務整合的精神所在。消費者保護指南，能夠同時解釋國際貿易法規有不清楚的規定。

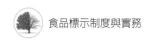

第二節 國際貿易協定與食品標示

　　誠如前述，就食品安全而言，食品標示已被認定是一個保護消費者健康的有效工具，並促進營養福祉，同時防止錯誤與誤導的資訊。若在市場有太多的標示，消費者可能被資訊搞得不知所措且被誤導；因此，能夠很容易認定重要且必要的資訊予以防止，且對所購買的食品感到有信心。因全球貿易已被強調食品的來源國與之後的其他國家之貿易規範。當有愈多的食品貿易時，標示必須符合在不同國家眾多消費者的需求，則國家機構愈應該了解貿易協定的措施和方法，可能影響標示政策與法規的制定。在貿易夥伴之間，已有重要的付出，朝向在標示的區域一致性。如在拉丁美洲，所謂的共同市場「MERCOSUR」，包含阿根廷、巴西、巴拉圭、玻利維亞及智利，其發展一個在食品標示的聯合規範，被納入在每一個國家的法律。在歐盟透過採取對消費者食品資訊的規定〔規範（EC）No. 1169/2011〕，各會員國有一致性的食品標示。在一些非洲區域經濟共同體（African Regional Economic Development Communities），有法定強制與能力，去制定直接呼應會員國之規範。在紐西蘭和澳洲之間，有食品標示的雙方合作，在美國、加拿大和墨西哥也有標示議題的合作。

　　當有區域的一致性，屬於區域共同體的每一個國家，必須確保其國家規範完全與區域水準一致。在保護生產者利益，和促使消費者做出知情的選擇，則標示規範的一致性，對確保產品自由移動能做出一個重要的貢獻。由於這些政策的發展，透過協商和認同其他國家雜異化需求的挑戰，資訊與專業的分享，將助長在此方面工作的進展。依此，本節就國際貿易法規觀點，檢視食品標示的相關措施。

一、相關的貿易協定

　　標示的服務，在國際貿易有許多不同的目的，其對進口國和國外購買者釋出資訊，含重要的安全與健康資訊，及支持消費者選擇，更允許追溯產品來源，和維持公共秩序及保護消費者追索的權益。為輔助國際貿易，貿易協定給予國家可以做

的標示要素之限制。區別在國家法規之間的差別是很重要的，如：1. 具有法律約束力的標示要求（labelling requirements），在一個國家，有義務決定哪些資訊提供在食品標示上；2. 公共或民間的自願性標示方案，此制度可能規範：(1) 在沒有約束標準下，透過法律或規範的架構（確保合法保護政策所涉及的關係人），或 (2) 基於民間標準，在國家一般標示或消費者保護規範之架構下；3. 有一致評估的法定架構，可規範授證機構的信任度、監控及監視，同時監視國外一致評估機構。

1995 年 1 月 1 日，正式執行由《馬拉喀什協定》（Marrakech Agreement）所建置的 WTO，至 2021 年，WTO 有 164 個會員國。WTO 提供降低國際貿易障礙的協商平臺，對所有國家確保一個公平競爭的環境，由此有助於經濟發展與成長。多邊條約（multilateral treaties）比雙邊貿易條約來得公平，但可能任何一方常處在非常不平等的情況，對出口商而言，藉由建立以原則爲基礎的環境和更一致的標準，多邊條約有利於國際貿易。食品標示是在許多 WTO 協定的範圍，如 GATT（General Agreement on Tariffs and Trade）、《食品安全檢驗與動植物防疫措施協定》（SPS）、《貿易技術障礙協定》（Agreement on Technical Barriers to Trade, TBT）及《原產地規則協定》（Agreement on Rules of Origin），這些協定爲國際貿易提供可用在標示措施之合法原則。

GATT 提供產品，在國際貿易之 WTO 最主要的原理，更特定的協定，如 TBT 和 SPS 在衝突的問題占上風，TBT 協定之目的，在於確保產品要求，如標示要求，及用在評估與這些要求一致性的程序，對貿易不創造不必要的障礙或技術障礙，它包含所有產品，不論農產品或工業產品。SPS 協定，包含對起草國家規定的特定原則，旨在保護人類生命、動植物健康，免於疾病和健康風險，蓋可能對貿易構成障礙或建立限制，它的目標有兩方面，其一是認定會員國，有主權決定他們認爲適合的健康保護水準，其二是確保一個食品安全或動植物檢疫要求，在國際貿易不表示一個非必要、任意、沒科學判斷或不必要的限制。

若一個在 SPS 協定之措施，於 TBT 協定則不適用，在食品標示的食品安檢措施，包含爲落實指標和一致標記的效果，即一個產品應符合微生物標準、農藥殘留或食品添加物的規定，健康預警、過敏資訊、到期日、處理和貯藏資訊等，同時也含在此項目內。其他不能夠被視爲食安和動植物檢疫措施，如列入配合料和營養

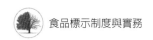

（肥胖、蛋白質和碳水化合物），則爲 TBT 協定的範疇，換言之，SPS 協定涵蓋所有食品安全層面，而非與食品組成或均衡飲食相關的健康層面。

每一個 WTO 會員國，在食品進口應訂定法規和規範，包含標示要求他們必須確保這些措施不創造不必要的貿易障礙；若可能阻礙自由貿易之任何食品標示措施或法規，則明顯與 WTO 的審查是不一致。在食品標示計畫草案和執行，WTO 會員國須有法定義務配合 WTO 的規定。爭端解決機構（Dispute Settlement Body），接受會員國關於非符合案件的申訴，它包含所有會員國，同時也受理較小上訴機構（Appellate Body）的案件，此爲每一案件的平臺。若發現標示規定與 WTO 規則不一致，可能會罰款、懲戒及商業禁運，可能的經濟結果，是加強遵守國際貿易法規，此可能爲公共國際法規對較弱一方的合乎法規機制，如人權法規。

二、國際貿易的原則

WTO 協定分享許多貿易的共同原則，皆可應用在食品標示規定上，相關原則有：

1. 不歧視原則（non-discrimination）

會員國同意，平等應用技術規範在國內和進口產品，在兩者之間沒任何差異，同時，也等同應用到由不同會員國進口的產品，這些原則，旨在確保有貿易關係國家之公平和不失眞的競爭。

2. 協調原則（harmonization）

會員國同意，使用相關國際標準，作爲準備及協調技術規範和標準的基礎。

3. 等價原則（equivalence）

若會員國履行相同政策目標，則其同意認同與其不同的技術規範。

4. 相互認知原則（mutual recognition）

會員國同意，與其他會員國爲達到一致評估程序之相互認知的協商，含試驗、

檢測、校準及認證。

5. 透明原則（transparency）

會員國同意，通知 WTO 措施的實施及確保國內措施的透明性。

6. 比例原則（proportionality）

會員國同意，技術規範措施不應限制貿易，不超過必要法定的目標。會員國可能爲追求法定目標，如消費者保護，建立強制性標示要求，但這些措施不要去做不必要的限制貿易。

7. 特殊與差別待遇（special and differential treatment）

WTO 協定，一般認同開發中會員國（含低度開發國家）之特別貿易、發展及金融需求，提供其在某些方面之差別待遇，允許例外、彈性、轉型期及技術援助。

三、強制與自願標示的要求

國家規範要求某些資訊應出現在食品標示上，如食品名稱、加工食品配合料及生產者姓名等等，然後由此對自願標示設定一些限制和架構，即生產者可能提供的資訊、在什麼環境下其所做的一些要求，如健康要求或其他對上市食品的說明，及給予消費者更多的訊息。主要原則是，一般去保護消費者，提供消費者選擇時免於受資訊誤導，且提供一個健康的行銷環境。在國家之間的作業，可能有些差異，以致可能涵蓋強制或自願標示的議題，有時候成爲爭議的來源，如 GMOs 的主題，來自 SPS 協定之食品標示資訊通常是強制性的。

TBT 協定也應用在強制標示的要求（在技術規範）和自願標示指標（標準），然其在國家或區域層級，有政府和民間團體的發展，在 TBT 附件 1 指出，兩者在一個技術規範和一個標準之差異：

1. 技術規範

列出產品特性或其相關加工和生產方法之文件，含申請行政規定，皆是符合強

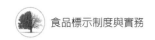

制性，若其被用在一個產品、過程或生產方法，則它可能同時包含或討論完全一致的專有名詞、符號、包裝、標記或標示要求。

2. 標準

由受認同機構所證明的文件，為共同和重複使用、原則、指標或產品特性，或相關過程和生產方法皆符合時，則不是強制性，若其被用在一個產品、過程或生產方法，則它可能同時包含或討論完全一致的專有名詞、符號、包裝、標記或標示要求。

強制標示規範，如產品名稱、配料清單、重量及追溯資訊，永遠受技術規範的限定，WTO 個案法規更進一步界定，在所謂技術規範和標準定義所包含的內容。政府或民間含非約束力、自願方式標示之規則，在 TBT 之目的下被認為是標準，由非約束儀器或法定約束規定為生產者建立之合法架構，這些自願標示能夠由其規定，因這些生產者可能自願想要依附在某些標示制度。由法定約束，所提出的規範性自願標示，對消費者和營業者有加強法定安全的優點，即由特定原則所界定指標使用的說明，而非在消費者保護和標示之一般規定，如在有機生產的例子，其對被標示食品為有機之行銷的一般禁令，而非符合特定條件。就強制和自願要求，政府有責任去監督其要求，和保護消費者有權利取得正確和真實的資訊。

凡標示要求在技術規範之定義內，即服從相關 TBT 之規定，包含資訊的提供、技術協助及特殊和不同的處理，這些標示措施，同時必須符合 TBT 第 2 條的要求，如：1. 不應對進口產品有差別待遇；2. 為執行法定目標（比例），不應做出比必要性更嚴格去限制貿易；3. 為強調環境和目標的變動，應接受監督和評論；4. 在可用時間和適合地方，必須採取國際標準作為基準；5. 透過祕書處，告知其他會員國；6. 就績效觀點，基於產品要求，必須在適當時間設定技術規範，而非只有設計或說明產品特性。

凡標示要求在標準之定義內，即服從相關 TBT 之規定和為標準之準備、採用及應用的作業條碼之規定，此包含在 TBT 附件 3 之內。許多這些規定，反映出技術規範，含非歧視原則、國際標準的使用、技術援助及特殊和不同的處理。一般而言，對標準的要求比技術標準來得寬鬆。

四、相關的國際標準

SPS 和 TBT 兩個協定鼓勵食品標準（含食品標示）的國際一致性，與引用國際標準、指南及推薦，作為輔助食品國際貿易的參考措施，此兩個協定提供一個前提，即基於國際標準、指南或推薦之措施是與其一致的。WTO 會員國在 SPS 協定之下，可能建立其自己或比較高的健康保護水準，但他們必須基於科學風險評估的基礎。SPS 明顯認同 Codex 所設定的相關國際標準，前已指出 Codex 標準，是由國際植物保護會議（International Plant Protection Convention, IPPC）和世界動物健康組織（World Organization for Animal Health, OIE）共同訂定。此前提不同於合法約束所訂的標準，WTO 申訴機構已澄清，若會員國尋求一個較高的保護水準，而所追求的保護水準是基於合適的風險評估，且國際標準不足以達成所追求的保護水準，則 SPS 協定之第 3.1 和第 3.3 條，允許一個會員國可以脫離國際標準。

不同於 SPS 協定，TBT 協定不認同那些由組織所訂定的標準是有相關的，無論如何，WTO 個案法規已明白的確定 Codex 標準為相關的標準，個案法規更明確指出：

1. 標準由共識（如國際共同體）認可，而被考慮為相關國際標準是不必要的。

2. 相關應被理解為在有問題時，解釋技術規範之目的時所承擔、有關係或相關。

會員國脫離無效或不適的相關國際標準，透過技術規範，作為所追求合法目的執行之方法，若他們沒有完成所追求合法目的之功能，則這些方法是無效的；若他們對所追求合法目的的執行是特別不適合，則他們是不適當的。會員國可能採用 SPS 的措施，含標示規範，可能導致比國際標準所提供的健康保護水準來得高，或水準旨在關注國際標準不存在的部分，他們有科學依據去判斷，在考慮不同措施之技術和經濟可行性下，SPS 措施不可能比達成適當保護水準來得有必要性，進而比較嚴格來限制貿易。

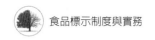

五、標示要求之法定目標

在已知所有標示要求可能干擾自由貿易下，國際貿易法規僅允許國家標示要求符合法定目的。在 GATT 第 20 條〔同時稱爲《格斯貝條款》（chapeau clause）〕，包含在協定所設定自由貿易原則內的 10 個允許例外清單，以下與標示有關的例外：1. 保護人類、動植物生命與健康的必要性；2. 確保與法律和規範一致的必要性，而這些法規與 GATT 協定內的規範不一致，包含與專利、註冊商標及著作權等保護，以及免於欺騙作業；3. 若這些措施與國內生產或消費有關聯，涉及與耗竭自然資源保護有關的標示。

WTO 個案法規證實，這些例外應被以狹窄的方式來解讀，再者，它已經決定，當考慮 GATT 第 20 條內之任何措施，我們不但決定這些措施本身是否低估 WTO 之多邊協商制度，而且若它已被其他會員國採用，此措施的類別是否威脅多邊協商制度之安全和預測性。只要措施的結果是不公正或任意的，在 GATT 第 20 條所列出的例外是被允許的，此意味一個條件是國家沒有追求避免貿易限制作業，而去追求這些目標的方法，在此架構之下，國際貿易法規一般原則，和其他由會員國所認可的國際協定，能夠同時被考慮作爲解釋一個例外的延伸。

與 GATT 第 20 條類似，TBT 協定的前言認可，會員國爲完成許多政策目標，如外銷品之品質、人類、動植物之生命與健康，或在其考慮合適的水準爲防止欺騙作業等，其有權採取必要的措施，TBT 之第 2.2 條認定法定目標，除其他之外，含國家安全要求、防止欺騙作業、保護人類健康或安全、動植物生命或健康及環境因素。此條文更提供爲評估風險有關因素之開放清單，除其他之外，包含關於處理技術，或延伸產品最後使用等之可用科學與技術資訊。WTO 個案法規，已肯定在 2.2 條之除其他外等之延伸，已超過明顯表列之法定目標清單，它同時已決定，確保市場透明、消費者保護及公平競爭等是法定目標。

當某些消費者權益的領域，透過維持公共健康和防止欺騙作業等法定目標予以重視時，它不清楚是哪些消費者權益的本身資訊，能夠被考慮爲一個法定目標。無論如何，它的爭論是，在某些情況，消費者必須被告知，關於爲環境保護之一個產品的過程和起源的資訊，此也在法定目標之內。它同時可能是在聯合國消費者保護

指南範圍內的措施，而被考慮爲一個法定目標，但尚不是個案法規應肯定或否定的。

另外與法定目標有關的問題是動物福利，考慮許多消費者對食用動物的處理有倫理的關注，若有影響動物、人類健康或環境之情況，則消費者有權知道關於此事件發生的情況。誠如前述，OIE 標準被視爲在 SPS 協定內有關動物健康的國際標準，然後能夠假設爲 TBT 協定與 2.2 條內法定目標的決定等目的而被考慮爲相關，在 OIE 之地面動物健康條碼之 2008 年版，包含在第七節內許多關於動物福利的標準，這些標準有直接和清楚的連結，或對生產的改善，但不清楚的是：1. 標示要求是否基於倫理之理由，在 TBT 之 2.2 條下將被考慮爲法定目標；2. 在此觀點下，OIE 之地面動物健康條碼，是否被考慮爲相關的國際標準。同時值得指出是很少在動物倫理有國際共識的存在，依國家制度、基礎建設及傳統等觀點，則意見是相當分歧，在任何情況，大部分關於動物福利的標示是自願性。

六、不歧視原則

爲標示規範目的之國際貿易主要原則之一，是在 GATT 第 I 和第 III 條及 SPS 和 TBT 協定中之不歧視原則（最惠國待遇和國民待遇），此意味如產品應平等對待其起源地。依國民待遇原則，國外產品不可以異於基於起源地之地方產品的對待（除非有特殊進口措施），最惠國待遇原則意味來自不同國家之間的產品，任何要求不應有歧視。就標示觀點，不歧視意指會員國之間只能夠要求這些國外產品的標示標準，此亦可用在本國產品，若一個會員國應用一個標示要求由甲國進口的產品，它必須應用等同要求到由乙國進口同樣的產品。因此，標示規範必須很清楚且非常詳細，如語言的要求，若語言用在國外產品，則同時必須很明顯地標示在自己國家產品上。

對決定一個措施是否有歧視，等同產品（like products）之概念是非常重要。WTO 已經決定，其定義應被狹義來建構，且是以逐一個案爲基礎。分析一個產品是否與其他產品之等同，須考量許多相關因素：1. 在既定市場產品的最終用途，它是否提供同樣或類似的用途；2. 消費者偏好與習慣、認知程度，及爲滿足其特定欲望或需求，視產品爲完成特定功能的不同方法；3. 產品實體特性、自然及品質；

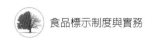

4.產品之國際關稅的等級。它同時已被肯定是在考慮產品是否等同，健康風險是一個法定的因素。

在決定產品是否等同和食品標示之關係，它同時有必要考慮，作為參考流程和生產方法（process and production methods, PPM）的指標，有兩個 PPM 的分類，一是產品為基礎的 PPMs，另一是非產品為基礎的 PPMs；前者是參考影響產品本身特性之生產方法，此類型常見於工業過程的要求，確保一個產品的品質及用途的適當性，如標記為有機就是一個例子，即最終產品落實某些要求，如沒有化學綜合農藥殘留或限制獸醫和食品加工因素之利用；後者是生產方法的結果，不被產品本身予以傳送，某些環境和社會標示就是此情形，如公平貿易，及在鮪魚罐頭（tuna can）之「dolphin-self」之標示。

七、透明與一致性評估

標示要求和一致性評估必須是透明、清楚及被出版，以配合在 GATT 的第 10 條之透明原則，WTO 個案法規已規定對申請國家，以非透明程序的認證和不清楚的告知是違反 GATT 的透明原則。透明和資訊的分送，同時在 TBT 亦為主要的要求，WTO 會員國透過所有強制標示要求的祕書處，應有義務告知其他會員國，而非基於相關的國際標準，因其可能對其他會員國之貿易有顯著影響。對草擬技術規範和一致性評估流程，TBT 委員會已採取許多建議和關於告知流程的決策。

一致性評估是標示過程和後續食品貿易之一個重要階段，它確保食品標示是正確的。會員國可能要求產品與其技術規範或標準的符合，應受認證機構的監督，以確保其國家一致性評估與其他國家有一致性的對等水準。由於一致性評估愈來愈複雜，已威脅到增加額外負擔，由此可能降低進入產品市場，尤其對開發中國家的影響更為明顯。對開發中國家而言，不歧視原則、預防不必要的貿易障礙及技術協助，可應用到一致性評估的流程，結合在 TBT 第 5 至 9 條之特別規範。

一致性評估流程，應不比給予進口國家合適信任的必要性來得嚴格，此合適信任，是指產品符合可應用的技術規範或標準，及考慮產生非一致性的風險，此意味流程應：1.盡量迅速地完成，且對國家和進口產品沒有不利的地方；2.應被寫下來

並且出版，含費用；3. 包含補救的辦法。在國際標準和對等的認同之和諧性，對公共和民間一致性評估流程是可用的，因此，在規範機構（如政府對政府）和非規範機構（民間部門）之間的互相認同協定已愈顯重要。

第三節　SPS 協定與食品標示之關係

依 WTO 在國際貿易的原則，SPS 和 TBT 是更為特定的協定，但其在食品標示呈現不同的規範，後者旨在確保產品的要求，含標示要求，及可用在評估這些要求一致性的流程，而 SPS 含特定的規則，即國家規範，旨在人類生命、動植物健康免於疾病和健康的風險，但可能對貿易構成障礙，如對 GMOs 產品，SPS 僅接受科學風險評估。依此，本節更深入陳述 SPS 在食品標示所扮演的角色。

一、SPS 之源起

於 1995 年，WTO 已在《馬拉喀什協定》（Marrakech Agreement）執行，動物產品貿易的國際規範，此舉在 GATT 協定架構之烏拉圭回合（1986-1994），更激發維持協商的高潮，但 GATT 僅包含一般商品而沒有農業商品。在 WTO 基本主題內有好幾個附件，其中之一是 SPS 協定，在國際貿易活動中，其基本目的是人類和動物生命及健康的保護，同時有植物生命與健康，認同農業部門在人類福祉和經濟發展之重要性。SPS 協定鼓勵 WTO 會員國在國際標準、指南及建議，作為他們措施的基礎，此一過程謂為「協調」（harmonization）。為達成全球性協調，由於人類、動物及植物健康的技術複雜性，WTO 指定 3 個國際機構，負起執行 SPS 協定所要求法規頒布的責任，其一是 Codex，負責消費者健康保護及確保公平貿易作業的規範，其二是 IPPC（國際植物保護公約），負責植物健康措施的國際標準，其三是 OIE（世界動物衛生組織），負責與動物健康有關規範的制定（Torres, 2014）。

在《自由貿易協定》（Free Trade Agreement, FTA）討論 SPS 任務之前，不管

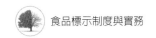

它的名稱,澄清「在兩個或以上的國家之 FTA,在其商品和產品完全免於國際規範而行銷全球」不是一個協定是非常重要的,相反的,與 SPS 有特定關係的議題,是 FTAs 強調與國際貿易交易有關的人類、動物及植物健康保護是國家自主權的概念,實際上,哥倫比亞和美國之 FTA 官方名稱是《在美國和哥倫比亞之貿易保護協定》,它是促進兩國雙邊經貿之條約,包含討論有關政治、經濟、制度、工業、環境、智慧財產權等議題,此兩國之間的 FTA 是參照在 WTO 之 SPS 協定,有關在兩國農業領域之貿易推廣活動。

　　SPS 協定的應用,是與 WTO 架構內規範最複雜的活動之一,它比較容易在製造業產品的技術特性達成規範,反而在農業之衛生或動植物檢疫國際協定是比較不易達成,因農業具有生物多樣性的本質,不跟隨製造業型態有明確 ISO 的規範。

二、SPS 協定措施的應用（WTO, 2012）

　　此協定界定 SPS 措施,為任何可應用的措施,即:1. 就會員國境內,可能來自移入、害蟲、疾病、疾病所帶來的生物或致病生物所引發的風險下,保護動物或植物之生命或健康;2. 就會員國境內,可能來自在食品、飲料或飼料之添加物、感染、毒素或致病生物所引發的風險下,保護人類或動物生命或健康;3. 就會員國境內,可能來自動物、植物或產品本身所帶來疾病,或來自移入、害蟲所建立或分布所帶來疾病之風險下,保護人類生命或健康;4. 就會員國境內,來自移入、害蟲建立及分布下,預防或限制其他的傷害。就這些定義的目的,「動物」一詞包含魚類、野生動物;「植物」一詞包含森林和野生植物;「害蟲」一詞包含雜草;「汙染」一詞含農藥殘留量、獸藥殘留及外來物質。

　　SPS 措施可採取任何方式,當中包含:1. 要求來自免疫之疫區動物及其產品;2. 為檢測微生物汙染,需檢查產品;3. 對產品設定特定的燻蒸處理;4. 在食品建立最大容許的農藥殘留量。WTO 有兩個基本原則給予 SPS 協定參照,其一,是認同會員國自主權,去提供他們認為適合的健康保護的水準;其二,是就科學觀點,確保 SPS 措施不構成不必要的限制、任意或不公正,且此措施不是在國際貿易之隱藏限制。此等意味著這些國家在動物健康及植物和食品安全等領域,可建立其標

準，無論如何，這些規範是建立在科學原則的基礎上，僅可應用到有必要保護健康的程度，不可以在會員國之間具有等同條件下，去建立任何或不公平的歧見。

當 SPS 鼓勵會員國依 WTO 國際機構（OIE、Codex、IPPC）所建立的規範進行協調，很多國家可能採取 SPS 措施去達成較高的健康保護水準，或用此等措施強調沒有國際標準之健康所關注的事情，但其有科學觀點的判斷，此等水準謂為「合適的保護水準」（Appropriate Level of Protection, ALOP），例如：在某些動物健康議題上，美國（也有許多其他國家）為動物或其產品進口，已建立比 OIE 所訂定之國際標準更高水準的要求，可用良好科學為基礎之數量風險評估來評斷，在美國，因此評斷許多動物在健康運動後，其動物疾病已根除。

為達到 ALOP 所要求，有權利建立 SPS 措施，但需要基本義務去確保這些措施：1. 是僅被用在保護生命或健康的程度；2. 是基於科學原理，且若設有科學事證則不維持；3. 在本國與外國之間，或多國國外供給來源之間，不可以有不公正的歧視。

建立國際貿易條件，比國際共識標準來得高的主權必須非常嚴格，以免在許多國家於沒有必要的科學判斷下，試著利用衛生屏障而誤用承諾。SPS 協定鼓勵健康，但不是沒有科學的保護，就此觀點，通常會詢問若沒有良好科學資訊時，存在一個緊急的動物疾病時應如何去做，在這些情況，可允許這個國家去建立即時預防緊急措施（如暫停進口的方式），但需了解這些預防措施是暫時的，如有可用的科學資訊，應在合理的時間內再做評估。這些預防措施，應與歐盟預防原則概念有所區別，因其已詳細思考，在任何行動科學不確定性的環境結合，即使在沒有科學共識，而其行動或政策是有害的情況。

在此要釐清的是，為評估價格在農產品進口之負效果，而建立的 ALOP，是一個 FTA 執行期間在 WTO 原則內是不公平，除非這個進口衝擊人類和動植物之生命或健康。SPS 認同，在一個國家可有更多的方法去達成其 ALOP，此為所謂的「等同原理」（Equivalence Principle），表示假如出口商客觀證實，其措施可達成進口商適當的保護水準，在一個雙邊或多邊協定，導致等同接受一個出口會員國之 SPS 措施（即使進口商有不同的措施）。

在已知疾病和／或害蟲傳染，常視地理和（或）生態因素及邊境而定，SPS 認同害蟲或疾病之自由區（free zones）的概念，此即所謂「區域化」（regionalization）

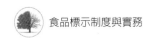

的概念，這些區域可能是一個國家的部分，或在好幾個鄰國之一部分或全部。在區域化的情況，當疾病或害蟲已存在出口國家的每一地方時，進口國家不能由這些區域去接觸產品，在這些情況，出口國家有責任去證實整合建立 SPS 障礙，以維持這些區域遠離疾病或害蟲。

SPS 主要目的之一，是增加安全衛生和動植物檢疫措施的透明性，因為此目的，會員國政府被要求，要向其他國家報告任何可能影響國際貿易之 SPS 的措施。如前述美國和哥倫比亞之例子，其中之一方的措施，是在執行前 30 天，由 SPS 常務委員會所建立的，旨在推動雙方諮詢和合作。在動物健康議題方面，此一透明性，同時包含對 WTO 會員國有義務向 OIE 做立即有關新動物健康事件的告知，即可藉由世界動物健康資訊系統（World Animal Health Information Systems, WAHID）的網站，向世界其他各國發布消息。

三、SPS 協定與 TBT 協定之關係

前已指出，在 WTO 另一附件是《國際貿易技術協定》（Agreement on Technical Barriers to Trade, TBT），旨在確保被用在合規評估之產品要求及其流程，不會對貿易創造不必要的障礙，如同 SPS 協定，所有會員國為達成法定目標，有資格對產品做出強制性的要求，這些法定目標，包含保護人類健康或安全、保護動植物生命或健康、保護環境、國家安全的利益及防止誤導的作業。

就農產品國際貿易觀點，SPS 和 TBT 之間有一重要關係，透明和協調同時也應用在評估合乎法規之技術要求和流程（又稱為一致性的評估）的形成。除此之外，TBT 協定需要非歧視原則，此意指一個國家不能夠對進口產品設定技術規格，這些產品不能應用到國家起源的類似產品，或已經沒有被執行由其他國家起源的相似產品。TBT 另外的重要原則是，需要發展為評估一致性到最低水準之流程，以達成他們所追求目標一定比例的預期效果，如一個國家不能要求，在一個進口產品的包裝資訊超過一個國家產品所需的資訊，也不能要求那些資訊超過消費者所需的資訊。

與人類健康有關的 TBT 措施的可能例子，包含在處方藥品或香菸標示之限

制。大部分與控制人類疾病有關的措施，除由植物或動物所帶來的疾病（如狂犬病和其他人畜共患疾病）之外，皆是由 TBT 來主導。就食品的情況，關於營養價值、品質、包裝規範等標示要求，是不被食品安全或動植物檢疫所考慮，因其受限於 TBT 的規定，無論如何，關於食品安全的標示要求，是在 SPS 措施的考量範圍。

以下說明 SPS 和 TBT 差異的例子，SPS 措施典型處理：1. 在食品或飲料的添加物；2. 在食品或飲料的汙染物；3. 在食品或飲料的有毒物質；4. 在食品或飲料的動物用藥或農藥的殘留；5. 認證：食品安全、動物或植物的健康；6. 有食品安全涵義的加工方法；7. 直接與食品安全有關的標示要求；8. 植物／動物的檢疫；9. 宣布沒有害蟲或疾病的範圍；10. 預防疾病或害蟲傳染到另一個國家或在國內；11. 關於進口的其他衛生的要求（如用在運輸動物的進口貨盤）。

TBT 措施典型處理：1. 食品、飲料和藥品的成分和品質的標示；2. 生鮮食品的品質要求；3. 包裝的量、形狀和外觀；4. 危險化學品和有毒物質、農藥和肥料等包裝和標示；5. 電子產品的規範；6. 無線電話、收音機設備的規範；7. 紡織品和服裝的標示；8. 車輛與配件的測試；9. 船隻和船隻設備的規範；10. 玩具的安全規範。

考慮許多國家在執行 FTAs 時已遭遇到的經驗，可能想到在美國和哥倫比亞例子的優點，對兩個國家的大部分企業部門是得利的，但這不意味著某些部門和工業不遭受負面影響，作為在既定同質生產條件下全球競爭的結果，一方面因為產品品質，另方面是生產和行銷的成本。無論如何，藉由了解協定標準在 SPS 措施之應用，將有助於看到 FTA 提供農業部門和避免誤解的機會，以及避免在執行這些雙邊貿易協定所出現之保護主義抬頭的機會。

筆記欄

CHAPTER 9

政府與自願營養標示之全球觀

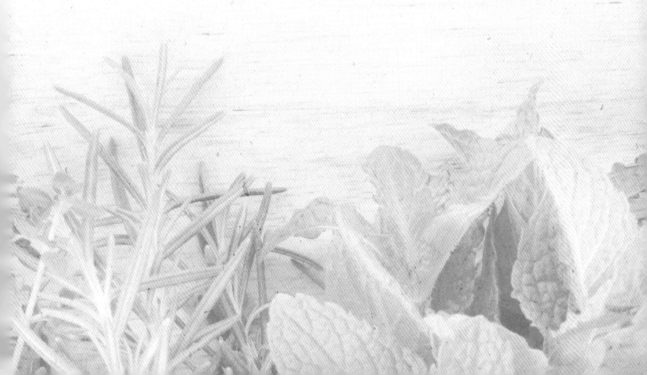

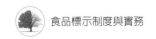

1970 年代，由於社會大眾、政府及食品企業已加強關注健康和營養，營養標示於是開始啟動發展，迄今，已是法定和自願安排的整合管理。美國於 1969 年之「白宮食品、營養及健康會議」，營養標示已被提及當作支持大眾健康為目的之一個方法，於 1975 年，也啟動實施自願營養標示方案，只有產品有營養要求或具附加營養者，則被要求有一個營養標示。自 1990 年起，此已隨美國《營養標示與教育法案》（Nutrition Labeling and Education Act, NLEA）而改變，此法案要求包裝食品需有一個營養資訊平臺（Nutrition Facts Panel），列出以每份（克）和建議攝取量之營養，在肉品、家禽肉及蛋也採用類似規定，此平臺是一個基本操作平臺（basic operator panel, BOP）。此一強制資訊，常是自願資訊平臺的輔助資訊，有商標的加持，已引起關於消費者了解與可能誤導的關注。在美國也倡議，不只提供在包裝食品的營養標示，同時在餐廳的食譜也要提供營養標示。

在歐盟，營養標示是強制性的，除非產品已有一個健康或營養的說明，其也可用在自願標示。事實上，大部分產品有官方規定的營養表，但仍有許多產品還是用自願營養資訊，大部分自願營養資訊是以每天攝取量指南（Guideline Daily Amount, GDA）之每份補充主要營養資訊的規定為主，此為一種行業贊助系統（industry-sponsored system）。無論如何，許多主要零售鏈，為其私人標示產品，已採取他們自己自願營養標示方案，且在歐洲民間標示產品的市占率已快速上升，在市場也提高能見度，採取民間標示方案的零售商，包含 GDA 為基礎的系統、交通號誌為基礎的系統及混合系統等。強制標示規範也發現在許多國家實施，如阿根廷、澳洲、加拿大、以色列、馬來西亞及紐西蘭。本章除說明營養標示之基本概念外，首先陳述政府在營養標示的規範，尤其強調 Codex 的國際規範，其次說明營養標示表或圖形的要素，最後提出營養標示策略和走向。

第一節　營養標示概念與 Codex 規範

營養標示之基本目標是引導消費者去做食品產品的正確選擇，食品公司發展營養標示的自願性指南，一般的目標有：1. 有助於推動更健康飲食的努力；2. 導

入新的行銷工具，和新的競爭優勢的形式；及 3. 轉向強制性政府標準的發展。政府層級也發現，在營養標示之規範和標準是非常重要，其理由有：1. 提供營養標示的標準格式，由此防止不同食品公司有不同格式之潛在使用；2. 確保食品公司標出最少所需的營養量（如飽和脂肪含量）和正常的營養量（如維生素）；3. 提供證明在標示上所示的營養說明是誠實和真實的；4. 確保營養標示沒有說明一個產品或現有資訊關於錯誤、誤解或欺騙的資訊；5. 鼓勵食品加工業者在食品製造過程中，應用良好的營養原則；6. 鼓勵格式的使用是有效的，且鼓勵消費者做比較健康飲食的選擇；7. 配合其他國家營養標示的要求，有利於國內所生產食品之外銷（Hawkes, 2010）。依此，本節先簡述營養標示之概念，其次，詳述 Codex 在營養標示的規範。

一、營養標示之簡要概念

關於食品營養含量的資訊，對消費者應該要有用，當提供一個解釋營養項目的標示與其他不同時，列出配合料，是認定所消費食品本質的一個方法。因在許多國家之消費者需求，食品標示已受到廣泛注意，標示的適當性和使用此等資訊，可隨國家、個人健康狀況、公共健康目標及不同人民團體等而異。無論如何，可預期的是，在食品營養標示增加可用性，是有助於改善整體國民的健康。

營養標示說明一個食品的營養含量，且為消費者來做準備；因此，所用的專有名詞，對社會大眾應是有意義的與可了解的，一個標準化且簡單的格式，有助於消費者在使用食品標示和食品種類的比較。所提供的營養資訊，應是基於與飲食建議一致性來選取的資訊，所列出的特定營養或食品成分的選擇，應考慮標示大小、在食品本質內衡量特殊成分分析的可能性及分析的相對成本。

營養標示是關於一個食品被呈現時，顯示其營養資訊的平臺，它通常出現在食品項目，同時也在現今與食品有關的顯示設計上看到，如一份菜單或超市貨架上。有兩大類的營養標示，其一，是傳統類型，是營養成分清單表（food facts table），一個盒裝表格，列出在食品及數量等出現的營養成分；其二，是圖形營養標示，在很多圖片上，解釋所顯示的營養資訊。許多國家和許多食品公司已發展規範、標準或指南等，去界定營養標示，應如何應用和應用時間、食品類別、營養要求及什麼

201

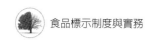

食品型態。而各國政府長久以來已很關注營養成分清單表，而食品企業則發展圖片標示，而有些政府也同時著力在圖片標示。

值得注意的是，營養標示在許多環境，是可能有問題或不相關的，尤其營養標示，可能沒有成本效果或合適的地方，因大眾健康首要關心的，是缺乏足夠的食品，有些地方的情況是教育水準不適合允許消費者閱讀或了解此等資訊，有些地方是食品包裝和配銷方法事先排除標示使用或接近食品。然而，在許多國家，有些人口之市場區隔，其將得利於食品組成的資訊，在這些情況下，很多國家應考慮有必要提供適當的標示，且以現有的指南和方法來呈現。

營養標示已努力發展起來，不同的方法和法定要求也已經被建立，但在國際發展和協調廣泛應用之營養資訊清單時，會有困難產生，諸如在標示上，被使用的語言種類、哪些資訊要隨符號以量化表示，或用敘述詞句如高、中和低，以及哪些營養資訊用食品每百克的量表示或每指定份（per specified serving）來表示。

二、Codex 營養標示之規範（CAC, 2009）

於第七章已說明 Codex 在食品標示的規範，也簡述營養標示與健康的關係，同時在第八章也說明兩大國際食品標示之 SPS 和 TBT 協定的規範，以下詳述 Codex 在營養標示的規範。由於 Codex 標準和相關的主題，在會員國想發展或更新他們國家的規範時，其提供會員國的指導方針，扮演一個重要的角色，在食品法規和食品控制的領域及營養部分，會員國使用由 FAO 帶動的方案為基礎。目前在敘述或說明個別食品或食品組的格式，已有超過 200 種標準，這些通常基於合適的科學證據和充分的科學基礎，它同時包含包裝食品標示的一般標準。Codex 考慮一些其他的一般標準，如食品衛生、食品添加物、食品的汙染和毒素及輻射食品，所有這些在保護消費者健康是非常重要，且是基於相關的科學議題，這些可能包含最大農藥和動物用藥殘留量之限制，及食品添加物和汙染之最高限制量。

（一）Codex 之營養標示

前已提及，Codex 已提出食品標示和營養標示之兩種指南，這些指南提出的原

則，是沒有食品被陳述或呈現它是錯誤、誤導或欺騙的方式，此等指南，包含營養資訊之自願營養宣言、計算及呈現方式。於要求的指南（Guidelines on Claims），建立可跟隨的一般原則和國家規範特定需求的界定。依 Codex 的架構，有關營養的事情，是特殊飲食營養和食品委員會（Committee on Nutrition and Foods for Special Dietary, CCNFSDU）的權限，而 Codex 食品標示委員會（Committee on Food Labeling, CCFL）負責建立標示的一般主題並與個別 Codex 標準來簽署標示規定。

CCFL 建立下列基本標示文字：1. 包裝食品標示的一般標準（Codex Stan 1-1985）；2. 要求之一般指南（CAC/GL 1-1979）；3. 標示指南（CAC/GL 2-1985）；4. 營養需求使用指南（CAC/GL 23-1997）。一般標準對所有食品界定為強制要求，是為呼應對消費者提供清晰產品說明所必要的重要要求。在要求的一般指南，建立被依循的一般原則，以確保沒有食品被敘述或呈現是錯誤、誤導或欺騙的方式，或可能在任何方面創造錯誤的印象。

（二）Codex 的營養標示指南

該指南所依據的原則，是沒有食品可被敘述或呈現為錯誤、誤解及欺騙的方式，任何需求應被證實，在有要求時，營養宣言應是強制。營養標示指南之目的有：1. 確保營養標示是有效的，即提供消費者關於食品資訊，促進其能夠做聰明的食品選擇；提供在標示上，一個食品營養資訊的傳遞方法；鼓勵有利於大眾健康的食品組成過程中，採用良好的營養原則；在標示上有機會提供含有補充營養的資訊；2. 確保營養標示，不敘述產品或所呈現的資訊，有任何錯誤、誤解、欺騙或不明顯的任何方式；3. 確保在沒有營養標示時有營養的要求。

（三）其他相關的規範

1. 營養宣言

所提供的資訊，應是提供給消費者，目的是具含在食品內的營養，是有適合的內容及被考慮是有營養的重要性，所提供的資訊不只應引導消費者相信，其所食用的食品，為保持健康只有剛好量化知識，而且應傳遞了解在產品內所含有的營養數量。對個別消費者，一個更正確的數量勾畫是適當的，蓋有意義的方法，是個人需

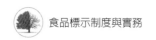

要的知識能夠被用在標示上。

2. 補充的營養資訊

營養標示不應是商榷的，意味具有標示的食品，比沒有標示的食品必然有營養優勢。

3. 營養要求使用的指南

就此等要求，在市場多種應用的觀點，這些指南的發展，旨在輔助要求的一般指南，且政府需要規範它們，以提供明確定義及防止消費者的混淆。對要求所涵蓋的營養含量、比較要求及營養功能要求等，指南提供許多定義，及關注消費者與要求的關係之一般要件，尤其具有要求的任何食品，應以營養宣言來標示，以配合 Codex 營養標示的指南。

指南可應用到所有食品，且界定符合下列營養要求之條件（營養含量）：(1) 低的：能量、脂肪、飽和脂肪酸、膽固醇、鈉；(2) 非常低：鈉；(3) 沒有（free）：能量、脂肪、飽和脂肪酸、膽固醇、糖及鈉。

關於蛋白質、維生素及礦物質所需要的條件界定，已在 2001 年由特殊飲食使用的營養和食品委員會連續召開會議完成，且送交給 Codex 採用。但關於纖維的要求和分析方法等問題涉及：(1) 除上述絕對的要求外，指南也強調比較性的要求，比較的條件也已界定，旨在對消費者提供正確資訊，包含有關減少（reduced）和輕度（light）等名稱的使用；(2) 關於營養功能要求之一般要件，與關於飲食指南或健康飲食的要求，同時包含在指南之內，但健康要求並末被包含在指南之內。

第二節　營養標示表及其要素

前述已指出，通常政府會對營養標示表（nutrition facts tables）予以規範，它說明對此表內要求的不同方法，包含考慮格式和所涵蓋的食品，而政府規範的資訊是利用於 2003-2004 年配合 FAO 調查的結果。另外，圖片營養標示旨在增加消費

者在包裝上看到、閱讀及對營養資訊的反應，此是更具解釋力的方法，一個圖片格式被使用，通常在包裝的前方，或可看到範圍的任何地方，旨在呈現和解釋營養資訊，由於重點在可見度，故有時稱為「包裝前方」（front-of-pack, FoP）的標示，事實上，圖片格式可能被發現不在食品包裝的前方。依此，本節首先說明營養標示表的一般要求，其次，陳述營養標示的要素。

一、營養標示表的一般要求

營養標示表通常被發現在食品包裝之背面或旁邊，營養標示表包含：分量資訊、卡路里、營養及快速查閱占每人每天建議攝取量百分比（% Daily Value, %DV），如表 9-1。在全球的政府規範，指出若有需要營養標示表（有時稱營養資訊平臺），則需表列營養項目、參考量詞及必須被應用的食品。

就營養標示表需要的條件與時間而言，很多國家趨向下列法規的類型，但有愈來愈嚴格的走向。

1. 沒有法規，即營養標示表完全自願，且沒有特定營養清單或格式的要求。
2. 應用在自願營養標示，有格式和營養清單的指南。
3. 除了特殊飲食用途的食品（含嬰幼兒配方奶粉、年輕小孩穀類食品、糖尿病食品、附加或強化營養食品）外，全是自願，但需要有格式和營養清單。
4. 除非營養或健康要求已在食品上，且全是自願，但需要有格式和營養清單，這些規範常需要對特殊飲食用途的食品標示出來。
5. 對所有包裝食品採取強制標示，也包含某些變化的食品組（food group）。

由於大部分國家的規範，都要求當有營養或健康要求時，包裝食品需有營養標示，有些國家同時對特殊飲食用途的食品也需要營養標示。而對強制或自願標示，大約各有一半的國家，實際上，後者比前者多。趨勢上是大多數國家會配合 Codex 之營養標示指南，要求營養標示，即此指南僅指出，當有營養標示要求時，此標示才會被國家要求。同時，Codex 一般標準（GS）之標示，與特殊飲食用途包裝食品之要求，推薦所有特殊飲食用途的包裝食品要呈現營養標示。

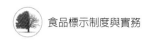

表 9-1　營養標示表（假設例子）

服務資訊	1 份的量（○○ g）	每個容器的分量○○份
卡路里	每份的量 卡路里 300	由脂肪來的卡路里 有 120
		每人每天建議攝取百分比 （% Daily Value）
營 養 成 分	總脂肪　　　　　　15 克 　飽和脂肪酸　　　　3 克 　反式脂肪　　　　0.5 克 膽固醇　　　　　　2 毫克 鈉　　　　　　　350 毫克 總醣類　　　　　　20 克 　膳食纖維　　　　　0 克 　糖　　　　　　　　5 克	18% 15% — 10% 20% 10% 0% —
	蛋白質　　　　　　　5 克	—
	維生素 A 維生素 C 鈣 鐵	4% 2% 20% 4%
	以 2,000 卡路里決定 %DV　　卡路里 2,000	2,500
	總脂肪　　　　　　　　　< 65 克 飽和脂肪酸　　　　　　　< 25 克 鈉　　　　　　　　　< 300 毫克 總醣類　　　　　　　　　300 克 膳食纖維　　　　　　　　25 克	< 50 克 < 25 克 < 300 克 375 克 30 克

資料來源：Hawkes (2010) 之 Fig.4-1

　　值得注意的是沒有規範或政策，並不意味著不用營養標示，例如：在牙買加（Jamaica）沒有營養標示的要求，但卻廣泛使用標示，蓋配合外銷的標準。同時重要的指出，即使營養標示僅要求有需要或特殊飲食用途食品，當規範可被在自願標示時，則規範同時為標示格式設定標準，因此，若標示用在自願性，則它依然需遵循格式的強制標準。

　　加拿大和美國要求強制標示，後者是全球第一個實施強制營養標示的國家，於 1949 年實施，1990 年立法，期間有些修正，於 2006 年導入反式脂肪的標示。加拿大於 2003 年實施，2007 年完全符合法規，營養清單也包含反式脂肪。依歐盟的 Council 指令 No. 90/496/EEC〔於 Commission 指令 No. 2003/120/EC 修正〕規定，除非要求食品在標示、呈現或廣告之外，營養標示是自願的，指令同時對呈現營養

標示訂定標準格式，自 1990 年以來，使用營養標示已大幅增加，當然指令也屢有修正，逐步朝向強制標示。

在拉丁美洲和加勒比海，由沒有規範到強制要求，當然有些國家依循其相關的經濟和貿易協定，在 MERCOSUR 國家，需要強制營養標示，因受巴西於 2001 年強制標示法規的影響，但其周邊國家，關注其為可能的貿易障礙，當時其中的幾個國家也在 2006 年開始實施強制標示，而智利僅規定包裝食品的強制營養標示。在中南美洲也提出規範草案，其界定當食品有營養標示，不論是食品公司自願，或是有營養要求及特殊飲食用途食品，則應依循此草案所訂定的規則，因此，規範界定應遵守的規則，是食品有營養標示，但並不強加任何對營養標示的時間和條件之要求。

所有海灣國家（科威特、巴林、阿曼、卡達、沙烏地阿拉伯及阿拉伯聯合國大公國），依循海灣標準組織合作委員會（Gulf Cooperation Council Standardization Organization, GSO）之標準（GSO9/2007，取代 GSO9/1995），其是包裝食品的標示，此標準要求，對特殊食品用途的食品標示，不丹也採用，但埃及則否，其只在有要求時，才需要營養標示。澳洲和紐西蘭使用相同的營養標示，由跨政府平臺機構所提出的法規，是澳洲紐西蘭食品標準（Food Standards Australia New Zealand, FSANZ），要求強制標示，所有包裝食品必須有營養標示表。

在東南亞國家的政府規範，在有營養要求或特殊飲食用途食品方面，皆需營養標示表，但有些國家已逐漸偏離。2008 年，香港特殊行政區（Special Administration Region, SAR），導入對所有包裝食品的強制營養標示法規。馬來西亞也有超過 50 種的食品要強制營養標示，泰國也在 2007 年開始，要求選擇性小吃食品要強制營養標示。除南非和突尼斯外，在南亞和非洲沒有相關法規的制定。

二、營養清單

要考慮政府在營養要求規範之間的差異，因應被列入營養表單內之營養有所不同，營養通常為下列三種之一：1. 在所有時間應被宣告的營養；2. 關於特殊營養被要求時，必須宣告的營養；3. 以自願有基礎應被宣告的營養。

沒有例外，當營養標示有被要求時，所有國家針對熱量、蛋白質、總脂肪和醣

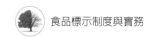

類（總量或適用量）應被宣告，此反映 Codex 建議這些營養應列在標示上，除這一基本要求外，尚有很多的差異。在一些國家，如哥斯大黎加和埃及，僅需要熱量和基本三項列在標示上，加上任何被要求的任何營養項目；其他國家，如薩爾瓦多共和國和菲律賓，同時依循 Codex 要求熱量和基本三項目，同時當維生素和礦物質具有明顯數量時，其應予以標示；另如其他國家，則要求來自四大營養項目（含熱量）皆要標示，例如：中國和港灣國家要求 4 個營養項目、南非 5 個項目、澳洲和紐西蘭 6 個項目、MERCOSUR 國家 7 個項目及泰國 12 個項目，這些不同規範要求不同的營養組合。除了基本的三項目外，大部分所要求的營養是膳食纖維、飽和脂肪酸和鈉；有些國家同時要求糖、反式脂肪和最少的酒精含量，有些國家也要求鈣、鐵、維生素 A 或 C，泰國加上 B_1 和 B_2。

當附加營養在要求之下，或已加入強化食品之中，則此附加營養可能也被要求。在許多國家，此涉及僅加入被要求營養清單，但並不是已經被列出；另外，對特殊營養，已啓動要求附加的食品組。在歐盟，營養要求是包含糖、飽和脂肪酸、膳食纖維或鈉及額外附加的綜合營養，及熱量和基本的三項。在 MERCOSUR 國家，對要求脂肪或膽固醇時，也附加要求單元不飽和脂肪和多元不飽和脂肪，而強制列出總脂肪、反式脂肪和飽和脂肪。同樣的原則，也應用在澳洲和紐西蘭，低膽固醇要求啓動對膽固醇、反式脂肪、單元不飽和脂肪及多元不飽和脂肪之資訊的要求。

除了這些營養項目外，有些規範提供附加營養的特定清單，這些附加營養，能夠完全在自願標示宣告，如加拿大、歐盟、印尼及 MERCOSUR 國家，另如日本的規範，允許在自願標示下，宣告任何其他營養項目，有些國家如日本和美國強制營養項目的順序，香港則否；有些規範通常僅寫出在營養標示的大小和位置。

三、參考單位

營養標示表列出具有營養量之必要營養，通常是以克或毫升並排。在所有規範包含額外的要求時，是參考單位的使用，即每一個營養量相對連結在營養清單，而被印出的一個參考單位，此一參考單位，被使用促使營養資訊對消費者更為友善，即一個標準化格式，允許在食品項目之間更容易比較，且能指出一個食品部分，對

所需營養的貢獻度。有三個參考單位的使用：

1. 每 100 克或每 100 毫升（per 100g/100ml）：此由 Codex 所建議的衡量，旨在一個營養表上的量化營養。

2. 每份（per serving）：此衡量企圖讓消費者了解在每份大小所消費營養的特定量。

3. 按建議的每日量（per recommended daily amount）：此企圖協助消費者了解，一個產品每份營養量與特定營養目標攝取量之間的關係。每一個國家用不同的名稱，如占每人每日建議攝取量百分比（% Daily Value）、建議每日攝取／量（recommended daily intake/amount）、指導每日量（guideline daily amount）或建議攝取熱量／營養（recommended energy/nutrition intake）。Codex 指南建議，使用營養素參考百分比（percentage nutrition reference value），此特別為國際應用而發展，是 Codex 指南的參考標準。

　　再者，因不同國家所採用參考單位有廣泛差異，許多規範要求使用超過一個參考單位，可允許在自願標示用其他參考單位，例如：

1. 有些國家只要求每份以每 100 克／每 100 毫升為單位，在某些情況，當作一個自願附加的單位，如歐盟的指令、哥斯大黎加、海灣國家、南非、越南及以色列。另外，歐盟指令（哥斯大黎加和南非也依循此方法）要求維生素和礦物質，必須以建議每日攝取／量來表示。

2. 有些國家要求每 100 克／每 100 毫升和每份兩者兼顧，如澳洲、紐西蘭、智利、中國、菲律賓、新加坡及馬來西亞。

3. 有些國家僅在參考每份大小時，要求每 100 克／每 100 毫升和每份兩者兼顧，如突尼西亞。

4. 有些國家要求每 100 克／每 100 毫升或每份，加上每人每日建議攝取量百分比，如泰國。

5. 有些國家，要求每人每日建議攝取量百分比和每份兼顧，但不是每 100 克／每 100 毫升，如加拿大、美國、哥倫比亞、厄瓜多及 MERCOSUR 國家。

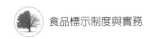

四、食品類型

　　大部分國家在營養標示的規範，是包含所有包裝食品（有時稱預包裝食品），規範要求僅有營養要求時，才需營養標示表，它意指具有營養要求之所有包裝食品，若是強制標示，則意指所有包裝食品。有兩個國家採用不同方法，馬來西亞和泰國，在所有包裝食品不需營養標示，只要列出特定食品清單。在馬來西亞，營養標示是強制在超過 50 項一般消費食品的清單，含準備好的穀類食品和麵包、麵粉為底的糕餅、蛋糕和餅乾、罐裝肉魚和蔬菜、罐裝水果和各類果汁、沙拉敷料、蛋黃醬及軟飲料等類，因這些食品常常被消費、用量多，且對社區很重要，故選取這些食品。於 2007 年，泰國政府通過一個通知，要求烘乾和烘焙脆皮馬鈴薯片、烘乾和烘焙玉米花、米餅和壓宿餅乾、烘烤麵包及餅乾（crackers, biscuits）等，需要營養標示表。

　　有些法規可能免除一些特殊食品不用標示，典型的例外，含水、咖啡／茶、醋、小於某些大小的包裝食品、在募款活動販售的食品、買自飯店和餐飲業的食品及果茶魚肉等。在美國，商品流動率少於特定數量同時亦免標示，有時候有些生鮮食品亦免之，但是營養標示資訊被要求在購買地點要清楚表示，或在型錄小冊子、活頁夾等，在購買地點以適當格式來呈現，並已要求飯店食品標示卡路里。在加拿大也要求連鎖飯店在其食品上要有營養資訊。

五、營養標示表的四大要素（詳見表 9-1）

（一）要素一：每份資訊（serving information）

　　當看到營養標示表時，第一看到在包裝上有每份的數量，如每包（罐）有 5份，及每份的大小（serving size），如一杯（300 克）。每份大小被標準化，促使它比較容易和其他類似食品比較，它們以熟悉的單位來表示，如杯或片，接下來是公制數量，如克數。此一每份大小，呈現人們通常食用或飲用的數量，但它不是建議應該食用或飲用多少的量。很重要去理解所有顯示在標示上的量，含卡路里數

量，僅指每份的大小，注意每份大小，尤其在食品包裝上有多少份。如標示表上分量是一杯，要食用兩杯，就是要消費兩份，有關顯示在標示上的卡路里和營養素就是兩倍，那就需懷疑兩倍的卡路里和營養的量，及每日每人建議的適當百分比（%DV）。

（二）要素二：卡路里（calories）

卡路里提供衡量來自一份食品含有多少熱量，如飲用一杯咖啡有 150 卡路里，若一盒有二杯，則消費了 300 卡路里。為達到或維持一個健康身體的體重，均衡所食用和飲用具有卡路里之數量，若以一天 2,000 卡路里作為營養忠告的一般指標，一個人所需卡路里可能高於或低於此，即需視年齡、性別、身高、體重及活動力而定。記得，所消費的分量決定實際食用的卡路里量，每天食用太多的卡路里，可能是連結超重和肥胖的關係。

（三）要素之三：營養項目

當看到營養標示表內的營養項目時，這些營養影響你的健康，可利用此表，支持一個人每日飲食的需要，由此尋找想要的食品是含太多或太少的營養。

1. 攝取較少的營養項目：飽和脂肪酸、鈉及添加糖

列在標示表的此三項營養項目，與不利健康效果有關，很多人因食用此等營養太多，其被認定要食用少一些。例如：攝取太多飽和脂肪酸和鈉，與增加發展某些健康條件有關，如心血管疾病和高血壓。消費者攝取太多添加糖，促使很難配合所需的重要營養。

2. 攝取較多的營養項目：膳食纖維、維生素 D、鈣、鐵及鉀

在標示表上的這些項目，大部分人沒有攝取建議的量，這些項目被認定要多攝取。多食用含量高的膳食纖維，能夠增加腸蠕動的次數，降低血糖及膽固醇，減少卡路里的攝取。在飲食中，含量較高的維生素 D、鈣、鐵及鉀，有助於降低高血壓、骨質疏鬆及貧血的風險。

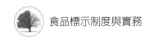

（四）要素之四：每人每日建議攝取量的百分比（%DV）

此一 %DV，是在一份食品內之每一營養項目之每天攝取量的百分比，此 DV 是針對消費者或每天不超過之營養參考數量（以克、毫克或微克表示）。其顯示一個食品的一個分量，對一天總飲食量有多少貢獻，協助決定食品一個分量，在一個營養項目是高或是低。人們不需知道如何計算此 DV，因標示表上的 DV 已為大家量身打造，它對每天已注入相同規模（0-100%DV），以協助人們解釋營養數量，而此一數量非垂直加到 100%，它是食品一個分量每一營養項目之每天量的百分比，能夠告知一份食品的一個營養是高或低，對每天飲食的每一營養項目的貢獻是高或低。

1. %DV 的一般指南

每一份的一個營養項目之 5%DV 或少於此，則被視為低度；若為 20%DV 或多於此，則被視為高度。

2. 食品的選擇

在膳食纖維、維生素 D、鈣、鐵及鉀等，要較高的 %DV；而飽和脂肪酸、鈉及附加糖等，要較低的 %DV。

3. 食品的比較

利用 %DV 比較食品的產品，但需每一分量大小是相同，可讓人們獲得更高營養的食品有更多的選擇，反之則選擇更少。

4. 了解營養內容的要求

利用 %DV，去協助和不同食品的要求，如高度、中度及降低。對每一食品產品的簡單比較，去了解在一個特定營養下較高或較低，但不需要記得相關的界定。

5. 膳食的抵換（dietary trade-off）

每天人們可利用 %DV 去進行與其他食品的抵換，但不需放棄可食用健康飲食的有利食品。若喜歡高飽和脂肪的食品，在一天的另外時間，得以低飽和脂肪食品

來均衡。同時，注意整天食用多少，以致飽和脂肪總量和想限制的其他營養要維持低於 100%DV。

6. 每人每日建議量的百分比與 %DV 之關係

在標示表所列出的每一營養項目，有一個 DV、%DV 及膳食建議或一個目標，若依循此一膳食建議，就可維持公共衛生專家所推薦之在營養表單的「高或低限」。若是高限（upper limit），則食用少些，高限意指推薦每天可低於或食用少於每天表列在每日每人建議攝取的營養量，例如：對飽和脂肪之 DV 是 20 克，此量對此營養是 100%DV，什麼是目標或膳食指南？每天食用少於 20 克或少於 100%DV。若是低限（lower limit），則食用至少到某些量，假設對膳食纖維之 DV 是 28 克，也是 100%DV，此意指它建議在大部分的日子，至少食用這些量的膳食纖維。

7. 沒有一個 %DV 的營養項目：反式脂肪、蛋白質、總醣（total sugars）

在營養標示表內，反式脂肪和總醣是沒列出一個 %DV，而蛋白質在特定情況下才列出一個 %DV。專家不可能對反式脂肪提供一個參考數據，或以任何 FDA 不相信的其他資訊去建立一個 DV。據美國飲食指南，有的事證是與飲食中攝取較高的反式脂肪與低密度脂蛋白增加血液水準有關係，即與增加心血管疾病的發展有關，至 2018 年，大部分的人造反式脂肪在美國食品供應已完全消失。

至於蛋白質，若對蛋白質有要求，則在清單內要列出一個 %DV，如含有高蛋白質。若針對 4 歲以下嬰幼兒之產品，則必須列出蛋白質的 %DV，無論如何，若針對超過 4 歲的一般人，在標示表上並不需要列出蛋白質，以致蛋白質也不需 %DV。就目前的事證指出，在美國，蛋白質的攝取並非成人或大於 4 歲孩童所關注的大眾健康的話題。至於總醣，沒有建立每天的參考數值，因每一天可攝取多少數量，尚沒有任何建議，但記得在營養標示表所列出的總醣，包含自然產生的糖（如來自水果和牛奶）和添加糖。

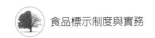

第三節　營養標示變化與趨勢

　　於前一節所論及的營養標示表，是最典型的表示方法，雖以包裝食品爲主，但因各國規範不一，致其表內所呈現的營養項目也有差異。在市場上的許多營養標示表之格式，如同烤寬麵條（lasagne）之標示，實際上，食品加工業者已被允許使用其他的標示格式。標示變化之一，是雙列標示（dual-column labels），對某些食品大於單一分量，可能在一個座位或多座位內消費，食品加工業者必須提供雙列標示，同時指出一個「每份」、「每包」或「每單位」爲基礎的卡路里和營養數量，其目的是讓人們確認在同一時間內，其食用（或喝）整個包裝／單位時，所攝取的有多少卡路里和營養，如每包內有三份之大脆餅，可能一個標示內有列出食用一份和一包的脆餅，各有多少卡路里和其他營養素。

　　標示變化之二，是單一配合糖的標示（single-ingredient sugar labels），如純蜂蜜、純楓糖漿或純糖的包裝，這些食品的包裝和一個容器，不被要求去包括在每份附加糖的克數之聲明，但仍需包括附加糖的 %DV 聲明。食品加工業者被鼓勵，但不被要求去使用「+」符號，立即依循在單一配合糖的附加糖之 %DV，由此引導附註說明附加糖的數量，即一份此等產品，對飲食的貢獻和對 %DV 的貢獻，單一配合糖和糖漿以此方式標示，以致不用看有多少糖加入此產品，確保消費者有關於一份此等產品之附加糖對 DV 和總膳食的貢獻。

　　標示變化之三，是圖形營養標示，此爲本節擬詳述的內容，除此之外，本節另一重點是陳述營養標示的走勢（Koen, et al., 2016）。

一、圖形營養標示

　　營養標示的圖形方法，旨在增加消費者在包裝上所提供營養資訊之閱讀、解釋、看到及採取行動的能力，就更具解釋力方法而言，一個圖形格式的使用，通常是在包裝上的前方，或可看到的其他地方，由此顯示和解釋營養資訊。因重點在看得到，故有時候稱爲包裝前方（front-of-pack, FoP）的標示，事實上，圖形格式同

時也發現在包裝前方的其他地方。圖形格式已在西方國家大量使用，此方式已有增加使用的趨勢，蓋前述營養標示表有不足的效果，不像營養標示表，除食品紅綠燈標示（traffic light labelling）之外，圖形標示的指南，已大量被食品業者發展，有四種圖形營養標示，即紅綠燈標示、每日數量指南（guideline daily amount, GDA）標示、營養成績制度（nutrition scoring system）及卡路里標示（calorie labelling）。

（一）食品紅綠燈標示（FSA, 2007）

該標示首先在英國發展，此理念首先由一個醫療非政府組織（NGO）提出，即於 1992 年由 Coronary Prevention Group 提出，負責食品的政府機構（食品標準局，Food Standard Agency, FSA）就研究觀點，於 2000 年代的中期採用此方法，顯示消費者發現，現有營養標示的複雜且了解困難。依循廣泛的徵詢，FSA 同意對四個核心要素，採紅綠燈標示的一致做法，在主要營養分開資訊，即脂肪每份 7.7 克是低，為綠燈；飽和脂肪每份 2.0 克是低，為綠燈；糖每份 42.2 克是高，為紅燈；鹽每份 2.0 克是中等，為黃燈。依此提供：1. 一個產品在個別營養項目水準的掃描資訊；2. 一個產品部分所呈現營養水準的資訊措施；3. 使用由 FSA 發展的營養重點去決定所連結的顏色。

因英國政府沒有機構去規範營養標示（在脫歐之前為歐盟法規），故 FSA 沒有設定計畫，但要食品零售商和加工商採取自願標示。當時 FSA 之目標，是鼓勵一致性的做法，但有足夠彈性允許食品公司、超市及飯店發展自我的標示計畫。他們關注消費者可能因不同符號和要點之多元計畫所困擾，於 2009 年，已有多家企業依循 FSA 的指南，後來智利和泰國政府也考慮採用。

（二）每日數量指南（GDA）

雖英國有多家食品公司採用紅綠燈標示，但仍不普及，部分原因來自歐盟食品業發展 GDA 的方法。此標示方法涉及列示在食品中部分之熱量和主要營養項目為 GDA 的百分比，即以圖形方式呈現所推薦的熱量／營養在一天每人消費之平均值，通常是在包裝前方標示的一部分，如卡路里○克占○%，脂肪○克占○% 等等。在歐盟主導食品產業集團的「歐盟食品和飲料聯盟」（Confederation of Food and Drinks Industries of the EU, CIAA），於 2006 年採用 GDA 標示方法，它勸導所

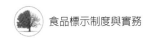

有會員採用。

　　CIAA 之 GDA 制度，涉及產品之一部分標示卡路里的數量，它轉爲在包裝前方的 GDA 百分比，爲四個營養項目（脂肪、鹽、糖及飽和脂肪）自願增加的標示視包裝而定，可標示在前面或背面。圖形採用縮圖方式，許多主要品牌食品加工商已採取此方法。當一些零售商（有英國和德國）採取 CIAA 方法的時候，許多超市爲其自有品牌食品，已設計自己的 GDA 標示，作爲創造競爭優勢的手法，此種變化，反映自代表歐洲零售商貿易商會（Euro Commerce）的勸導，他們的會員提供自己品牌產品的營養標示，但沒特別推薦格式。

　　政府和政府機構在 GDA 計畫的發展扮演有限的角色，但有時候會涉及此。CIAA 計畫和 Euro Commerce 所採用的方法，已被發展爲承諾進入「膳食、體能活動及健康之歐盟平臺」，此爲歐洲委員會發起鼓勵食品業採取承諾措施，去推動健康飲食和解決肥胖，另外，德國已採用 CIAA 計畫，當作其在食品業營養標示的官方指南。

　　在澳洲也有 GDA 的計畫，謂爲「每日攝取指南」（Daily Intake Guide）。於 2006 年，此計畫由代表主導食品貿易協會之澳洲食品和雜貨委員會（Australia Food and Grocery Council, AFGC）予以推動，其標示和 CIAA 方法很類似，爲依循澳洲法規，包括比較多的營養項目，在澳洲，營養標示是強制性，必須表列營養清單在包裝背後，如每份和每 100 克／100 毫升，以每日攝取指南，作爲自願附加的項目。若應用每日攝取指南，公司被允許應用一個卡路里 GDA 標示，若公司同時想顯示其營養當作 GDAs，其必須包括在營養標示表之內，爲必要強制性的六個營養項目，不是僅有 CIAA 所需的四個營養項目。於 2009 年，每日攝取指南就已出現達 1,000 個以上產品的標示，如麥當勞、可口可樂等大廠商都有採用。

　　GDA 標示，同時也有其他國家採用，如加拿大、美國及幾個中等所得的國家，此乃由特定公司發起的結果，在這些國家，沒有 GDA 特定政府或食品業政策／計畫；如在美國，Mars 和 Kellogg's 就採用 GDA 的標示，但不含糖的 GDA 百分比，因美國 FDA 沒有對糖的消費建立 GDA。

（三）營養評分制度

此是美國零售商所採用的方法，係由超市零售商（hannafords）發起，已被應用到所有食品，而非僅限於營養項目。由和產業沒關係的研究中心所發展，稱為 NuVal 評分，食品營養密度由 1 到 100，評分愈高表示愈有營養。每一食品價值，由一個算法分析每一食品 30 個營養因素的組合，包括纖維、葉酸、維生素 A、C、D、E、B_{12}、B_6、鉀、鈣、鋅、omega-3 脂肪酸、胡蘿蔔素、鎂、鐵、飽和脂肪、反式脂肪、鹽、糖、膽固醇、脂肪質量、蛋白質質量、熱量密度及糖負荷等。且已延伸 NuVal 的評分，被放在緊鄰產品價格的貨架標籤上，以致消費者在購買時，即可略看食品的營養價值，目前已有生鮮冷凍蛋白、生鮮食品、冷凍蔬菜、穀類、鹹小吃、罐裝蔬菜、麵包、牛奶、餅乾、曲奇餅、蛋／蛋製品、飲料（冷凍和耐貯存）、義大利麵條及濃縮油等使用該評分方法。

（四）卡路里標示

上述 GDA 標示，能夠涉及在食品包裝上的卡路里標示，但對卡路里標示的其他方法在美國已有實驗過，例如：一個州和 3 大都市，已要求連鎖飯店在菜單和菜單看板上標示卡路里。另外，某些連鎖飯店已自願採用卡路里標示，在加州有公司要求聯邦立法建構統一指南。

二、營養標示之走勢

因多年來在營養標示的政策和規範環境已有很大變化，除有 FoP 走勢外，尚有 5 個主要走向，即：1. 更大政府力量的監督，儘管發展很慢；2. 增加強制標示的採用；3. 食品業大部分採用自願方法和增加圖形營養標示（尤其西方國家）；4. 較長和較短營養清單的並用；及 5. 增加反式脂肪的標示。

（一）FoP（front-of-pack）營養標示的趨勢（Ereno, 2020）

FoP 營養標示缺乏全球和區域的一致性，已導致在全球有許多不同的制度，此一多樣化，意味在其間有重要的不同：

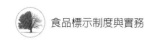

1. 有些制度是自願性，而有些是強制性。

2. 所列出的營養，或在脂肪和／或飽和脂肪之間，所考慮的也有不同，對反式脂肪酸、鈉或鹽、糖和／或附加糖、或無糖、熱量和其他正面營養等也是如此。

3. 營養素度量法的臨界點（nutrition-profiling thresholds），即計算一個食品或飲料之每份或每 100 克，在食品應用的類別等也有所不同。

4. 一些制度是具有資訊力，包含關於在產品內之營養資訊，而其他制度可用符號、顏色、文字及說明等具有解釋力；或有些是綜合資訊力和解釋力。

　　儘管有這些差異，但已發現有一些趨勢；例如：多年來有些制度已由資訊力轉型到解釋力的制度。每日用量制度指南，以成年人平均分量大小，提供在 FoP 上有關產品所含熱量的資訊，在包裝背後提供營養資訊，此等做法已由 FoP 來取代，如在東南亞國家「健康的選擇」的標示模式；南韓已採取紅綠燈顏色的 FoP 標示制度，亞洲其他國家也在討論採用類似制度。在西南太平洋，在澳洲和紐西蘭值得指出的是，其 5 個健康星評分制度（Five Health Star Rating System）是相當成功，藉由正負營養和其他成分的界定，此制度利用幾個星星去排序食品內的營養價值。

　　在拉丁美洲，墨西哥是由資訊力轉型到解釋力強制制度的一個好例子，2016年，墨西哥已導入一個強制 FoP 每日用量制度指南，且輔以警示符號和說明，以強調某些營養含過量（excessive content）的情況。給予食品和飲料製造商 6 個月時間去改變標示，以配合在 2020 年 10 月的第一個使用階段，以期配合日後的階段。智利及其他拉丁美洲國家，也跟隨利用警示說明的 FoP 營養標示制度，智利在拉丁美洲之黑色背景下，成為採用警示停止符號的先鋒，所謂黑色背景（black background），包含產品有高卡路里、高糖、高鈉或高飽和脂肪等說明。秘魯和烏拉圭也是採用類似模式的國家。這些國家在營養列表、應用營養素度量臨界點及要求警示說明等方面是有些不同的。同時在拉丁美洲地區，於 2014 年，厄瓜多採用紅綠燈和顏色 FoP 標示制度，哥倫比亞正討論採用圈圈符號（circle sign）的 FoP 營養標示制度。於 2019 年，巴西以加拿大制度為基礎，朝向採用強制 FoP 標示模式，尤其強調在產品內之高糖、高鈉及高飽和脂肪等放大鏡模式（magnifying glass symbol）。在區域一致性的要求，以減少 FoP 營養標示制度的複雜性及其對貿易的衝擊。在拉丁美洲，MERCOSUR 共同市場衛生部長已簽署發展一致性方案，而其

他拉丁美洲貿易區塊，如太平洋聯盟和中美洲也正在辯論一致性的倡議。

（二）更大政府力量監督，儘管發展很慢

　　更多政府決定在食品包裝上立法規範營養資訊，多年來至少已有 12 個國家導入或執行營養標示的新規範，如 MERCOSUR 的 4 個國家、智利、哥倫比亞、中國、厄瓜多、埃及、馬來西亞、泰國、突尼西亞、歐盟及香港特區，另如墨西哥和玻利維亞也已立法。在一些情況，反映出導入立法但沒有指南（如哥倫比亞和埃及），有些國家已增加營養資訊的要求，因對特殊飲食使用的食品，受營養和健康要求，提出對這些食品的標示；有些已在所有或選擇包裝食品導入強制標示。

　　更大政府力量監督的趨勢，反映出受兩大因素影響，其一是 Codex，前述已指出，Codex 指南建議在特殊飲食使用的食品需要營養標示，且有營養和健康的要求。其二，是為降低因不健康飲食、肥胖和長期疾病有關飲食帶來的健康負擔，故政策的發展，旨在緩和這些負擔。從遠離提供標示的狹窄方法，只為給予營養或健康要求的證明的想法，營養標示已逐漸當成一個政策去鼓勵健康飲食而被採用，由此引導更多國家採用強制標示，且更多公司以自願方式採用圖形標示法。

（三）增加強制標示的採用

　　誠如前述，愈來愈多的國家在所有包裝食品或選擇性的包裝食品上，強制放上營養標示，自 2003 年以來，加拿大、智利、MERCOSUR 4 個國家、馬來西亞、泰國及香港特區，已完全導入強制營養標示的規範。導入這種要求，因受關注的不健康飲食和肥胖問題，而配合消費者能在健康食品選擇上有更好的指南。如在智利，在其「全球對抗肥胖策略」（Global Strategy against Obesity, EGO-Chile）的架構下，來發展其強制標示政策。在香港，基於在食品標示之營養資訊規範，對推動均衡飲食是重要的公共健康手段，因而導入強制標示政策。

　　無論如何，強制標示法規並沒有矛盾的發展，其發展已趨向即時消費和複雜化。在 MERCOSUR 4 個國家，因關注貿易和營養清單的討論，延宕其強制標示發展的協商。香港是於 2008 年之後，花了幾年時間才導入強制標示的法規，蓋面對食品加工業負擔上的衝突。在加拿大，因常有混亂和不可預測性，故其強制標示的發展和實施是複雜性的，其中受產業成本太高、合適規範時間太短、標示設計太

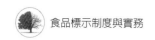

大、涵蓋食品項目（排除生鮮食品）及營養清單（含膽固醇）等問題影響。

實際上，強制標示趨勢仍持續中，歐盟之強制標示已涵蓋 56% 以上的包裝食品，尤其在熱量、脂肪、飽和脂肪、醣類、糖及鹽等皆需標示，且列在可看到的包裝處。Codex 雖未建議強制營養標示，但已更新建議強制標示的指南。

（四）增加使用圖形營養標示，但侷限在西方國家

營養標示表基本上是聚焦在提供消費者資訊，營養標示表旨在提供消費者資訊，促其能夠選出營養食品，或確定在標示上的營養要求。相反地，圖形標示旨在推動和鼓勵「比較健康食品」的選擇，或至少對其目的有所貢獻。圖形標示的發展，代表由資訊提供走向資訊的了解。於 2006 年到 2008 年之間，紅綠燈、GDAs、營養評分和卡路里標示及菜單標示，已很重要地重新界定營養標示的本質。

但圖形標示的使用，仍大量受限在西方國家，因這些國家與飲食相關的問題，提高反映出在政治和公共的議題。如由 Yum! 品牌所宣布的卡路里標示，在美國仍受其賣場的限制，此意指自願標示的發起，仍大部分受市場和法規壓力的驅動。有些情況，圖形自願標示方法，旨在反映其和紅綠燈的差異。值得注意的是，在泰國，於 2006 年，其衛生部為一些小吃食品提出使用紅綠燈標示的建議，但未被美國和其他國家跟進，取而代之的是，泰國政府導入對這些食品營養標示表應用的通常知識。

（五）較長和較短的營養清單

在對營養標示需求已經增加的趨勢下，除了基本脂肪、蛋白質及醣類之外，愈大注意力關注營養清單。如前述，許多國家現在要求鹽、飽和脂肪、反式脂肪、膳食纖維、糖、膽固醇及所有維生素等也需列出，包括這麼多的目的，是盡量提供更多的資訊給消費者。無論如何，就事證的觀點，消費者找了太多的資訊，卻很難去解釋，圖形標示法有利於包括比較少的營養項目，聚焦在對基本營養項目有比較清楚的解釋。值得注意的是，歐盟指令要求熱量加上五個營養（脂肪、飽和脂肪、對糖所參考的醣類及鹽等），主要依據基本理念是，選擇強制因素是已有研究指出，消費者覺得被太多資訊所困擾；關於與肥胖和非傳染性疾病有關係的最重要營養是有科學依據，為避免食品業的過度負擔，尤其中小企業。

（六）愈多反式脂肪的標示

必須在標示上列出反式脂肪的國家愈來愈多，如加拿大、美國、MERCOSUR 4 個國家、香港（以上爲強制標示規範）及哥倫比亞，增加此等標示是來自相關事證，即反式脂肪與心臟病的連結。無論如何，其他國家有反對強制標示。在歐盟，在營養標示列出反式脂肪是不被要求的，除非有營養要求的時候，目前歐盟還是維持自願標示反式脂肪。在澳洲，強制法規只要求若對脂肪有要求時，則需列出反式脂肪酸，此決定是依此觀點，即在澳洲和紐西蘭，反式脂肪酸對熱量攝取，依序爲 0.6% 和 0.7% 時就列出，比 WHO 的 1% 來得低。

三、營養標示之評述

全球在營養標示之規範、標準及指南有很大差異，在一些國家，政府對政策和規範未採取任何形式，但有些國家，政府已採取純熟的強制計畫；同樣地，在一些國家，食品業已發展圖形標示計畫，其他國家則無此計畫。有些國家標示被視爲政策包裝的一個部分，旨在減緩與飲食相關的疾病及其風險因素，有些國家則視爲防止欺騙的狹窄工具。這些事務的處境是有立即困惑和了解的，前者是若它發展爲國家政策，Codex 所設定的標準和指南則政府須依循之；再者，全球公司販售大量包裝食品，預期要有較大的全球一致性。

但這樣的變化，因在國家之間有眞正的差異，故同時是非常可了解，主要的相關差異有：

1. 在國家飲食中包裝食品是重要的

已開發國家食用包裝食品的比例，遠超過開發中國家，雖開發中國家消費增加速率遠高於已開發國家。

2. 關注營養成分（nutritional contexts）

在國家飲食不同的營養可能不足或太多，國家建議每日攝取量視國家而異。

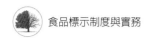
3. 健康的負擔

因不健康飲食、肥胖及其他長期疾病風險因素所引起的負擔，在有些國家是遠高於其他國家，故可能有些國家會列為優先考量。

4. 食品進出口的數量

有些國家因出口大量包裝食品，為配合出口市場之需，以致引發規定營養標示。

因這些差異，影響政府在標準和自願產業指南的發展，因後者更受市場和規範壓力的影響，儘管有 Codex 的存在，可預期的是，在不同國家之政府與企業，將發展不同的方法。但全球在很多營養標示下，包裝食品仍有更大的市場，對包裝食品業者而言，健康成為其主要的賣點，可能政府和業者會愈來愈重視營養標示。營養標示所關注的重點也有所變化，不再只簡單視為確保誠實商業的一個資訊工具，而是視為推動健康的工具，就全球食品工業而言，更為一個行銷工具，由全球食品業者所採取的行動，實際上，已在營養標示環境下有很明顯的變動。

當營養標示規範和使用愈增加的時候，有兩個重要問題要考慮，其一，是一致性的偏好如何？或在國家之間的不一致是沒關係的嗎？在國家之間的政府和食品業採取不同方法是重要的嗎？此在國家差異與在食品發展驅動市場創新是需要的嗎？其二，是當與飲食相關的不健康問題在全球擴大時，營養標示規範，確實有助於推動比較健康的飲食嗎？或消費者為比較健康的飲食，仍受應如何飲食的困惑嗎？

當政府和企業發展營養標示和監督政策時，其必須考慮上述問題，長遠之計可預期的是，營養標示是全球食品業之企業經營不可逃避的部分，而政府應努力確保消費者關於其食用的食品有完全被告知相關資訊。

CHAPTER 10

過敏食品標示之機制

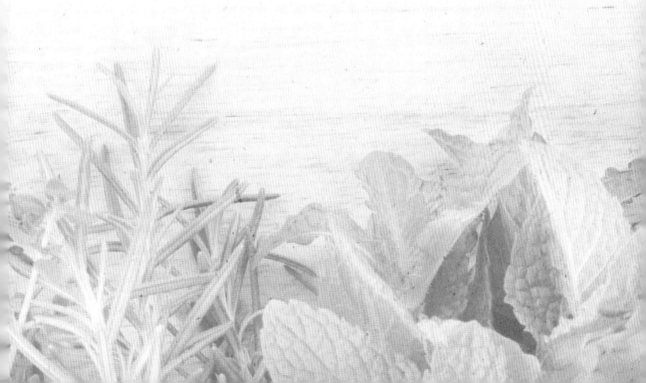

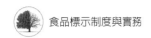

　　由於對食品過敏的人，必須很清楚關於他們所購買食品內配合料之資訊，以讓他們成功地避免，及了解食品對其過敏的反應。若可相對直接避免食品的過敏反應，則食品供應鏈會逐漸增加其複雜性，此意味著當有食品過敏反應的人試著所選擇的食品是安全時，他們面對一個更困難的工作，尤其在零售市場買包裝食品，或在外食用的情況更是如此。例如：對蛋品過敏的人，就直接避免吃全蛋，但可有效避免以蛋作為組合食品的配合料嗎？

　　基於此，在零售市場和餐飲業部門之食品企業，就被要求提供過敏原資訊，和依循在食品法所規定的標示，此意味食品企業經營者必須：(1) 在包裝食品和非包裝食品及飲料，對消費者提供過敏原資訊；(2) 在食品準備過程，有效處理和管理食品過敏原。食品企業必須確保其職員在過敏原方面接受訓練，職員能夠完成食品過敏訓練，而經理人能夠與職員分享在食品過敏最佳作業所需之過敏原清單（Hattersley and Chan, 2010）。依此，本章先介紹含有過敏原的食品，其次陳述歐盟啟動過敏標示的原因和法規，最後說明過敏食品標示的資訊內容。

第一節　過敏食品概念及其範圍

　　有食品過敏的人，其對非常少量的過敏原是非常敏感的，有時候，甚至只有幾毫克的量就有此反應。此外，當所有過敏反應被觸發的時候，所看到的徵兆，可由相關輕微徵兆，如皮疹到嚴重威脅生命的風險，如喉頭腫脹、呼吸困難、虛脫及過敏休克等症狀。因此，這些人關於在食品內有過敏配合料的正確資訊獲得是非常重要，無論如何，在生產過程中，應低度使用含過敏原的配合料，且避免可能與之交互汙染的事件。本節先說明什麼是食品過敏原，其次，陳述具有過敏食品的範圍。

一、何謂食品過敏原（Lucas and Atkinson, 2008）

　　食品過敏原通常是在食品自然發生的蛋白質，或這些食品誘導引起不正常的免疫反應。全球食品過敏症患病率是呈增加趨勢，在一些國家，小孩患病率超過

8%，成人超過 2%，如在澳洲和紐西蘭，常有來自一個或多個食品的過敏症。對年輕小夥子而言，最普遍的過敏症來自牛奶和蛋品，很幸運地，許多小孩 5-7 歲時，其過敏症就沒了。另一方面，如海鮮食品、花生及木本堅果，可能發生得比較慢，且是終身會發生的（Department for Environment, Food & Rural Affairs, 2020）。

實際上，若一個人對食品內有蛋白質是敏感的，則所有食品對其是具有引發過敏反應的能力，無論如何，在澳洲和紐西蘭，有 9 種食品或食品組有引起 90% 過敏反應，這些食品如花生、木本堅果、大豆、牛奶、蛋、穀類、海鮮食品、魚及芝麻。對食品過敏反應程度之差異很大，由輕微腸胃不舒服，到皮膚起皮疹，及潛在生命威脅的哮喘和過敏反應。一般對食品的許多不良反應，是集體地指食品過敏症，無論如何，真正食品過敏，僅表示個人對食品不良反應範圍的一部分，含無法容忍的食品。

有些消費者對生鮮水果和蔬菜，如奇異果、蘋果、桃子、西瓜、鳳梨和木瓜，可能有輕微的過敏症狀，此等狀況稱為口腔過敏綜合症候群（oral allergy syndrome, OAS），或花粉食品過敏綜合症（pollen-food allergy syndrome, PFAS），通常與主要對花粉（如樺木、豚草或草）或乳膠過敏是有關係。在這些的許多個人，若其是花粉，其免疫系統對食品蛋白質就有所反應，其症狀通常侷限在嘴巴和喉嚨，目前對這種食品過敏是沒辦法治療，但若有效照顧和緊急處理是有用的。對處理食品過敏，唯一有效的方法，是避免含有過敏原的食品。

與一個過敏原相處，家庭中的成員，對生活品質要有很大的妥協。在超市要花比較久的時間去尋找安全的食品，因必須要去了解食品標示和審查配合料清單，且需支出較多，有品牌的食品在標示上可能含有過敏原的說明。除了影響少數人的食品過敏原外，對主要過敏原之風險管理和強制產品標示，在食品業是企業重要的食品安全之事，這是負責任的食品業者應承擔的主要任務。

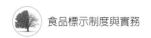

二、過敏食品之範圍

（一）Codex 建議的 8 種過敏性食品（Codex, 2008）

全球已有許多食品，被指出對人類引發過敏反應，但只有少數食品與主要反應有關。Codex 標準早已列出 8 種過敏性食品（或過敏食品組），是社會大眾最關心的，此 8 種是：1. 含麩質的穀類食品；2. 甲殼類；3. 蛋及蛋製品；4. 魚及魚製品；5. 花生和大豆及此兩種的製品；6. 牛奶及其製品；7. 木本核果及核果製品；8. 每公斤含 10 毫克或以上的亞硫酸鹽類化合物的食品。

不足為奇的是，大部分過敏性食品，在不同國家之不同膳食而有不同，例如：在日本必須宣布的過敏性食品，包括蕎麥、蛋、牛奶、花生及小麥（但非大麥、黑麥及燕麥），但蕎麥並不在歐盟和美國之特定清單之內。無論如何，其他因素也可能有影響，例如：許多水果和蔬菜所引起的過敏與花粉過敏有關，此類型的過敏與所含蛋白質之間類似，而蘋果所引起的過敏與樺木花粉有很大的關聯性，因此，過敏原型態將隨著不同國家的植物群而異。

（二）英國在 2020 年 8 月 18 日建議的過敏性食品（Department for Environment, Food & Rural Affairs, 2020）

1. 罐裝水（bottled water）

有 3 種罐裝水的型態，生產者必須依循規範去生產和供應到市場給社會大眾。此 3 種罐裝水是自然礦泉水、泉水及罐裝飲料水，此等受「比較自然礦泉水、泉水及罐裝飲料水指南」的規範，同時也受 2018 年修正的「自然礦泉水、泉水及罐裝飲料水法規」之規範。

2. 麵包和麵粉

此在「1988 年麵包和麵粉法」列入特定標示和組合標準，界定名稱為全麥（whole meal）和自發性麵粉，英國繼續要求，英國磨出的小麥麵粉（不含全麥），指出鈣、鐵、菸鹼酸、硫胺等在研磨過程中流失的情況。

3. 可可亞和巧克力產品

此等產品須依循 2003 年《可可亞和巧克力產品規範》，其規則要求巧克力組成及其產品，應有最少配合料和特定標示要求，可可亞固體和牛奶固體必須符合規定，同時允許加入一些附加配合料。可可亞固體須列出含最低○％的量，是被包括在巧克力產品內，同時也要列出適當的牛奶固體含量，以促進消費者對其想買的巧克力產品有足夠資訊的決策。

4. 脂肪和油品

其在一般標示規則，規定標示蔬菜油配合料或脂肪，另在 2008 年之《分散脂肪（行銷標準）和牛奶及牛奶製品（設計保護）法規》，也規範其標示和分散脂肪如牛油的組成。橄欖油產品也對其相關化學和感官特性，予以特定要求。

5. 魚（漁）產品

規定要標示正確，且與販售地點一致，讓購買者完全知道他們所買的東西。規定要提供的資訊有：(1) 品種的商業設計（魚品種的共同名稱）；(2) 生產方法（是否在海洋捕獲，在內陸或養殖場捕獲）；(3) 捕獲的區域（在海洋領域，或活水養殖，在那個國家或養殖場捕獲）。須提供科學名稱，和事前是否有冷凍的說明，此等依 2013 年《魚（漁）產品標示法》之規範。

6. 果汁和水果花蜜

依 2013 年之《果汁和水果花蜜法規》予以規範，規定最低組合標準，這些規定，界定由濃縮、濃縮果汁、自果汁萃取的水及水果花蜜等名稱，例如：橘子汁有一最低布里（brick）之糖度水準是 11.2，同時允許授權在果汁製造過程之配合料和配方。

7. 蜂蜜

依 2015 年之《蜂蜜法》予以規範蜂蜜組成和標示，同時指出：(1) 如何取得蜂蜜的來源，如由花粉和甘露；(2) 蜂蜜萃取的過程，如耗取（drained）和萃取；(3)

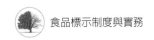
提出的方法，如蜂窩、巢蜜，此規範也詳細規定蜂蜜必須符合組成的條件和所設定的一般品質原則。若應用窩蜜或巢蜜，其產品要符合所界定的組合準則。混合蜂蜜的標示，規範包括特定標示要求，如列出起源國家的標示，若蜂蜜來自超過一個國家的組合時，可選擇利用「來自超過一個國家的組合」來說明，利用此說明，作為另一種表列不同國家來源的方法。

8. 果醬（jams）和類似果凍的果醬（marmalade）

此兩種受 2013 年之《果醬和類似產品法》的規範，內容包括組合要求，如最低水果和糖的要求，同時也有特定標示的要求，如在果醬或類似果凍的果醬，要列出含水果和糖的數量。除此之外，只允許加入某些配合料，規範也提供碎肉和水果凝乳的國家規定，由於這些法規允許合法銷售水果凝乳和碎肉，由 EEA 國家進口到英國，因這些產品不需符合英國國內標準。

9. 牛奶產品

如牛奶、乳酪、冰淇淋及酸奶等產品是被保護的，故其只可用在與乳製品相關的產品，而不可誤用去說明非乳製品的產品。牛奶和牛奶製品適用一般標示規定，如要標示牛奶是一個過敏原，而飲料乳則受 2008 年《英國飲料乳法》的規範，對牛奶產品組合的特定法規標準，當行銷食品含濃縮乳粉、乳酪、冰淇淋及酪蛋白時，是用來保護某些乳製品名稱的使用。於 2008 年之《英國可傳播脂肪（行銷標準）和牛奶及牛奶產品（設計保護）法》，要求牛奶和牛奶產品是人類消費使用時，須與某些特定名稱和組合一致。同樣地，這些法規允許合法銷售可傳播脂肪由 EEA 進口到英國，因這些產品不需符合英國國內標準。而濃縮乳和乳粉受 2015 年之《英國濃縮乳和乳粉法》的規範，規定特定組合和標示要求，如脂肪和牛奶固體的含量。2017 年之《英國酪蛋白和酪蛋白酸鹽法》，對此兩種產品特定組合和標示的規範，如牛奶蛋白的含量。

10. 含肉品的產品

對肉品及其產品在一般標示法之規定，含國家來源、食品名稱（加入水或其他

動物品系）及含某些肉製品，如看起來像分切肉、組合肉、肉片或肉體。此等產品依 2014 年之《英國含肉品之產品法》予以規範，此規範訂出，爲某些被出售當作保存說明之最低含肉量，如香腸、漢堡、鹹牛肉、肉餅及餡餅。如同前述的果醬和牛奶製品，允許自 EEA 國家進口（此產品也同意由土耳其進口）到英國，因這些產品不需符合英國國內標準。對牛肉和小牛肉，依 2010 年之《牛肉和小牛肉標示法》和《牛肉和小牛肉標示指南》等予以規範。

11. 即溶咖啡和菊苣

此兩種產品，係依 2000 年之《英國咖啡濃縮品和菊苣（chicory）濃縮品法》規範，該法以此咖啡和菊苣含量，來界定咖啡濃縮品和菊苣濃縮品，同時也提供此兩種產品的標示規定，如爲保留○而加入○與○烤之，其也同時控制「不含咖啡因」一詞的使用。

12. 糖

此產品依 2003 年之《英國指定的糖產品法》來規範，指出爲某些類型糖產品之保留說明，這些規則爲糖產品訂出規範，包括蔗糖、果糖及葡萄糖漿，提供任何附加標示的要求，這些要求例如：(1) 規定重量的變動，如已乾燥下之最高重量流失度（％）；(2) 製造過程，如部分藉由水解來反轉；(3) 對葡萄糖漿，含果糖特定標示的要求。此規範所包括的產品有白糖、葡萄糖、葡萄糖漿及果糖。

第二節　歐盟過敏食品的規範

在歐盟，很早就對過敏原被用在包裝食品要求須有標示，無論如何，於 2000 年的一般食品標示指令（No. 2000/13/EC），就包含一些豁免的食品，意味有些配合料不用被標示（EC, 2000）。一個與複合配合料組合相關的豁免，是最終產品少於 25% 由複合配合料所生產，就不用分開去認定。但可能有爭論存在，即一般民眾並不需要複合配合料個別組合的資訊，對有過敏的消費者，很清楚地，那是非常

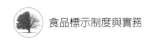

重要的，知道在一個砂鍋內所用的香腸是否含有小麥，或在蔬菜高湯內是用哪一種芹菜被用來做湯。依此，本節先探究推動歐盟過敏標示規範之動力，其次說明在企業和製造商提供過敏資訊的規範，最後陳述英國在過敏標示管理之規範。

一、推動歐盟過敏標示之動力

（一）主要驅動力量與過敏食品項目

對具過敏性消費者很重要的是，過敏原應很清楚地說明，促使他們能夠決定是否使用醬變稠的是小麥粉，因此，小麥粉對小麥過敏或麩質不耐症的消費者帶來風險，或玉米粉則不具風險，是否用在沙拉醬的油來自核桃油而非來自橄欖油。因此，已被認定在歐盟指令 No. 2000/13/EC 一般標示法規要求的情形，即過敏性消費者不必接受充分的資訊。歐盟及其會員國同意，此一缺點應予發展特定要求來解決，此特定要求是在所有環境下，在包裝食品所使用過敏配合料應清楚說明，此一要求已在指令 No. 2003/89/EC 予以核准，並在 2005 年 9 月生效。此是修正管理一般食品標示之指令 No. 2000/13/EC，因此涵蓋過敏原明確使用與有關包裝食品之銷售（EC, 2003）。

它也同意，當特定規範要求過敏配合料使用說明被考慮的時候，由 Codex 所認定的過敏食品，應作為歐盟會員國和歐盟委員會之間討論的基礎，基於科學事證基礎，所認定者有 3 個過敏食品（芝麻油、芥末及芹菜），至少在一些歐盟會員國是一個大眾健康所關注的項目，後來依序加了軟體動物和羽扇豆在歐盟指令 No. 2006/142/EC 之內，因其也是大眾健康關注的項目。在歐盟的特定過敏食品清單有：含麩質的穀類（小麥、大麥、黑麥、燕麥、斯佩爾特麥、小麥草汁粉、或混合的食品）、甲殼類、蛋、魚、花生、大豆、牛奶（含乳糖）、核果（杏仁、榛子、核桃、胡桃、巴西核果、開心果、澳洲堅果及昆士蘭堅果）、芹菜、芥末、芝麻籽、所包含二氧化硫和亞硫酸鹽超過每公斤 10 毫克或每升 10 毫克如同二氧化硫、羽扇豆及軟體動物等。

（二）來自特定過敏食品豁免加工配合料的項目

於歐盟溝通指令 No. 2003/89/EC 期間，在實務上，認定一些來自特定過敏食品可衍生的配合料，不會出現過敏風險，蓋其經過嚴格的加工過程，但應考慮的是，若這些配合料已有過敏標示要求，對過敏消費者是沒有幫助的，故這不需限制其食品選擇。另外，可能誤導過敏消費者，因其不經意地食用這些產品，進而相信其過敏已經解決。因此，同意食品業應能夠提供資訊的科學檔案，支持來自有特定過敏食品標示要求之食品配合料的豁免，所提供的檔案，要由歐盟食品安全局（EFSA）在飲食、營養和過敏平臺審核。已有許多檔案送交 EFSA 審查，有些豁免項目同意以暫時性的基礎，這些豁免已在指令 No. 2005/26/EC 規範內，接下來，隨著 EFSA 審查更多檔案，也已在指令 No. 2007/68/EC 內獲得永遠豁免，詳如表 10-1，且指令已在 2009 年 5 月實施，也允許食品業變動其標示以符合新的規範。另修正指令 No. 2007/68/EC 為委員會規範 No. 415/2009/EC。

表 10-1　歐盟豁免過敏配料之項目

過敏配合料	豁免內容
1. 含麩質的穀類（小麥、燕麥、大麥、黑麥、斯佩爾特麥、麵粉、卡姆麥或其他混合體）	(1-1) 以小麥為基礎的葡萄糖漿，含葡萄糖 (1-2) 以小麥為基礎的麥芽糊精 (1-3) 以大麥為基礎的葡萄糖漿 (1-4) 為提神飲料或其他酒精飲料，用來製造餾出物或農業來源之乙醇
2. 甲殼類	(2-1) 沒有
3. 蛋	(3-1) 沒有
4. 花生	(4-1) 沒有
5. 大豆	(5-1) 完全精製的大豆油和脂肪 (5-2) 由大豆的來源自然混合的生育酚（E306）、自然 D-α、生育酚、自然 D-α 醋酸鹽 (5-3) 來自大豆之植固醇和植固醇酯類之蔬菜油 (5-4) 來自大豆之蔬菜油酯類之植物烷醇酯類
6. 魚	(6-1) 作為維生素或胡蘿蔔素備料之透明魚膠 (6-2) 作為啤酒和酒類產品製造媒介的透明魚膠或魚膠
7. 牛乳（含乳酪）	(7-1) 為提神飲料和其他酒精飲料，用來製造餾出物或農業來源之乙醇 (7-2) 乳醣醇

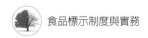

表 10-1（續）

過敏配合料	豁免內容
8. 堅果類（杏仁、榛子、核桃、腰果、胡桃、開心果、巴西堅果、澳洲堅果、昆士蘭堅果）	(8-1) 為提神飲料和其他酒精飲料，用來製造餾出物或農業來源之乙醇
9. 芹菜	(9-1) 沒有
10. 芥末	(10-1) 沒有
11. 芝麻籽	(11-1) 沒有
12. 硫二氧化碳和濃縮超過 10 毫克／公斤或 10 毫克／升之硫，如以 SO_2 表示	
13. 羽扇豆	(13-1) 沒有
14. 軟體動物	(14-1) 沒有

資料來源：EC (2007)。

二、食品業者在食品包裝上的過敏資訊

（一）可選擇過敏資訊

　　除在包裝食品強制要求標示過敏配合料的使用外，在歐盟國家，也有在食品包裝上自願提供額外的資訊，以協助食品過敏消費者更安全和知情的食品選擇。此是採取「過敏忠告」盒子或說明，以指出過敏配合料用在食品之要點，如利用片語「包含蛋、牛奶及花生」，此等說明，可能宣布可能過敏原互相汙染。在使用此等過敏說明或盒子，能夠被用來當作過敏消費者之一個捷徑，他們不受規範限制，因其很清楚不予誤導，同時其應不會脫離配合料清單。

　　除此之外，在包裝上與過敏配合料有關資訊的使用，在標示上增加錯誤和不一致的機會。在英國，已有許多食品事件而自市場撤出，因在過敏說明之過敏原清單並未與配合料說明結合。尤其非常重要的是，食品製造商選擇包含在產品的說明，須確保在配合料清單所說明過敏配合料已被包含在過敏說明書上，當接受此一要求，儘管與忠告相違，許多過敏消費者將僅使用此說明，視如其原本的資訊來源。

（二）過敏原交互汙染的警告

在歐盟過敏標示規範，僅包含一個配合料在一個包裝食品的正確使用，無論如何，對過敏消費者而言，若一個食品包含一個過敏原有明顯的水準，而在食品鏈的一些點是交互汙染事件的結果，即有健康的風險。當食品製造商已有多重檢查和流程，試圖去控制在食品過敏配合料存在的事件風險，它不可能永遠完全避免此一風險，尤其在具有多種配合料的許多產品之場所。

在這些情況下，許多食品製造商將選擇使用忠告標示方式，去警告消費者有關這方面的風險，如片語「可能包含核果」、「同時在一個工廠內使用核果配合料」或「不適合有核果過敏原的人」。當包含這類的警語時，是協助過敏消費者去做安全食品選擇，這類警語的使用，尤其對某些食品（如餅乾、早餐穀類及糖果）已大幅增加，現已很困難產品沒有此類警語。但在過敏食品含有交互汙染，在國際上尚無一致的行動，尤其在忠告標示是不適用的。因此，製造商可能選擇標示過敏原交互汙染的任何風險，不論任何的低風險或遠離風險的情況。除此之外，在過敏分析檢測技術的改善，同時意味著過敏原低度存在或水準現況皆可被檢測出來，同時也是增加過敏原忠告標示使用的一個因素。

據消費者研究的結果，顯示許多食品過敏消費者，考慮此等過敏忠告的警示有被過度使用，因此，他們常常忘記。除此之外，在不同食品企業使用的不同片語，也可能讓食品過敏消費者混淆，其可能解釋不同片語在風險水準的不同意義。另有事證指出「可能包含」的說明，似乎比「共用設施」（shared facility）來得更威懾。無論如何，具有「共用設施」說明的食品，是更可能有交互汙染的檢測水準。食品業同時處在一個困境，因分析方法能夠去檢測一個沒有食品過敏原的存在，是繼續去改善的一個要素，這些檢測結果，必須在其對過敏消費者風險有關的基礎上來予以評估。

三、英國過敏標示管理之規範

在英國，有一個食品過敏消費者支持組織和食品企業之一般協議，過度使用過

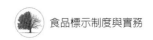

敏原交互汙染忠告警示，已降低這些警示的影響，且同時對食品過敏消費者不需限制可用的選擇。食品標準局（Food Standard Agency, FSA）已採取一個單一指南文件，是促進整合現有在過敏管理之最好且實際的忠告，FSA 與利益關係者，含食品製造商與消費者，以及過敏消費者支持組織和食品法規推動單位等，去發展在過敏管理和忠告標示指南之最佳實際指南，已於 2006 年 7 月出版，供免費使用。此指南的目的是，在過敏管理訂出完整最好的實務忠告，為過敏警示標示引導採用風險為基礎的方法，因此，可維持食品安全，同時有助於最佳化的消費者選擇。主要指南文件是附隨傳單，旨在有利中小企業的使用，且設定在標示時，被考慮主要相關過敏的議題。

在指南剛出現時，對出現在食品的過敏配合料水準並沒有一致性，因那些食品可能帶給消費者敏感的過敏反應。在商業檢驗的可用性，是配合偵查許多已存在共同食品過敏之繼續改善，有少數獨立可用的偵查方法，對食品業者和執行單位是有用的，對食品企業試圖控制過敏原交互汙染和決定忠告警示是否適當，則變得更為複雜的情況。

指南所採取的方法，是設定一般原則，可被使用去管理過敏原交互汙染，並包括一個決策樹之方法，去告知忠告標示決策是否適當，如圖 10-1。此決策應基於由原料配合料的農業生產，到販售給消費者的供應鏈未被注意交互汙染風險的分析，此風險分析，包含風險本質評估、風險是否被管理、如何溝通風險及涉及一個評論過程。在一個特定情況的風險本質，視許多因素而定，包含過敏配合料可能存在的數量、涉及特殊配合料之過敏程度（如提煉堅果油帶來的風險，比整個堅果塊來得低）、所用配合料的實物本質及製造商環境的地理位置等。

已空降的細粉，可能表示比液態和固態配合料來得更大的交互汙染風險，可能有其他因素，如生產次數之間的清潔，在共用設備下可能是重要的。透過多次數的清潔，帶來在低度和一致性的交互汙染，將與離散作業如堅果片或整個堅果之偶爾交互汙染之風險是不同的。再者，當產品間互換，但在後面一批是不重要時，可能交互汙染風險在第一批開始時是高的。風險評估同時需要考慮產品行銷，如此一來，交互汙染將對帶來被要求免除特殊過敏原的產品，比一般產品更大的風險。

若食品企業決定有過敏交互汙染，沒有可能被消除或減少的風險，則應透過忠

步驟 1：依故意狀況評估風險

來自實際配合料、食品添加物或加工輔助劑等所製造的食品，或誘導自或含有公共健康的過敏食品	
是（有必要標示，進入步驟 2）	否（進入步驟 2）

步驟 2：依非故意狀況評估風險

在正常營運條件下，特定過敏原在食品中交叉汙染之可能性是什麼？	
可能（進入步驟 2a）	遠離（不採取行動，進入步驟 7）

步驟 2a：檢查過敏標示

在正確宣布的標示上，有潛在過敏原交叉汙染嗎？	
是（不採取行動，進入步驟 7）	否（進入步驟 3）

步驟 3：檢查豁免清單

強制標示豁免物質有潛在交叉汙染嗎？	
是（不採取行動，進入步驟 7）	否（進入步驟 4）

步驟 4：危害性特性評估

確認實體形式和過敏特質潛在交叉汙染的特性評估（進入步驟 5）

步驟 5：非故意狀況的風險管理

所認定交叉汙染的風險可以處理嗎？	
可以（進入步驟 7）	不可以（進入步驟 6）

步驟 6：風險溝通

含標示的警告（進入步驟 7）

步驟 7：檢查其他有關過敏原

已考慮所有其他過敏原	
是（不採取行動）	否（回到步驟 1）

圖 10-1　過敏忠告標示決策樹

資料來源：Hattersley and Chan (2010)

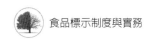

告標示和消費者來溝通風險，具有很清楚溝通的忠告是重要的，它是與列在包裝上配合料清單最配合的情形。在缺乏國際同意食品過敏原管理水準爲基礎，作爲使用決定是否用忠告警示標示是合適的，指南勸導企業去評估交互汙染風險是可能存在或不存在。

第三節　過敏食品標示的內容

於 2008 年，歐盟以食品資訊規範（Food Information Regulation）來整合和更新相關法規，尤其現有過敏標示要求也納入此規範，甚至增加販售到市場之非包裝食品，含餐飲業。另前述已指出，依指令 No. 2000/13/EC，規範自所有過敏原清單中，可以在非包裝食品豁免的項目，但無論如何對過敏的消費者而言，仍需關於在食品中配合料的資訊，以利其做安全食品選擇的決策。因此，有必要提高在食品企業販售食品的認知度，尤其在沒有包裝的食品，食品過敏的消費者更需要如此，以提供忠告給食品業者，配合其顧客的需求。依此，本節先說明提供過敏食品標示之基本概念和相關法規，其次，陳述食品產業之過敏標示指南，最後指出包裝食品過敏標示的內容。

一、基本概念與法規

（一）基本概念

當人們免疫系統無法對危險食品和無害食品予以區別時，就會出現食品過敏反應。人體開始利用組胺酸（histidine）和其他物質去抵抗所攝取的食品，於食用食品幾秒鐘後開始有反應，或在幾小時後才有反應，包含嘴巴發癢、嘔吐、皮膚腫脹、疲勞、鬱悶、頭痛或腹脹等反應。相對於食品過敏，食品不耐症是由缺乏酵素所引起，此是缺乏耐性去對抗食品配合料的反應，若所引起的是不同於食品不耐症，最後導致的結果如同食品過敏反應。引起反應的因素，有染料、防腐劑、香

料、人工香料、增強劑及合成抗氧化劑。

在歐盟，超過 1,700 萬人曾遭受食品反應，其中在 25 歲以下者超過 350 萬人，最近 10 年來，5 歲以下的過敏小孩人數已倍增，因過敏性休克而進急診室的人數已增加 7 倍，約有 10% 的食品過敏者因急性過敏反應而致死（Development for Environment, Food & Rural Affcirs, 2020）。食品過敏反應可能來自下列因素：

1. 添加物

如亞硫酸鹽和染料，如胭脂紅和藏紅花被當作食品染料，此已知會引起過敏反應。

2. 芳香劑（含人工和天然）

如人工香草、乙酸戊酯（被作為香蕉芳香料）、丁酸乙酯（被作為鳳梨芳香料），或反丁烯二酸（用來乾燥食品）等，可能引起嚴重過敏反應。

若放棄食用食品，視為可避免過敏反應，可能影響日常營養和生活品質。對食品過敏是無法治癒，但可避免過敏引起反應。為避免人們與食品過敏共存，可能遭受不良的每日營養，產品必須要有標示，以讓消費者確認他們對產品所含配合料的敏感度。歐盟已在 2014 年實施為消費者提供食品資訊的規定，如前述，已確認 14 種過敏原的清單，即需要標示出：蛋、牛奶、魚、甲殼類、軟體動物、花生、木本堅果、芝麻籽、含果糖的穀類、大豆、芹菜、芥末、羽扇豆及亞硫酸鹽化合物。再者，生產者須選擇自願標示其產品是否含其他配合料，可能引起潛在的過敏反應。無論如何，在食品上的標示，應隨著對消費者強調且是有用的。

交叉接觸是人們與食品過敏共存之很嚴重的威脅，當食品過敏原偶然進入另一食品，就會發生交叉接觸，潛在引起一個過敏反應。另在其他情形，在食品生產過程中（如使用同一生產機器），就可能發生交叉接觸，或食品運輸、貯藏和處理預備過程中，可能接觸到在表面或物品上的過敏原。

為改善人們健康和生活品質，歐盟食品安全局已提出下列主張：

1. 完整的食品配合料，應永遠在包裝和非包裝食品上表明（前已指出，基於包裝大小有些是豁免的），因有其他人可能對其物質比已認定之 14 種過敏原更具過敏

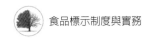

反應。

2. 在非包裝食品上所呈現的過敏原的資訊，是對過敏消費者提供最可信賴的詳細資訊，除非人們所預備的食品對消費者已列出合適的配合料清單。

3. 預警標示，即「可能包含」（may contain），應是在「安全門檻」（safe threshold）建置之後就取消了。

4. 歐盟在食品標示上，應採取綜合方法，即考慮與易閱讀相關的所有面向，包含執行、顏色及對比，對過敏消費者保證可清晰的閱讀和安全的選擇。

5. 歐盟委員會有責任在會員國之立法分享最好食品標示的例子和實務，以利歐盟推動全面性的指南。

（二）有關食品過敏原之法規和文件

1. 於 2016 年 6 月，食品安全局（FSA）在歐盟委員會和研究中心陳述預警標示。

2. 於 2014 年 12 月，為標示目的，食品安全局（FSA）回應有關過敏食品和食品配合料評估的科學意見。

3. 於 2011 年，訂定規範（EU）No. 1169/2011，旨在規範對消費者提供引起過敏或不適應症之產品和物質的資訊。

4. 於 2014 年 10 月，召開第八屆國際歐洲食品和飼料法規會議，旨在提供歐洲有更好的標示，以激勵具食品過敏的人們。

5. 於 2014 年 11 月，提出食用安全：歐洲在過敏標示之最佳實務。

6. 於 2013 年 6 月，提出過敏和不適應症之標示（即 FIC 和食品標示）。

7. 於 2012 年 10 月，提出包含／可能包含之食品過敏標示。

8. 於 2012 年 8 月，提出為激勵有食品過敏的人，比較好的標示是有必要的。

9. 於 2012 年 1 月，提出規範（EU）No. 1169/2011 的摘要，旨在規範對消費者提供食品資訊。

10. 提出「可能包含」標示和交叉汙染之資訊和最佳實務。

11. 於 2010 年 5 月，定稿歐盟食品標示法規「EU Food Labelling Regulation」。

二、食品產業之過敏標示指南

（一）食品企業的過敏指南

此指南旨在對食品企業處理過敏原時，提供過敏資訊和最佳實踐方法。依規範（EU）No. 1169/2011，在零售和餐飲業之食品企業經營者，被要求提供過敏資訊和依循標示規定。此意味著食品企業經營者必須：1. 在包裝和非包裝食品、飲料，要對消費者提供過敏原資訊；2. 在食品準備過程要有效處理和管理食品過敏原。食品企業必須確定，員工接受在過敏原方面的訓練，員工能夠完成免費食品過敏訓練。經理人同時能夠與員工分享，在食品過敏最佳實踐方法之過敏原清單。若有食品企業所提供之食品包含過敏原清單任何項目之配合料，食品企業必須告訴消費者此一情形，消費者可能對其他配合料過敏或不適應，依食品法規，14種過敏原（詳見前述）被要求予以說明，此同時適用出現最終產品之食品添加物、加工過程附加物和任何其他物質。

1. 不同食品類型之過敏標示

有許多方法可提供過敏資訊給消費者，但必須選擇對企業和提供食品類型之最好方法。包裝食品是指在銷售地之前，任何食品已置入包裝內，而非包裝食品（鬆散的食品）是沒有包裝的。不同過敏標示規定之應用，視食品提供的方法而定，在技術指南（technical guidance），對每一食品類型已提供標示要求的詳細說明。歐盟有參考食品標準局（FSA）的指南文件，在指南內所有過渡期已在 2020 年之年底結束。

2. 包裝食品

在下列情形，食品需包裝：(1) 以包裝做全部或部分的封閉；(2) 在沒有打開或改變包裝時，是不能被改變；(3) 已準備好銷售。包裝食品在包裝上，必須呈現其配合料名稱，呈現在產品的過敏原必須每次予以強調，這些過敏原是在配合料的清單內。為直接銷售的包裝食品，須與其已銷售的食品之包裝同一場所。大部分的食品，是包裝的類型，包含三明治、沙拉及餡餅，是來自同一製造場所予以銷售，其

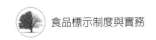

預期顧客能夠與製造者或包裝者等交談，且詢問有關的配合料。同樣地，目前被提供的過敏原資訊如同非包裝食品，自 2021 年 10 月起，食品企業須就直接銷售的包裝食品提供過敏標示（allergen labelling information prepackaged direct sale, PPDS）的方法將改變，食品將必須附隨在過敏原配合料內的全部過敏原清單標示。這些改變，將提供重要資訊，以協助食品過敏或不適應症的人，可以讓他們做安全食品的選擇。

3. 非包裝食品

若食品企業提供非包裝食品，其應就任何 14 項目之每一名稱，提供過敏原的資訊，非包裝食品，包含在零售賣場所販售的零散食品，及所販售的食品是沒有包裝的。所要求的非包裝過敏原資訊可應用到在熟食櫃檯、烘焙店、屠宰場、飯店所賣的肉品及外帶食品等零散的品項。

4. 免於（free-from）、無麩質食品（gluten-free food）及純素（vegan）等要求

就食品製造免於的要求，需嚴格管控配合料如何處理和如何準備。一個免於要求是一種保證，食品是適合具過敏或不適應症的所有人。例如：若食品企業在廚房處理小麥粉，而食品企業不可能透過時間和空間的分割以去除交叉汙染的風險，則食品企業應該讓顧客知道此一情況，此時食品企業就不能做任何免於麩質或免於小麥的要求，在食品和飲料聯盟（Food and Drink Federation, FDA），對免於和免麩質要求，提供特定資訊和指南。消費者有時候假設純素食是免於以動物為基礎的過敏原（如蛋、魚、甲殼類、軟體動物及牛奶），就來自這些過敏原而言，在生產過程中，並非永遠是低度交叉汙染，食品企業須很清楚所提供食品關於此種風險的發生機會，同樣地，FDA 也提供免於過敏原，和免於純素食要求的特定資訊和指南。

5. 不同食品企業類型之過敏資訊

食品企業如何提供過敏資訊給顧客，則視企業類型而定，食品企業員工在完成免費的食品過敏訓練和利用過敏原清單之後，他們能夠學習更多關於所提供的過敏

資訊。

(1) 食品企業（food business）：當此等企業銷售或提供食品給顧客時，應提供書面的過敏原資訊，此可能在菜單、黑板或資料袋上有完整的過敏原資訊，或在清楚可見的地方放置書面通知，作為解釋顧客如何能夠獲得此等資訊。當提供過敏原資訊作為與顧客溝通的一部分，此能夠由書面資訊予以支援，由此確保那是正確和一致性的資訊。食品企業能夠展示過敏和不適應症的符合，去告訴顧客他們如何找到過敏原資訊。

(2) 自助餐：若以自助餐方式提供食品，也必須每一食品項目分開提供過敏原資訊，不是視所有自助餐為整體來提供。可以透過每一盤菜，標示其所含的過敏原，或透過展示符號，引導顧客去詢問員工關於過敏原的資訊，這些資訊對顧客必須是看得見、可以很清晰的閱讀及易於接觸。

(3) 食品配送和外帶餐：若食品透過線上或電話等有距離的販售，過敏原資訊須以兩階段依序提供，階段一：是在食品購買完成前，應以書面（在網頁、目錄或菜單）或口頭（以電話）告知；階段二：是在食品配送的時候，應以書面（食品上的過敏原或一份菜單的密封影本）或口頭（以電話）告知。在顧客訂貨地方與取貨之間的一個地點，採書面的過敏原資訊，應對顧客要很適當。外帶餐應很清楚標示，讓顧客知道哪一道菜具有過敏原。

6. 食品企業過敏要求和最佳實踐方法

在食品企業，有效管理過敏原是很重要的，對具有食品過敏的顧客，可以確保食品是安全的。此涉及包含菜單規劃、良好食品準備和場所衛生作業等過敏原資訊，以避免在廚房的交叉汙染。在廚房如何管理過敏原的詳細指南，可查詢「比較安全食品和比較好企業」之資訊。

7. 過敏原配合料的紀錄

食品企業應確定企業提供什麼樣的食品，可以書面方式記錄過敏原配合料的資料，而此等資料應是：(1) 應以產品規格表來記錄；(2) 包含配合料標示和配合料，應以原始資料記錄或標示容器；(3) 包含所有菜色的食譜和說明書，應考慮食譜變

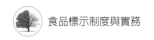

化的影響；(4) 隨時更新。

8. 避免過敏原的交叉汙染

　　食品企業在食品準備過程中，採取步驟避免過敏原汙染是很重要的，以保護有食品過敏的顧客。食品企業可採取如下步驟，以避免交叉汙染：(1) 在每一次使用前清洗餐具，尤其這些餐具被用來準備含有過敏原的餐點；(2) 在準備碟子有與沒有含過敏原之間應洗手；(3) 應分開貯存過敏原和已備好的食品，且要在容器上標示；(4) 隔離含過敏原配合料與不含的配合料；(5) 在使用相同烹調油時，可能發生過敏原交叉汙染。為炸沒有麩質的薯片，不可使用相同的油品，或許在之前已用來炸魚、薯條。若不能避免過敏原交叉汙染，食品企業應告知顧客，企業不能提供沒有過敏原的食品。

9. 強制執行與懲罰

　　為免於讓顧客嚴重生病的可能性，若食品企業無法配合過敏原資訊的要求，則食品企業同時應面對財務和商譽損害的風險，地方政府強制執行過敏原資訊規範，無法配合的結果，地方政府會給予懲罰的行動。若食品企業無法接受地方政府的勸導，地方政府會給予改善的告知，若不配合此改善告知，地方政府會予以懲罰。自接到告知 14 天之內可提出申訴，在某些情況下，食品企業會被起訴。

（二）食品製造業的過敏標示

　　在生產包裝食品時，如何標示過敏原和避免過敏原交叉汙染，食品製造業須依循歐盟「食品對消費者資訊規範」（EU Food Information for Consumers Regulation）。前已述及，包裝食品的概念和條件，以及 14 種過敏原，以下僅說明和食品製造業有關過敏標示的要點。

1. 過敏標示

　　包裝食品必須有一份配合料清單，當過敏配合料出現在清單上時，在任何時候，應以某些方式予以強調。例如：可以粗體字和對比顏色或在底層予以列出。過敏配合料必須對過敏原很清楚地予以說明，以確保清晰和一致性的了解。必須很

清晰列出配合料給予過敏的人參考，如豆腐（大豆）、芝麻醬（芝麻）及乳清（牛奶）。過敏忠告的說明，同時能夠被利用在產品標示，以說明過敏原資訊如何呈現在一個標示上，如過敏原忠告可以粗體字呈現配合料，以及過敏忠告可以紅色的字體，呈現過敏原在配合料含有麩質的穀類。沒有配合料清單的酒精飲料，過敏原可藉由過敏原名稱的文字予以說明。

2. 預警過敏標示（precautionary allergen labelling）

若食品有被過敏交叉汙染影響的風險，標示應包括下列之一的說明：(1) 可能含有○；或 (2) 對具有○過敏原的一些人是不適合的。預警過敏標示應透過一個完整風險評估後，才能被使用，它應在過敏交叉汙染是真實且不可移除，才可被使用。

3. 免於標示的食品

免於標示的食品，是沒有過敏原所製造的特殊食品的範圍，若一個標示陳述產品「免於牛奶」或「免於花生」，它必須基於特定和嚴格的控管，這些控管，必須確保最後產品完全免於特定過敏原，此包含檢測所有配合料和包裝材料沒有包含此一過敏原，且已防止製造地點沒有與其他食品有交叉汙染。但此原則有一例外，即關於麩質，「免於麩質」所標示的產品，可能含有最大每公斤 20 毫克的麩質。

4. 在標示上的語言

在標示上的語言，應是在食品上市的國家之人們容易了解的語言，如在臺灣銷售就用正體中文，如在美國銷售就用英文。

5. 多層包裝（multi-packs）

有時候產品是以多層包裝來銷售，過敏原必須呈現在最外一層的包裝，若在個別產品包裝上已提供過敏原資訊，則必須與最外一層包裝一致。

6. 避免過敏原交叉汙染

依食品製造、處理、運輸及貯藏去追蹤過敏原進入食品時，可能發生交叉汙染，此風險可由細心管理予以避免或減少。

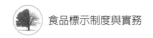
7. 員工的認知

所有員工涉及處理配合料、設備、餐具、包裝及最後食品的產品,故他們應了解與過敏原交叉汙染的可能性,他們應盡量減少過敏原交叉汙染的可能性。

8. 其他相關的作業

(1) 設計

理想上,公司對特定產品應有分開的生產設備,若沒有,試著規劃在準備的食品含最小量至最大量過敏原,以管理交叉汙染。

(2) 貯藏

含有過敏原配合料的原料,應遠離其他配合料來貯藏,保存在密封塑料桶,且有明顯標示或顏色條碼。

(3) 清潔

非常少量的過敏原,對一些敏感的人可能引起嚴重過敏反應,藉由全面清潔的方法,減少交叉汙染的風險是很重要的。一些清潔的方法,可能不適用在會移動的過敏原,拆除設備,以手用水來清潔每一個別零件是一個好方法,可以確信困難清潔的部分沒有過敏原汙染。

(4) 包裝

與產品下架或回收相關的過敏原,常是不正確包裝或標示所引起的,確保正確標示,被應用到所有產品和任何外層包裝。在一個生產回合結束時,包裝應被移除和銷毀,此包含任何可能在內的包裝機器。

(5) 發展新產品或改變現有產品

若新的或現有產品含有 14 種過敏原之一或以上,它可能導致在同樣場所而所生產的產品交叉汙染,在此情況下,應去評估風險,及決定對新產品和現有產品採用預警過敏標示的適當性。若配方有更新和改變過敏配合料,建議用已改變配方的新產品標示,以凸顯告知顧客所改變的重點。

三、包裝食品之過敏標示

所有包裝食品要求的食品標示是呈現有些強制性資訊，所有食品須依循一般食品標示要求，和任何所提供的標示必須正確和不可誤導。一些食品受產品特定的規範，而需要包括 14 種過敏原的食品。

（一）必須被包括的項目

下列資訊，依法須在食品標示和包裝上列出：

1. 產品的名稱

此名稱必須很清楚陳述在包裝上且不能誤導，若食品以某些方式加工，其加工須包含標題如燻培根、鹹花生或乾果。一個加工食品，是任何食品在準備過程中以某些方式予以改變。

2. 配合料清單

若食品或飲料產品有兩種或兩種以上配合料，含水及食品添加物，應列出所有配合料。配合料必須列出重量，依重量列出主要配合料，以了解用在食品製造的重量。

3. 過敏原資訊

凡食品的產品有包含任何 14 種過敏原當作配合料時，皆應列出清單，務必在使用不同方式或顏色的標示上凸顯過敏原項目。此可促進消費者更了解在預包裝食品內的配合料，且有助於因食品過敏或不耐症而為避免某些食品的人們。

4. 配合料的量化宣言（quantitative declaration of ingredients, QUID）

此 QUID 可以告訴顧客，被含在食品內特定配合料的百分比，此指示（indication）能夠附隨在食品名稱或配合料清單。同時，一個配合料或配合料種類的數量指示應：(1) 以對應配合料，或所有配合料在生產或使用時的重量，以百分比示出；(2) 立即出現在食品名稱或配合料之下方。

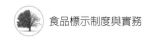

5. 淨重量

所有大於 5 克或 5 毫升的包裝食品（不含草藥和香料），應顯示配合歐盟規範（EC）No. 1169/2011，提供消費者食品資訊規定在標示上的淨重量。以液體包裝（或冰凍）的食品，須顯示排除水分後的重量，低於 5 克或 5 毫升的包裝食品，則排除這些要求。

6. 貯藏條件和日期標示

食品標示應註明「最佳日期之前」（best before）或「使用日期」，以致很清楚食品能夠如何被保存和如何被貯藏。

7. 製造商的名稱和地址

製造商、包裝商或銷售商的名稱和地址應在標示上說明，而地址必須在規定國家內可郵寄到的實際地址，不可使用網址或電話，在消費者有關產品抱怨或想知道更多時，讓消費者有機會聯絡製造商。

8. 產品來源國家（country of origin）或省分

標示應很清楚顯示食品來自哪裡，若配合料來源和最後產品來源不同，則必須給予主要配合料之來源地。若沒有這些資訊，顧客可能被誤導。以下產品必須顯示來源國家（地方）：(1) 肉品：牛肉、小牛肉、羊肉（lamb, mutton）、豬肉、山羊肉及家禽肉；(2) 魚類：魚和貝類；(3) 蜂蜜、橄欖油、酒類、水果和蔬菜。

9. 準備的指引

如何準備和烹煮食品的指引，包含在微波爐的熱度，若有必要，必須在標示上列出，若食品必須熱過，在爐子上的溫度和烹調時間應予說明。

10. 營養宣言

強制營養宣言，必須很清楚呈現在特定的格式，且列出熱量和 6 種營養素的數量，這些數量要有每 100 克或 100 毫升的數量，營養宣言必須符合最小包裝大小的要求。

11. 附加標示的要求

對某些食品和飲料有附加標示的要求，若產品包含下列品質，應告訴消費者：
甜味劑和糖、阿斯巴甜和色素、甘草、咖啡因及多元醇。

（二）如何在包裝和標示上列出強制資訊

最小的字體大小，可應用到強制資訊，可用 1.2 公釐的最小○的高度印出。若
包裝最大表面區域是小於 80 平方公分，就可使用 0.9 公釐的最小○的高度。強制
性內容，必須以文字和數字來說明，也可用圖標和符號來呈現。強制食品資訊應：
容易看到、很清晰去閱讀且很困難移除、沒有任何隱藏及不清楚、或被其他文件和
圖片干擾。

筆記欄

CHAPTER 11

食品標示政策與執行

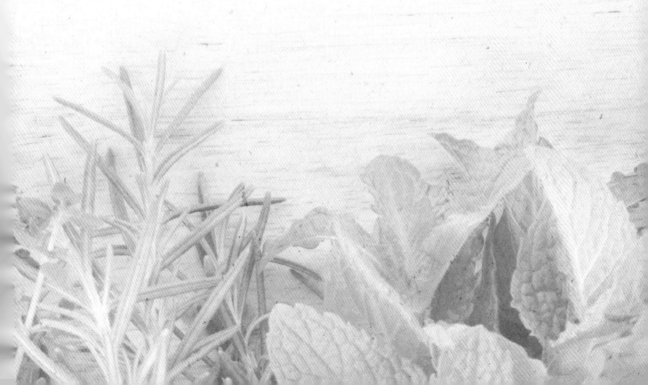

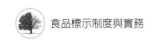

於前述章節，旨在陳述食品標示的制度，一方面解析特定食品如有機、基因改造、過敏食品及營養等，食品標示所涉及的要求和做法，另一方面，也說明國際組織如 Codex 在食品標示的規範，以及考慮國際貿易相關的標示制度，另也考量地理溯源和環境所涉及的食品標示制度。接下來的幾章，則以食品標示的實務觀點，解析政策形成和執行的關鍵要素，並輔以美國、歐盟和臺灣的食品標示之規範。依此，本章就標示政策及其執行面予以論述，首先說明食品標示原則與良好作業，其次解析食品標示政策的形成，最後說明執行標示政策的規範與法規。

第一節　標示原則與良好作業

就多年來和許多國家的經驗，對食品標示已建立一些原則和良好作業。這些原則已納入法規，且作為必須依循的準則；良好的作業可能被包含在規定或標準中，有些作業並沒有官方認定，但其為共同的知識，且在全球其價值已受到專家分享。雖有可分享的一套原則和良好作業，個別政府可能採取不同方法去規範食品標示，因各個國家有不同的優先順序、邏輯及能量，本節以下說明在全球所共同依循的基本原則和良好作業。

一、食品標示政策的概念（Joint FAO/WHO, 2016; FAO, 2016）

雖在前述已指出食品標示的概念及其相關要素，但要有效落實食品標示，則需有規劃完整的政策和落實的方法，才能達到有效能的食品標示及其要完成的目的。所謂食品標示政策，係指該政策對環境應有貢獻，而該環境是藉由提供關於食品品質資訊給消費者，進而支持其健康的飲食，且引起消費者注意特定食品產品的好處和風險，由此激勵製造商生產健康又安全的食品。攜有標示資訊的食品範圍是非常廣泛的，包含全食之食品（whole foods，如牛奶、油品及肉品）、簡單加工食品（如麵包、麵條及番茄醬）及高度加工食品（如即食湯品、餅乾及薯片／馬鈴薯片）

等等。

當一個食品標示政策是以一套法規和指南為基礎時,一個有效能政策在制訂之前,尚有其他考慮面向,即政策應包含支持生產者的策略,去了解與配合相關法規;為有最佳的標示使用,教育消費者是有必要的;要求政府官員確實執行與規範有關的政策;政策應界定不同的機構和組織,負責任的去執行政策及提供為執行政策所需的資源。

在所有國家,對包裝食品的標示應有最低要求,以確保消費者,在關於產品認定、內容、有可能的使用,及任何合適食品安全考慮等,有很清晰且沒有誤導的資訊。強制的最低要求,對保護消費者和幫助於安全和均衡營養膳食是很重要的,就自願標示觀點,政府應提供防止不適當標示的指南。當資訊對保護消費者健康和預防詐騙時,標示資訊應予強制,標示的重點,在大部分國家是強制的,且依 Codex 的國際食品標準的建議(Codex, 1979)。若消費者想要的產品特性但又沒有要求去標示出來,食品製造商可能選擇提供自願性標示資訊,通常提供自願性資訊,是生產者相信資訊可吸引消費者。雖資訊規定是自願性,製造商仍需遵守規定,以確保資訊不被誤導。

在形成食品標示政策時,食品貿易應考慮一個國家是食品進口商、出口商或兩者皆有,就出口而言,考慮進口國家的需求是重要的,因生產者需配合這些需求;就食品進口而言,對進口食品生產者,要求食品標示的一些規定配合國際市場標準,是發展一個食品標示政策的另一理由。

二、預防誤導的標示

一個標示政策主要目標之一,是預防食品販售商透過在包裝上訊息,確實不誤導消費者,企圖誤導消費者,可能導致法律行動,例如:產品沒收和罰款;此等負面事件,是耗費成本和傷害生產者的商譽。禁止誤導資訊的法規,是不管標示資訊是強制或自願的。有時候,生產者並不刻意誤導消費者,但它形成的證據,是購買者沒正確了解資訊。行銷人員應盡力確保標示是清楚的,且典型消費者不會錯誤去解釋資訊。在標示政策啟動預防不清楚標示之前,進行消費者研究是有必要的,心

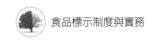

理學家和其他人士已發展學習如何了解消費者及其如何使用標示的方法，例如：消費者訪問、實驗及焦點團體等，提供消費者預期的資料，相信可影響消費者如何解釋標示資訊，同時消費者對潛在誤導標示資訊的特定例子之反應，這些研究方法，能使用去評估減少或消除誤導溝通的選項。

有許多標示可能誤導消費者的方法，例如：略去資訊是標示可能誤導消費者的一種方法，一個普遍的例子是，在純果汁產品內加入水和糖汁，在標示上的圖形印象和產品名稱，可能導致消費者相信產品是 100% 的純果汁，實際上它不是如此。此可要求生產者在標示上附加資訊，清楚說明水和糖是被加入果汁內，如此才能予以預防。另外的例子是熟食的燉製品，可能其內含大量的鹽，當其標示說明「沒附加鹽」，可能導致消費者錯誤地假設，熟食燉製品是低鹽或沒有含鹽，若可揭示注意的事實，是燉製品含某些鹽的數量，則可予以防止誤導。

設定明確定義，是防止誤導標示的另一方法，被用在食品的特定名稱，在標示標準和準則內應予以界定，依此在包裝上使用的名稱之前，應發展一個食品產品可配合使用的名稱。例如：Codex 已為「沒有」（free）、「低」（low）等和關於熱量、脂肪、膽固醇、糖及鹽等名稱，已建立標準的定義，最後，嚴禁刻意誤導的資訊是非常有必要的。

三、推動消費者了解標示及其使用

教育、文化、語言、廣告及個人經驗，是能夠影響消費者如何去了解食品標示的一些因素，不同消費者類型，可能對一樣的標示有不同的解釋，這是為何每一標示必須以大多數消費者在特定市場可以接受和了解方式來設計，經驗已顯示，消費者可能因複雜且太多的資訊予以拒絕和轉移。因此，標示設計愈簡單愈好，而不漏掉重要資訊。去認定標示適當的使用，持續進行對大眾宣傳活動和教育是非常重要的，並認定有負責任的組織去執行這方面的工作，是發展標示政策的一個重要部分。

四、格式、語言及易讀性

呈現食品標示資訊的方法，很重要的是去確定標示是有用、清晰可見且不會誤導，以下是為有效標示牢記在心中的一般指導原則（Joint FAO/WHO, 2016）：

1. 傳遞相同資訊的標準格式是傾向於避免混淆。

2. 在包裝食品的標示，不應該和容器分開。

3. 在標示上的說明，對消費者應是清晰、明顯的、不可磨滅及容易閱讀的。

4. 若容器被包裝紙覆蓋，則包裝紙必須帶有必要的資訊，或標示透過外包裝紙是容易閱讀。

5. 食品名稱和淨含量，必須出現在突出的位置和可看見的相同範圍。

6. 語言對目標消費者必須可接受。

7. 在不同語言的相同標示，應有相同資訊。

8. 若語言在原始標示不被接受，在所要求的語言，含強制資訊的輔助標示，可以再標示（re-labelling）來取代使用。

9. 執行機構應建立字體類型、型態及最小的字體，以及大寫字母和小寫字母的使用，以確保閱讀性。

10. 在主題和背景之間，應保有明顯對照，讓營養資訊可清晰地閱讀。

第二節　食品標示政策的形成

全球已大幅增加食品標示（尤其在營養標示），並成為一個政策工具，此政策透過政府，指導消費者做知情的食品購買，和比較健康的膳食選擇，尤其來自與膳食有關非傳染性疾病的緊急流行國家，更有興趣來訂定這樣的政策。前已述及，Codex 認定三種食品（營養）標示，即營養宣言、營養和健康要求及補充營養資訊（Codex, 1997, 2015a, 2015b），而 WHO 提出政策執行工具，如 2014 年的「產婦、嬰兒及幼童營養執行計畫」，2013 年至 2020 年的「防止和控制非傳染病全球行動

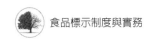

計畫」，2016 年的「終結孩童時期肥胖症的委員會報告」，由此引發各國積極訂定食品標示政策。依此，本節首先說明食品標示政策形成過程所要考量的問題，其次陳述政策發展的步驟，最後列述食品標示的成本和利益。

一、形成標示政策需要考量的問題

基本上，一個國家的標示政策，應基於其國內消費者和生產者的需要，於提出一個食品標示計畫之前，應收集相關資訊，而要收集相關資訊有以下建議：

1. 何種包裝食品是被普遍消費？
2. 包裝食品的來源是什麼，國產或進口？
3. 國內所生產的包裝食品是爲出口市場嗎？
4. 哪些人群消費包裝食品？
5. 哪些包裝食品提供國民膳食之主要營養和熱量？
6. 國家的大眾健康問題與包裝食品的消費有關嗎？
7. 在強制標示下，傳遞什麼重要的訊息？
8. 生產者自願標示，應增加哪些資訊？
9. 有食品生產方法和技術的使用，可以藉由國家法規的標示來和消費者溝通嗎？如 Halal 和輻射？
10. 在配合消費者營養需求下，食品標示有助於消費者選擇食品，進而帶來更健康的膳食，且避免食品可能引起急性或長期疾病嗎？
11. 標示有助於消費者節省食品不值得花費的經費嗎？
12. 什麼是在食品產品普遍被發現的過敏原配合料？
13. 就食品標示觀點，什麼是食品生產者最想要的和最關心的？
14. 就食品標示觀點，什麼是消費者及其團體最想要的和最關心的？

接續要評估：(1) 包裝食品消費；(2) 在國家內的大眾健康需求及食品企業和消費者團體關注焦點；(3) 政府必須決定哪一種食品產品必須被標示；及 (4) 包裝食品產品什麼資訊是否應強制或自願。在一些國家，幾乎所有包裝產品皆要全面標示，在其他國家，政府有優先權決定哪些食品需要標示，一些產品可能免於標示要求，

如一份食品在飲食是非常小且不重要，或生產者所經營非常小規模的食品。判斷包括或免於一個產品類必須非常透明，且政策不應對生產者有差別待遇。

二、食品標示政策之發展步驟

食品標示政策的發展是一個循環過程，由政府帶動，先確認目標、範圍及所提議的原則，接下來，利用合作方式來決定政策制度的特性，如內容和格式，對總體的原則具有信任度。一般而言，食品標示政策的發展有四個步驟，其一，是必須評估的主題內容，即評估人民膳食型態及其與飲食相關的疾病、標示政策的法定架構，其二，是政府認定食品標示政策制度的目標、範圍和原則，其三，是為建立食品標示格式和內容，建置政府與利益關係者的參與過程，在步驟一和步驟二之間，為了解在執行過程中可能的問題，須與相關利益關係者有非正式的溝通，其四，是選擇食品標示制度的格式，涉及格式的發展（如設計和內容）及應用協議的原則，但須考慮制度績效的研究（如基本研究和評估公告研究），在步驟三與步驟四之間，須透過獨立專家團體協助研究標示的內容和方式。

（一）步驟一

主題內容的分析包含：

1. 與飲食相關非傳染性疾病之流行病分析及人民膳食型態，旨在提供介入食品標示政策的基本原理，分析時，要掌握的資料如：(1) 主要正面營養攝取不足，及過度攝取熱量和主要營養素；(2) 攝取不健康食品和飲料（如含糖飲料和高脂肪及鹽的餅乾）；(3) 與非傳染病相關的體重過重和肥胖。

2. 分析擬導入的法定架構，考慮標示上要列出的資訊，如與營養和健康有關，或與標示有關的其他法規架構。

3. 分析相關食品和營養政策，前已指出，食品標示除應列出產品和製造商名稱外，消費者最關心的是食品的營養，故現有國家食品政策（如生產、製造及行銷）和營養政策，皆需予以分析。

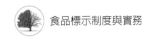

（二）步驟二

首先是確認食品標示政策的目標，前已指出，旨在提供消費者真實的資訊，以促進其做有利於健康的食品選擇。至於範圍，優先考慮包裝食品，蓋其已被要求須有營養標示，而未包裝食品，如生鮮蔬果的促銷，也要納入如有機食品或追溯管理的範圍。有五大總體原則：

1. 原則一：食品標示制度應與國民健康、營養政策和食品政策一致，且符合 WHO 和 Codex 的指南。
2. 原則二：為改善食品標示制度，可發展單一制度，如包裝格式和豁免項目。
3. 原則三：在食品包裝上，強制標示是必要條件，尤其在 14 種過敏原的營養標示。
4. 原則四：為持續改善食品標示制度，應有監督和綜合評估的流程。
5. 原則五：食品標示制度的目標、範圍及原則，應該是透明且易於接觸而沒障礙。

（三）步驟三

與利益關係者的合作，有三種主要考慮：

1. 初步非正式的溝通機制，應該善用相關之利益關係者，提出未來執行時，可能發生的問題。
2. 正式的政府與利益關係者之參與流程，應該用在標示制度格式和內容的發展，及多元利益關係者顧問委員會或工作小組及詢問流程。
3. 政府有責任建置食品標示原則，此可藉由獨立專家團體及參考具權威性的科學資訊來源。

（四）步驟四

食品標示格式相關原則有：

1. 設計層面：首先是基於符號、顏色、文字和量化要素，食品標示制度應是可解釋和解讀的；其次是食品標示制度的設計，應了解所有人民及其不同的區隔，且應基於消費者品味、制度績效成績及利益關係者的參與。
2. 內容層面：首先是應包括食品標示的營養和非營養的項目，旨在提出知情的選擇，及促進食品預防誤導和欺騙，同時透過營養資訊，對抗與膳食相關非傳染性

疾病，及推動健康膳食；其次，食品標示制度應能促進食品項目（一個食品類）的合適比較，及一個特定食品型態內不同食品的比較。

三、食品標示之成本與利益

包含在一個食品標示內的每一份資訊是有其成本，而此成本必須與提供食品標示的資訊利益予以比較，在政策發展過程的一個重要步驟，是政府機構必須取得資訊，以評估標示成本和利益的可能程度，考慮時間過程中的成本和利益是重要的，因利益導致行為改變，和疾病的降低可能需要好幾年。有些成本，如分析食品組合和創造新標示，可能一開始是高成本，爾後，隨時間而減少，應考慮確保與政策一致性的成本。

有些政府有正式成本利益分析流程，即利用經濟學和其他社會科學的資訊及技術來分析，這些分析看到提供標示資訊給相關的每個人之正反面效果，換言之，即對政府、食品工業及消費者之效果。實施成本利益分析，需要為獲得資料的食品工業和特定獨立技術的顧問及專家合作，若規範機構在其員工之中沒有專家，可望與諮詢廠商或研究機構接洽來協助處理這方面的分析。

（一）食品標示之利益（FAO, 2016）

1. 對企業而言

(1) 關於食品品質，能夠做合法的要求（legal claims）；(2) 基於食品品質，具有競爭能力，若沒標示，消費者不可能檢測到；(3) 符合國家規定；(4) 若市場有需要此等資訊，則有能力在此市場進行交易；(5) 具有產品的正面形象。

2. 對政府而言

(1) 強化規範和公共健康政策之可信度；(2) 因減少生病機會，進而降低政府在健保制度經費上的負擔；(3) 強化與有標示要求國家之貿易的能力。

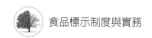

3. 對消費者而言

(1) 對產品更具有被教育的機會；(2) 更具有比較產品的能力；(3) 對產品獲得可靠的資訊；(4) 學習使用產品資訊來保護健康；(5) 學習使用產品資訊，來了解一個產品是否值得購買；(6) 影響產品的資訊，可傳達消費者的價值觀和優先考量事件。

（二）食品標示之成本（**FAO, 2016**）

1. 對企業而言

(1) 行政費用；(2) 行銷費用；(3) 供應商變動的費用；(4) 標示重新設計的費用。

2. 對政府而言

(1) 為發展標示內容和格式的研究費用；(2) 建立資訊和紀錄的費用；(3) 建立資訊制度的費用；(4) 收集和管理資料的費用；(5) 檢測、執行及監督的費用。

3. 對消費者而言

食品標示的成本，是對產品支付比較高的價格。

一個國家標示需求的實際理念和成本利益的評估，政策的選擇應被檢視，以決定在一個國家用哪一種標示政策是最佳的。

（三）食品標示適合作為政策工具之環境（**Aldrich, 1999**）

1. 消費者偏好有差異（consumer preference differ）

若依產品特性，消費者偏好有廣泛的差異，則食品標示可能適合為另一政策工具。

2. 資訊清楚且明確（information is clear and concise）

在標示上的資訊是清楚、明確及資訊豐富；不具閱讀性且被誤解的資訊，一方面導致沒有較好知情的消費決策，另一方面偏好也無法配合購買。不清楚的資訊，可能增加研究和收集資訊的費用。

3. 在產品使用上的資訊應強化安全性（information on product use enhances safety）

就一些產品而言，消費者使用或消費產品的方式，影響產品的品質特性，有助於消費者避免或降低風險的資訊，是特別有價值。

4. 消費者所承擔的消費費用和利益（costs and benefits are borne by the consumer）

若一個食品的消費或生產，可以創造外部效果（如影響某些人在市場沒有反映的福利），則以資訊為基礎的政策，通常是不足以對應在社會最佳選擇下之私人消費選擇。

5. 能建立標準、檢測、認證及加強服務（standards, testing, certification and enforcement services can be established）

若強制標示不清楚且未達到的品質標準，而以檢測服務去衡量標示要求的適當性、認證服務充實品質要求的適當性，及強制執行標示規定的機制等予以支持，則強制標示將導致混淆和實際上增加交易成本。

6. 在規範沒有政治共識的存在（no political consensus on regulation exists）

許多規範政策的辯論，在合適規範反映是很少有共識的。一些團體可能倡導完全產品禁止，而其他團體倡議完全沒有政府干預。在國內或國際上，這些情況標示可能呈現最佳妥協的答案。無論如何，在此情況下，食品標示可能提供消費者極小眞實的資訊，尤其在缺乏政治共識，是來自缺乏科學的共識。

第三節　執行標示政策之規範與法規

政策目標決定之後，基本食品法規、消費者保護法、商業與貿易政策，及國家內其他相關法規等，應予以檢視，以決定目前法規應予修正的方法，或是否有新法

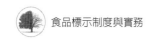

案之需要，以達成標示政策的目標，負責執法的機構，應有很好的決定。有些國家有完備的法律，包括許多與標示議題的法律，依此，應彙整相關法規，並向大眾公布，以助了解政策的法定基礎，大部分國家，依循如 Codex 的國際標準，其國家規定與這些標準是一致的，視其現有政策與目的而定，很多國家採取不同方法來規範食品標示。

在決定一個食品的許多特性，應呈現在食品標示上，消費者、食品製造商、第三方單位及政府等，皆在此方面扮演某些角色。消費者利用其購買力（即其消費選擇）和政治活動，來協助決定哪些特性應呈現在標示上；民間廠商尋求可吸引消費者的產品特性，在考慮利益大於成本時，其自願提供關於這些特性的資訊。第三方單位，含民間組織、政府組織及國際組織，透過建立標準、認證及執行等，有助於增進關於一些食品特性的整合和資訊的可信度，這些服務增加食品標示所提供資訊的數量。政府可能需要包含一些食品特性的資訊在食品標示上，依此，本節首先說明廠商自願標示決策，其次陳述第三方提供自願標示的服務，最後詳述強制標示和相關法規。

一、民間廠商的自願標示

就一個廠商而言，食品標示是許多廣告選項之一，它的標示決策能夠被檢驗如同任何其他的廣告決策。假設廠商想要利潤最大化，其將加入更多資訊到產品包裝上，只要每一增加的訊息，可產生收入超過成本。一個標示企圖協助消費者，區別被標示的產品不同於其他雷同的產品，一個標示喚醒消費者，關注其想要的產品特性，當廠商標示其產品時，其假設所提供的資訊對消費者是重要的，且消費者會因此改變其購買決策。

一般而言，標示決策是複雜的，原因有二，其一，是即使最簡單的產品，也有許多特性可標示出來，如瓶裝水包含容器大小和形狀、追蹤礦物質含量及原產地，而有些瓶裝水標示名稱，是特別泉水或泉水類型，而有其他的建議，如由什麼高山融雪而來的水；其二，是因消費者並非皆相似，其有不同的偏好，如有些在乎有機生產方法，有些則否；當然所有消費者皆希望食品是安全的，但在風險認知、風險

偏好及關於處理健康風險資訊等，可能全然不同。

標示決策可透過協助消費者朝向他們想買的產品之理想預算，而提升經濟效率，由此驅動他們去說服更多的消費者，去買他們想要的產品，廠商可藉由增加可用資訊給消費者而提供公共服務，這些服務的價值，視重要的消費者接觸到的特性，以及他們面對評估的困難而定。經濟的研究已強調產品特性，如同搜尋、體驗及可信度等特性；在購買之前，搜尋產品是消費者檢驗產品特性，如價格、大小及顏色；體驗產品是消費者在購買產品之後，去評價產品持性，如消費者在購買特定品牌的產品，並沒有先抽樣想買的產品；具可信度的產品，是消費者在使用時並不評估其特性，如消費者並不檢測特定產品項目，和決定其是否為有機生產或是生物科技的結果。

生產者可能想隱藏產品的負面特性，但有許多因素讓他們很困難做到，即體驗和可信度的產品。首先，消費者的存疑，可能引導消費者被告知所有產品特性之境界，如消費者在購買前，無法確定包裝盒內之內容，則必須依賴標示要求，指出盒內至少有三顆蘋果，一個理性消費者，可能已假設剛好有三顆蘋果；若在盒內有四顆，販售商會說是因為一盒裝四顆比三顆可賣得更好價格；所以，若理性消費者預期最差的情況（標示如同樂觀去承諾真實性），則廠商就有誘因，點出其產品所有正面特性，消費者偏好廠商不討論的每一特性是負面，一方面產品不具有想要的特性，另方面是低品質的特性。

第二個因素是，對具可信度的產品之保證條件，提供消費者扣除產品資訊的機制，若一個產品具有與可信的特性相關，而可被觀察到的特性，廠商能夠提供一個保證條件，如某超市提供若水果不甜，保證退換，若對特定不甜的水果，沒意願提出退換，在懷疑的消費者眼中，真的是其某些水果是低品質的。

第三個因素是，在廠商間的競爭，同時增強消費者扣除關於隱藏產品品質的相對競爭資訊，如生產具有低脂肪食品的生產者，可能自願告知此一事實，類似具有低脂和低鹽的競爭者，則有誘因去告知其食品具有這兩種特性；消費者將懷疑，沒有告知此等特性的產品，此為 Ippolito 和 Mathios（1990）所謂的「展開理論」（unfolding theory）即對產品所有正面特性予以明確宣布，讓消費者在沒有宣布下，也可以對其想要的食品做出合適的偏好選擇；此理論所得到的結論是，廠商的

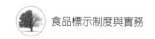

廣告，將不經意地改變消費者對產品負面的形象，如沒有任何香菸的標示要求，香菸品牌可改變消費者對所有香菸負面的形象，此理論意味著廣告的存在（含標示）是一個品質的象徵，且沒有廣告的競爭產品提醒消費者可能它是不存在的。

消費者的懷疑論、保證及在廠商之間的競爭等，可揭露許多產品特性，它們不是永遠有效保證完整的揭露，如當一個完整產品類別有一個不可能被某一程度改變的不良特性（如蛋的膽固醇含量），則展開端視所有不同食品生產者提醒不良特性的注意而定，在這些情況，可能遠較在展開端視同類產品差異存在來得比較弱勢。另一對市場揭露訊息誘因的限制，是當資訊有公共財的層面，即當資訊屬於所有產品類別；在這些情況，即使資訊可增加銷售量，對單一廠商而言，標示利益超過成本的機會是降低的，因單一廠商承擔所有成本，而利益由許多廠商分享，如甲燕麥標示的生產者，具有資訊的穀類包裝盒與降低心臟病有關，但同時其他的燕麥也是，所以甲燕麥承擔標示成本，而利益是與其競爭者共享，在此情況下，資訊是公共財，如同所有公共財，則很少可能是自願去生產。

市場誘因與法規禁令，可能也是不可能完全消除部分的影射，而欺騙可能侵蝕市場的效率，廣泛的欺騙，促使消費者對訊息有較少回應，即使這些資訊提供真實的資訊，它促使消費者懷疑，由誠實生產者所提出之宣傳的真實性。

一個食品標示可能包含對消費者訴求的資訊，但必然是消費者所想要的資訊。一個標示政策可授權明顯的自願標示，或不明顯的標示，雖資訊規定是自願，製造商仍需配合規定，以確保資訊沒有誤導，生產者或其他組織為標示，可以合作發展自願標準，以推廣特定的食品特性。

二、第三方單位自願標示之服務

第三方的服務透過降低標示成本或增加標示利益，由此能夠改變民間廠商自願標示的決策，這些服務加強自願標示的可信度，因而有助於市場交易和市場效率，這些服務能夠在國內和國際市場證明其價值。為增強標示要求，第三方所提供的主要服務，有設定標準、檢測、認證及有效執行。

（一）主要服務

1. 設定標準

標準是建立一個產品必須具有的品質水準，由第三方所設定的標準，有助於市場交易，而此標準受許多生產者和消費者認同。成功的第三方標準，對具有共同品質特性的產品，建構一個共同的術語，若沒有標準，許多市場交易對產品品質特性需要花長時間的協調，標準同時能夠建構所標示的資訊，被呈現出來的方法，確保資訊的提供是統一的，讓消費者更容易去比較不同的產品。

2. 檢測服務

第三方檢測服務，協助生產者增強其所提供產品特性客觀評量的產品宣告，尤其對具可信度的特性，檢測服務增加由標示所提供的資訊價值。除此之外，第三方檢測服務可能降低確認成本，蓋已符合標準。若檢測成本隨檢測量而降低，則對提出檢測方之費用亦隨之減少，而非對每一個廠商，或對每一消費者，試圖檢視產品宣告的真實性。在一些情況，檢測是不可能的，即已有全性狀保留制度（identity-preservation system, IPS）（Strayer, 2002），此制度是指在產品品質，已嚴格分離且有溯源制度，且可能出現不可能去檢測此性狀的情況。

3. 認證

第三方認證對消費者提供保證，由廠商所提供的資訊是正確的，消費者可能質疑廠商所提供資訊的適當性，尤其對具有可信度的產品。第三方認證提供消費者對產品品質特性有一個客觀的評估，協助廠商建立可信度市場的宣告，第三方認證同時能夠用來建立其他第三方服務的佐證，包含其他第三方的認證，此一佐證，是認定認證者的一個過程。

4. 有效執行

第三方有效執行品質標準，更提供確保品質宣告是適當的。若製造錯誤宣告而被罰，則加強其提出真實宣告的誘因，對錯誤懲罰愈嚴重，被捕的機會愈高，則可能提出可信賴品質之宣告也愈大。第三方有效執行服務，包含看門狗服務、取消

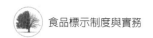

認證及法定必須條件。看門狗有效執行服務，依賴打擊錯誤的負面公共化，具有良好商譽的廠商，經常最質疑此有效執行之類型。取消認證提供一個清楚的指示，即一個產品已不再符合品質標準，及表示最有力的執行工具適合大多數民間第三方認證，由政府單位主導的取消認證，可附帶增加禁止產品行銷的懲罰。有關廣告的法定必要條件，提供最後力量反擊錯誤的品質宣告，甚至包含自願標示。

第三方服務可由許多不同的單位來提供，包含消費者團體、生產者協會、民間第三方單位、國家政府單位及國際組織等，如在臺灣農產品有機認證，就有民間和大學第三方單位來執行，在美國的農業部農業行銷服務局（Agricultural Marketing Service, AMS），對兩百多種農產品建立標準和 ISO。

（二）標示樹（labelling tree）

圖 11-1 說明對生產者可用服務提供者的組合，以增進自願標示宣告的可信度，生產者可利用一個或兩個標示服務，或利用四種組合，依標示樹的任何一個分支，政府提供最後的督導和執行，錯誤永遠受法規的懲罰。即使民間標準、檢測及

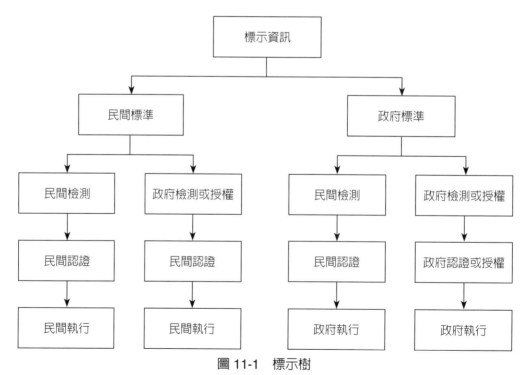

圖 11-1 標示樹

資料來源：Golan, et, al, (2000)

認證，透過法律禁止錯誤和欺騙廣告，政府在強力執行產品宣告的真實性中，扮演重要角色。

1. 第一分支（the first branch）

呈現民間第三方標準設定、提供檢測和認證，及有效執行確實與標準的一致性。有許多的例子，包含猶太潔食（kosher）標示和民間有機標準。

2. 第二分支（the second branch）

呈現民間單位設定標準，提供認證和有效執行，但政府評估其所提供檢測服務或檢測認證，當標準有困難時去進行檢測，且政府服務協助建立檢測標準，則可能出現此一情況。如美國農業部的穀物檢驗、包裝牲畜圍場管理局（USDA's Grain Inspection Packers and Stockyards, GIPSA），已建立參考實驗室，以評估和確認分析技術在穀物及產品檢驗的應用。

3. 第三分支（the third branch）

呈現政府設定自願品質標準，提供防偽的保護，但依賴民間檢測者和認證者去保證已符合標準，在一些情況，由 AMS 所訂定的自願標準，由民間單位來認證和執行。

4. 第四分支（the four branch）

呈現政府對所有四大服務提供者或授權認證者之負責，如很多國家的有機食品認證和執行就是如此。

三、強制食品標示之功能

除了增強自願標示的潛在功能外，政府同時也決定某些資訊應予以標示出來，強制標示之最大需求，除來自消費者知的權利和需公平競爭外，有兩種一般的經濟情況，一是，當市場沒有供應足夠資訊給消費者，讓其做透視個人偏好的消費選擇；二是，當個人消費決策，影響社會福利遠大於其影響個別消費者福利，這兩種

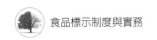

情況，社會成本和福利可能建議一個不同標示結果，異於民間廠商標示的結果。

（一）功能一：為校正不對稱性或不完全資訊之強制標示

具適當的市場功能，對社會提供有價值的服務，在適當的市場功能，消費者能夠與其偏好，做最佳的產品購買和勞務配合，此一結果，社會資源可以配合消費者偏好的方式使用。無論如何，有時候因市場供應太少資訊，讓消費者做影響其偏好的消費選擇，當有不對稱性資訊時，就發生此一情況，即銷售者知道一個產品的相關資訊，但消費者則否，在資訊不對稱性的情況，資源被利用的效率，是遠低於完全對稱的資訊。

不對稱性資訊在具不可信任特性的食品市場，或是在資訊有一個公共財的市場時，可能特別是一個問題，在這些情況，廠商沒有動機提供資訊給消費者，結果是，消費者不購買無法配合其偏好的產品，在此情況，市場不具有效率的運作，因對消費者的價值減少，而具有好利潤的產品可能不再被生產。在一些不對稱性資訊的情形，政府決定干預市場，去要求生產者公開重要的資訊，針對不對稱資訊的強制標示，已被設計來提供消費者更容易接觸資訊，且提升市場運作效率。在這些情況，政府干預的目的，不只可改變消費行為，而且增加知情的消費。

在食品市場，另外發生的資訊問題，是不完全資訊的問題，不同於不對稱性資訊，生產者知道關於消費者不知道的產品相關資訊，不完全或遺漏的資訊情況，相關的市場資訊不存在或有矛盾；當食品的長期健康效果或食品特性不被知道，或科學觀點異於消費的健康結果，此等情況下，就會發生不完全資訊的問題，在這些情況，政府可能需要完全公開初步或矛盾資訊，以提供消費者盡可能有最完整的資訊。

（二）功能二：為校正外部性的強制標示

個人食品消費決策對社會福利有很廣泛不同的結果，包含環境效果、健康與生產力、勞工條件及農業和工業結構。如選擇高飽和脂肪飲食的消費者，增加心臟病和癌症的風險，不只對他們增加支出，同時也對勞工和公共健康制度增加費用，相反地，對燕麥麩（oat bran）的大量攝取，可能降低心臟病風險，提升生產力和節省醫療照護，有利於整體社會。當消費者食品消費選擇影響他人的福利，這些福利效果是無法計價，則消費者雖可能優於社會最佳情況下，但不確定可能有比較多或

比較少的福利。若改變食品價格，可完全反映這些福利效果，則市場效果可達社會最佳化，如提高飽和脂肪價格，以反映公共健康費用的影響，則會有較少的飽和脂肪被消費。經濟學家說明，一個經濟主體的行為，影響其他人的效用或生產機會，但不被反映在市場，此謂為外部性（externalities）。

當私人消費決策有外部性時，社會福利可藉由標示選擇予以最大化，此選擇是不同於由民間廠商所提出的標示。在飲食的例子，提供在標示上的膳食資訊之潛在社會利益，包含：有一個比較健康且富有生產力的人口，且減少醫療費用。這些潛在利益，可能遠大於廠商的獲利，涵蓋來自民間廠商的標示獲利，此等結果標示的社會利益遠大於私人成本，即使民間利益不超過民間成本。如具有資訊的紅酒標示，社會成本可緩和消費，來降低心臟病風險，可能大於社會福利，此一標示的潛在社會成本，包含：增加出生率惡化、車禍及與酒精有關的健康成本，而潛在社會福利是心臟病的減少，重新設計標示的民間廠商成本，潛在地遠低於所增加銷售量的利益。

在外部性的情況，民間廠商不提供相關資訊，政府可能決定其標示決策，試圖最佳化社會利益。政府的強制標示，能夠作為達成社會目標的工具，蓋資訊的潛在力量可影響消費決策，在此一功能，標示進入政府政策的範圍，即資訊規定計畫改變人們的經濟行為。為達成社會目標，在規範上，主要困難在於清楚界定「社會目標」，雖特別的特殊或公共團體可倡議標示作為影響消費決策的一個方法，進而與特殊的社會目標予以整合，此等目標，可能非廣泛的價值。社會由許多不同的個人和利益團體所組成，為設計真正影響廣大公共利益，它不是不重要的工作，但不是說，它是困難去認定影響社會福利的活動，事實上，若社會福利界定包含「公共錢包」（public purse），那可能有困難，去找出一個不合規定的活動。所謂困難，是決定在市場上，若已知社會目標的利益，是值得政府干預的成本，那就有可能排除此困難。

（三）功能三：標示是一個有效政策工具嗎？

即使資訊和社會福利考慮指出，政府干預是可扮演的角色，但標示可能不是一個有效政策工具。資訊政策如標示，一般是非常有效，在某些情況下，如人們不閱

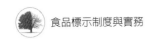

讀或在乎標示上的資訊，則它是完全無效的。有實證研究發現，標示在教育消費者和改變消費行為有成功和不成功兩者，這些和其他研究所點出的觀察，消費者常在雜貨店做出倉促的食品選擇，通常並不查看食品標示，這些研究也說明，資訊格式和內容在最佳化下，被標示的資訊將影響其客戶可能性的事實。

消費者更可能閱讀和了解標示的清晰和明確，大多數的警語或詳細產品資訊清單，可能引起許多消費者完全忽視標示，即使消費者考慮標示上的每一則資訊，他們可能發現的是，困難去排序資訊的重要性。如在標示有 10 個警語，消費者可能有困難去挑出最重要的，結果是，消費者可能對重要資訊沒有反應，或是對不重要資訊有過度反應。

當清晰且明確標示可能被設計用來消除不對稱性資訊問題，而確實存在此問題，它不可能是標示在消除不完全資訊是成功的，依定義，在這些情況可用資訊是不清楚，它不但困難在標示上傳遞訊息，而且也困難對消費者去予以解碼。消費者有一特別困難時間去做意義不大的事，或關於缺乏科學或政治共識議題上的資訊之事，提供讓消費者困惑的資訊，是不可能誘發去改善市場效率。

對不適當資訊一個更周延和較好目標的方法，可能包含研究和科學教育計畫，去強調科學知識的可能本質，很重要的是，認定告知人們，不論是標示或是加上包裝，或是更周全的計畫，只是協助人們配合現代生活之風險和不確定之許多問題的一部分。標示同時可能在消除外在性問題和改善社會目標上，不是一個好的工具，在做消費決策時，個人趨向衡量其個人的成本和利益，不包含外在性成本，即使一些個人改變其行為而完全反映外在成本，事實上是其他人並不意味其目標可能是不配合的，如一些消費者購買放養肉雞，並沒有達成對肉雞人道關懷目標，只要大多數消費者繼續購買籠飼肉雞，對標的消費產品的不同偏好，可能同時導致乏最佳化的結果。

若一些消費者在他人社會反應行為有白吃午餐的時候，則標示可能也不能夠改變行為，足以去配合社會目標。如雖然一個消費者可能覺得海龜應予保護，且嚴格的法規保護他們應確實執行，他或她可能決定食用一小碗的龜肉湯應是無所謂。集體利益不公平的分配，同時也緩和透過標示達成的社會目標，即使許多個人在社會結果有雷同偏好，事實上是有些人的利益大於其他人，此意味並非每一個人為配合

社會最佳化而改變其行為。經濟理論認定，許多政策工具可能比資訊補救更適合去消除外部性，如禁令、配額、生產規範或標準及庇古稅（pigouvian taxes）等，可能比強制標示在調適消費和生產，有比較好去配合社會最佳化的水準。

　　不管目標如何，有效標示應取決於標準、檢測、認證及有效執行的存在，為建立可信及有效強制標示，政府應確保圖 11-1 標示樹之每一步驟。政府必須確保在品質問題上是清晰且可達成的；若有必要，檢測服務適合於衡量標示要求的合適性；生產者和消費者有能力去辨認或以其他方法去證明標示要求的合適性；要有效執行標示規定之機制，包含懲罰造假生產者的機制。政府一方面必須執行這些服務（含找出融通方法），另一方面，授權第三方單位去完成它們。強制標示若沒有標準、檢測、認證及有效執行的支持，可能導致混淆和實際上增加交易成本。

　　當標示規定是強制或綑綁在一起，在規定內所界定的所有食品產品，應具有相同的資訊，除非其有特殊的豁免。有些國家，在食品標示規範已採取詳細規定，這些規定通常納入一般食品控制，或一般標示規範架構內之補助規範，詳細標示規範，應用到所有國內和進口產品，對所有食品生產者和販售商支持一致性和公平處理。當執行新的強制或綑綁規定時，政府機構常決定導入轉型期，以讓生產者有時間去分析他們的產品、創造新標示及消除不被標示的產品。在法律的制訂和宣布，經常在政策完全實施之前，會有好幾年的準備期。政府和食品工業協會可能對生產者提供指南和協助，以協助他們配合新的要求。

四、有效執行食品標示的機制

　　政府在對利益關係者之資訊傳遞、教育及輔導之角色，對確保食品標示和規範之適當執行和合乎規定是一個關鍵點，這些活動，包含：對消費者有均衡且實際資訊的規定、標示要求和規範的核准、包裝資訊規定及對主要主管和食品企業員工之教育計畫、對涉及執行的負責機構／單位之訓練規定。為有利於標示的執行，應考慮溝通策略，包含：消費者教育營和外延及利益關係者之訓練（含企業、消費者團體、公共健康社區、教育人員及各級政府單位）。推動食品標示，使用的行動可能要與公共健康提議者結合，如膳食指南和營養教育。

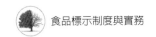

　　有些食品標示技術上的要求，要藉由適當支持機制的規定予以強調，這些包含：1. 營養計算軟體或相近的線上工具；2. 食品組合的資料檔；3. 允許不同推動營養價值的方法，如製造商分析，或藉由配合料使用的檔案價值來計算；4. 提供政府和企業接觸必要的公共設施，如透過發展政府和企業夥伴的資訊技術公共設施。

　　為確保食品標示是有效且符合國家規範，在國家內與國家邊界（此為食品進出的地方）的有效執行是必要的。一個確保與食品標示要求符合規定之執行政策，應建立或界定下列事項：1. 在國家機構內的執行結構，應在食品控制規定、控制及問責制等，界定清楚的責任；2. 強制要求清楚溝通的規定，及任何自願計畫或方法（含所有食品來源）等溝通規定；3. 應藉由標示審計，建立一個有合格、有訓練、有效率及具聲望的食品檢查服務單位，以監督合法性；4. 有效執行方法，包含隨機監督，以風險為基礎，具有監督的次數和密集度；5. 對不堅持的食品標示要求，應清楚界定其可能產生的結果，如警告、罰款、食品扣留或召回食品。

　　在建立一個有效執行政策時，應考慮合乎規定和有效執行的議題，包含：1. 企業和規範單位的能量和基本設備；2. 決定營養含量，接觸分析檢測和／或可靠及合適的資料檔案（即方法的可用性和合適性）；3. 不同的分析方法和不同實驗室的使用可能導致不同的議題；4. 對已宣布的價值，可允許有差異性（如考慮原本分析的不同、優良製造作業的不同、配合料或產品的不同）；5. 為合乎規定、監督及有效執行（含隨時調整的行動），需考慮公共和民間部門的費用。

CHAPTER 12

利益關係者角色與食品標示的內涵

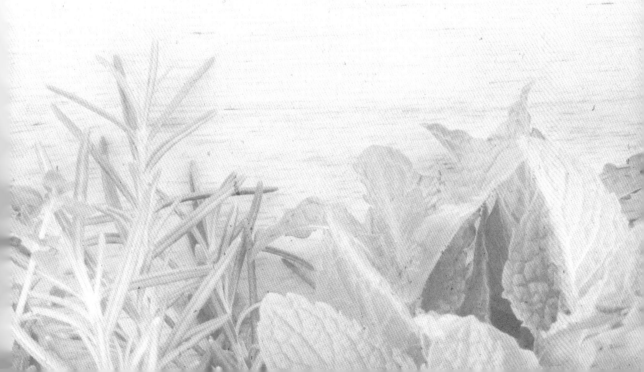

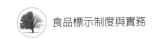

　　前章已指出，依食品標示樹得知，參與食品標示的利益關係者有食品企業、第三方單位及各級政府單位，這些利益關係者在食品標示政策與執行扮演重要角色，參與食品標示之目的有四大領域，其一，是角色扮演、責任及夥伴；其二，是食品標示的規範；其三，是政策與計畫的發展；其四，是服務的提供；而利益關係者有內在與外在，包含：消費者及其團體、產業及其協會、學術界和健康照護專家、各級政府單位，含行政及與執行食品規範有關的部門。

　　由於利益關係者深深影響食品標示的內容，依此，本章內容有兩大部分，其一，是說明利益關係者在食品標示所扮演的角色及關注的議題；其二，是陳述實務上需考量的食品標示內涵。

第一節　利益關係者之角色

　　成功的食品標示政策的執行，需要政府、食品企業、科學家、消費者團體及其他在政策上有強烈興趣和相關知識及經驗者等之支持，對不同興趣和關注者發展有效的關係，以及推動其間的對話和資訊分享等，是非常重要的。在發展食品標示政策和規範時，主動諮詢利益關係者，也是不可或缺的策略，除了諮詢在標示政策上有特定興趣的團體之外，也應有機會給予社會大眾表示其意見。透明的程序，將給予每一個人在法規上的信心，和對政府政策決策之可信度，進而促進政府倡議的成功。在一些國家，正式諮詢是受法規的要求，在國際水準方面，尤其在新標示政策發展時，需要非常謹慎去知會貿易夥伴。本節先列述主要利益關係者之角色，其次說明他們所關心的領域。

一、利益關係者之角色（FAO, 2016）

（一）國家政府所扮演的角色

　　主要的角色有四，其一，是建立與執行食品標示政策，以支持在安全食品和健

康食品的銷售；其二，是確保國內生產和來自國外的食品，應以真實、不誤導、資訊透明及消費者容易了解等方式標示；其三，是對食品製造商提供適當的指南，有利於執行食品標示政策；其四，是取得獨立科學的輔導。

（二）食品業者所扮演的角色

主要的角色有四，其一，是配合食品規範和指南；其二，是在食品被銷售的國家或地方，維持當下對食品標示的法定要求；其三，是在諮詢過程表達企業的關注焦點；其四，是協助消費者了解食品標示的資訊。

（三）消費者所扮演的角色

主要的角色有三，其一，是使用食品標示資訊，做知情食品選擇，以符合消費者健康及其他需求；其二，是透過消費者購買，對市場提出想要的訊息；其三，是藉由參與消費者研究和公共諮詢，對食品設計和執行，做出有價值資訊系統的貢獻。

二、利益關係者所關注的領域（CFIA, 2014; ANZFA, 2002）

（一）關注領域一：在角色、責任及合作關係

1. 關注議題一：與消費者保護與食品有關者，所有利益關係者，一般都缺乏了解其角色與責任

首先，消費者缺乏作知情購買決策之資訊，而產業不清楚在健康和相關單位的運作，及如何有效方式取得資訊，進行企業決策。一般而言，利益關係者指出，不清楚消費者、產業及政府之角色和責任，也同時指出，需有一個對食品標示有更好的了解，以有效落實其責任。更特殊的觀點，這些利益關係者發現有困難去了解政府部門的消費者保護和食品標示功能，及難以了解政府部門的願景和優先順序，而內外在利益關係者覺得沒有足夠注意力，去關注政府強制分享的消費者保護和食品標示。

利益關係者指出，在政府部門之間的運作關係並不明朗，且出現在組織和他們

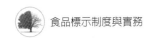
標示現代化倡議之間缺乏整合。總而言之，許多利益關係者同時認定對食品標示需要有比較好的了解，此關注也與服務傳遞有關。

2. 關注議題二：參與者指出，他們想在食品標示有更多的參與，在角色與責任的整合，常限制利益關係者的參與，且沒有足夠的機會進行合作

產業、消費者及其他利益關係者想在食品標示上扮演進一步的角色，產業和政府需要清晰的指南和工具，而消費者需要在食品標示上的真實資訊。消費者、產業和其他利益關係者，覺得他們並非適當地參與政策和規範的發展，此與消費者評估標示有關。消費者覺得缺乏討論，當政府做決策時，沒聽到消費者的聲音，社會大眾的聲音不如產業的聲音。一般而言，在政府部門和所有利益關係者之間的合作應予以再加強，包含消費者、產業協會及地方政府，或在某些情況，此一合作應予以建立。政府單位應組織食品部門利益關係者的小型核心的團體，包含消費者和產業代表，由此協助改造現代化食品標示政策和規範及指導變革。

（二）關注領域二：食品標示的規範

1. 關注議題一：有些規範並不符合當下市場的實務，或產業和消費者的需要

利益關係者確定下列的首要議題，如在配合料清單的規範、共同名稱（修正標準化的共同名稱）、日期標記（到期前的最佳品嚐時間）及營養標示表。一般大眾認為，應完全公開食品產品的內涵，且不隱瞞；對消費者應有簡單的訊息，且消費者有能力去比較不同的產品，完整的資訊，非永遠對消費者有用；很清楚地，在標示上簡單的規定，可減少不符規定的風險，與減少做決策的不確定程度。

業者和政府確定很多標準不合時宜或太規定性，如對啤酒、麵包、蔬菜油、風味及香料等標示，這些標準構成貿易障礙、有礙創新、限制消費者產品及影響食品成本；業者表示，許多標準化產品已過時，沒有反映當下製造過程的項目使用，未提及由國外進口的項目；所有標準應帶動新產品創新及食品技術的進步。

另也指出，許多國家級規範沒有與地方層級整合，如臺灣在最近（迄 2022 年7 月），國內中央政府對萊豬標示與地方自治法的規範不一致（在 2022 年 4 月，政府釋憲，地方自治不可抵觸中央規定），或與主要貿易夥伴的要求不同，如此有

礙創新與增加貿易挑戰。對進口產品限制之控制和監督，許多國內生產者覺得其產品標準高於進口產品。

2. 關注議題二：標示規範太複雜、非呈現一般的語言及透過許多不同法案而太分散

食品標示要求因透過太多法案而太分散，引起如重複、不一致性及重疊等問題，所有這些問題，導致不符規定的更高發生機率。產業同時也注意到，用在標示要求的政府語言經常太複雜，而非一般語言，導致不一致性與解讀，及傳遞負面服務；產業同時指出，當進行規範現代化時，藉由參考工具使用太多合併的情形。

（三）關注領域三：政策與計畫的發展

1. 關注議題一：禁止「錯誤與誤導」標示和廣告之法律的解釋和執行可能是困難的

對產業的挑戰是提出宣言（示），對消費者的挑戰是了解這些宣言（示），對政府的挑戰是執行具一致性和可預期性的規定。利益關係者指出，對食品衛生安全規範，有些法規如產品包裝和標示是有困難去解讀的，尤其出現在標示上的禁止錯誤和誤導的規定，如此引起在執行和合乎規定上更趨複雜，大部分是缺乏支持的規範、工具及流程，應該很清楚界定，哪些是構成錯誤和誤導的情形。依此，增加消費者和貿易商（公司對公司）的抱怨，進而影響角色、責任及服務傳遞的領域；有關指南，應凸顯由利益關係者所認定在配合料、風味、地方美食及生產方法之例子。

模糊和不清楚的宣言（示），並非告知消費者關於食品的事項，可能誤導消費者去購買那些食品，宣言（示）應清楚界定或不然就全不用。營養要求已過度使用和誤解，它誤導消費者去認為那食品是一個健康的選擇。一般產業界支持朝向以結果為基礎的食品規範，蓋它推動浮動性和給予創新的能力，無論如何，產業強調與不清楚規範架構運作的成本與風險，也強調強化指南支持以結果為基礎的規範。

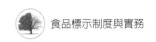

2. 關注議題二：利益關係者指出，發展政策去除消費者評論標示議題的模式，沒有充分以風險為基礎，且沒有槓桿平衡利益關係者的合作和參與，尤其是產業和消費者，此模式沒有主動性，且不允許不同政府層級以風險水準來調整

　　所有利益關係者（消費者、產業及政府）想要更有意義參與政策發展過程，以致政策可配合消費者、產業及政府的需要。利益關係者覺得政府政策發展過程不具足夠推動力、即時性、諮詢或透明性，他們同時覺得，在整個過程沒有足夠的溝通和合作及充分的諮詢；法規的解釋，應對產業和社會大眾公開，在市場地方、生產方法及科學論證應快速不斷發展，需要標示政策與時俱進。利益關係者指出，政府第一優先是健康與安全的風險，同時保護消費者免於錯誤和誤導，因消費者和產業的角色沒有很好的界定，如第三方或民間認證計畫是重要的，這些與角色和責任的主要議題有關，在第三方認證，要顧及動物福利相關的宣言（示）。

3. 關注議題三：政策並未永遠提供為達成目標所需的指南和資訊

　　常發現在指南文件中之規範解釋，對產業的執行和政府的有效推動構成挑戰，此外，消費者相信，他們沒有足夠知識了解指南和政策（如地方特產、自然、國家產品及凸顯配合料）。其一，是指南和政策缺乏清晰度，會影響利益關係者扮演合適角色的能力，此也是與角色和責任有關的議題；其二，是有解釋上的不一致性，可能導致對消費者錯誤的表達及誤導消費者；其三，是指南太多且複雜，不夠清楚和標準化，及不夠開放去解釋，如此導致對執行缺乏預測性，對消費者進行知情購買決策帶來困難。

（四）關注領域四：服務的傳遞

1. 關注議題一：利益關係者指出執行是不一致性、缺乏透明，及沒有即時的有效性

　　利益關係者，尤其產業，批評執行策略沒有被有效、一致性及透明的應用，執行計畫（含首要檢測項目）常沒消除落差或有機會易於統一，此是限制進口產品之控管和監督。利益關係者同時指出，問題一是在規範缺乏清晰度，且重複及有時

差；問題二是在解釋和執行有關「錯誤和誤導表示」之法律有其困難度；問題三是政策不夠清楚，且對執行沒有提供足夠指引和資訊；問題四是抱怨解決的過程不清楚、費時及不夠透明。

2. 關注議題二：查詢的過程，應更有效率和節省時間

利益關係者指出，不知道跟誰聯絡才可取得資訊，另外，對問題的反映不一致性又費時，對其問題不是永遠可獲得解答，其也指出，他們應多參與政策決策，此也與角色和責任的議題有關。

3. 關注議題三：消費者、產業、政府及其他利益關係者指出，在網頁上之標示資訊，有太多不同的地方，它必須隨時更新及有較好的組合

現有資訊技術和管理工不具適用性，食品標示之資訊、指南及工具應再加強。利益關係者指出，現有資訊管理／資訊工具，包含被利用來掌控偵查資料及其他資料，對成功傳遞食品標示計畫是不適用的，同時有多重且落後的制度。產業、消費者及政府同時也覺得，沒有足夠的指南、教育和支持去推動合法性。

4. 關注議題四：利益關係者指出，對檢驗人員的訓練是不足的，同時對消費者和產業的教育及意識計畫是有限的

所有利益關係者皆提出，「缺乏訓練和意識」是一個重要議題，消費者需求更多資訊和意識在如何使用標示資訊，而產業和政府需要在食品標示方面有更多的訓練。

第二節　食品標示之內涵

當人們藉由閱讀想要購買食品上之標示，即可獲得有用的資訊，食品標示提供關於在食品內的配合料和營養資訊，這些資訊被用來協助做健康的食品選擇。一個食品標示有許多內涵，旨在保護消費者免於舞弊及推動消費者的健康。Codex 已建議，在包裝食品強制標示精確本質和特性，是資訊主要的關鍵，在食品標示資訊，

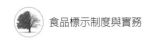

應摘（列）和示出規定的重點，規範給予執行單位可去除在食品標示上的舞弊行為。本節先摘述食品標示上的基本資訊內容，其次，說明在包裝食品標示強制需要有最起碼的資訊，最後，輔以不同主體對生物技術食品標示內容的要求。

一、食品標示之基本內涵

1. 食品產品的名稱

此包含食品品牌和通用的名稱，可能同時包含一張照片。

2. 淨含量（net contents）

此資訊呈現含液體在內的總重量，列出的重量是以通過家計的重量來表示（如臺斤、磅或盎司）與公制的衡量（克、毫升）。

3. 製造商的名稱和地址

提供此資訊，在客戶有關於產品的任何問題，可讓客戶與其聯絡。

4. 營養標示表

在此表內，製造商被要求提供一些營養資訊，強制的營養項目有：總卡路里、來自脂肪的卡路里、總脂肪、飽和脂肪、反式脂肪、膽固醇、鹽、總醣類、膳食纖維、糖、蛋白質、維生素 A、維生素 C、鈣及鐵。若有關於任何配合料和營養的要求，製造商必須包含此等資訊（其他詳見第九章說明）。

5. 配合料清單

食品標示應依重量大小，依序標出配合料的清單，此清單要求所有食品標出一種以上的配合料。

6. 營養含量的要求

在一個食品內，很多的文字和術語被用來說明營養含量，但不足以告知真實的多少含量。有些營養含量，要求在食品產品標示上應可看到，如低脂肪、無糖、優

質鈣的來源、低鹽或少鹽。

7. 健康要求

應說明食品或食品內涵，如脂肪、鈣、鐵或纖維與疾病或健康相關條件的關係，僅有科學證據支持的健康要求才可列示在標示上。目前已有八種健康要求被核准，如：(1) 鈣與骨質疏鬆；(2) 脂肪與癌症；(3) 反式脂肪、膽固醇及心臟病；(4) 含穀類產品、水果、蔬菜之纖維與癌症；(5) 水果，蔬菜和含纖維之穀類產品與心臟病；(6) 鹽和高血壓；(7) 水果、蔬菜與一些癌症；(8) 葉酸與神經管缺損。

8. 產品日期

有兩種產品日期類型：開放日期和條碼日期。

(1) 開放日期：是貼在一個食品包裝上，以協助商店決定為銷售此產品可上架多久的時間，此日期同時也協助顧客知道在什麼時候購買和使用，才會有最佳品味和品質。有四種開放日期的類型：

　① 在什麼時候前銷售（sell by）：這是該產品在商店最後應出售或使用的日期，通常此日期允許在家裡可貯藏和使用的時間。

　② 最好在什麼時候之前使用〔best if used by（before）〕：為有最好品味和品質，最好在此日期之前使用此產品，但這不是一個食品安全日期。

　③ 到期日（expiration date）或使用日（use by）：這是應被使用或食用的最後一天日期。

　④ 包裝日期（pack date）：這是食品被包裝或加工時候的日期。

(2) 條碼日期：此日期是使用在貨架上可較久時間之貯藏，如罐裝或包裝食品，此日期僅由製造商使用。

二、強制包裝食品標示之內涵

（一）食品的確認（**food identity**）

在標示上，必須有食品確認的資訊，以協助消費者完全了解他們所購買到的是

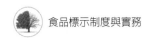

什麼產品，此包含：食品名稱、食品重量、食品製造商的聯絡資訊、產品的來源地（country of origin）及批貨號。

（二）配合料清單

此清單告知消費者，關於被使用來製造此食品產品的物質，除了單一配合料食品，如牛奶和鹽之外，在食品標示上，應強制列出配合料特定清單的名稱。若食品有被脫水或濃縮，配合料應以在產品內之比率大小依序列出，應包括此一說明「係依標示指引來準備產品的配合料」。當一般分類名稱有更多資訊時，它可能使用在配合料清單上，如糖，則能夠被用來說明所有蔗糖類，或牛奶蛋白質，用來說明含量至少 50% 蛋白質的牛奶產品。

（三）配合料量化宣言（quantitative ingredient declaration, QUID）

在一些情境下，必要在標示上說明一個配合料的數量，以因應在最終產品內個別或所有配合料的數量。此數量必須以百分比來表示，且應出現或緊鄰在食品名稱之後，或在配合料清單上面，此即所謂的「配合料量化宣言」。QUID 的設計，旨在協助消費者比較產品內配合料之組合，因有可能影響其產品的選擇。例如：巴氏殺菌的蛋（Pasteurized egg），含全脂牛奶、小麥粉、乳酪（20%）、洋蔥（12%）、蔬菜油和氫化蔬菜油、改造玉米澱粉、鹽及葡萄糖。

建議 QUID 在下列情況使用在標示上：1. 當配合料被加入的食品名稱，如「肉餡餅」時，此時肉品必須示出其重量；2. 當配合料用文字、圖片或是圖像予以強調時，如含有乳酪；3. 當配合料不被包含在食品名稱之內，或在標示上被強調，但凸顯食品的重要特性，且被消費者預期會出現在食品內，則此被預期的配合料內容應予以量化。

（四）食品添加物

Codex 食品添加物之一般標準，對食品添加物之界定：「任何物質不是正常視為消費的食品，且不是用作食品的典型配合料物質；不論它是否有營養價值，在製造、加工、準備、處方、填料、包裝、運輸或持有此食品結果，而以技術（感官）目的，故意加入食品之內的物質；或可能有理由，預期在食品內得到的結果（直接

或間接）；或其副產品成為此食品的組合物或影響此產品的特性等物質。此術語不包含為維持或改善營養品質而被汙染或加入食品的物質。」

FAO/WTO 的食品添加物專家委員會（The FAO/WTO Expert Committee on Food Additives, JECFA），是一個國際專家科學委員會，評估食品添加物安全性和發展食品添加物的專業用途。應 Codex 食品添加物委員會（Codex Committee on Food Additives, CCFA）之要求，JECFA 需提供科學諮詢解答，CCFA 界定為食品添加物所需的技術，以及發展授權為國際接受之食品添加物來源的一般標準。CCFA 在使用水準、項目及所需技術等方面，與相關 Codex 委員會合作，CCFA 和 CCFL 發展食品添加物的標示標準。

（五）標示過敏原配合料

當有免疫系統對一些食品組合物有不正常反應時，就會發生食品過敏，有些過敏反應，可能是嚴重或致命的。若沒有任何資訊，高度過敏的消費者可能無法去辨識過敏食品，而這些食品被發現在混合食品產品之中；再者，消費者可能不完全了解用來說明加工食品配合料的技術術語。因此，當食品含有來自過敏食品所製造的配合料時，配合料來源應以簡單語言來表達。雖已認定超過 200 種的過敏原，全球規範機構一般同意在普及的食品必須列出過敏原清單，依據 Codex 之包裝食品標示的一般標準，需要在標示上列出過敏原的食品類有：1. 含麩質的穀類，如小麥、黑麥、大麥、燕麥、斯佩爾特麥或其他混合種和這些產品；2. 甲殼類及其產品；3. 蛋及蛋產品；4. 魚及漁產品；5. 花生、大豆及其產品；6. 牛奶及其產品（含乳糖）；7. 木本核果及其產品；及 8. 含亞硫酸鹽萃取量在每公斤 10 毫克或以上。

包含過敏原清單的特定食品和豁免其他過敏食品的原則，可能有所不同，因此，在發展過敏原清單列示在標示上的時候，每一個國家應評估食品過敏原對其國人的風險。另外，預警標示可能是需要的，蓋不同食品產品在同一地方製造，及過敏食品的追溯可能出現在其他食品，如有些產品含一個警語「可能含牛奶產品」或「利用堅果在工廠製造」。

（六）日期標記

日期標記是最古老方式之一，且在食品標示被發現是最普遍的資訊類型。就

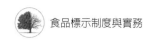

提供一個日期標記而言，食品製造商是食品鏈營運者之一環，在適當的食品保質期上，依序其後是零售商、配銷商、進口商及消費者，日期標記是在產品品質或安全確定之後，才來決定產品之保質期。在易腐或半易腐食品的包裝上，是要有日期標記，也能用在有長時間保質期的產品。

1. 日期標記之類型

日期標記提供多元目的，且常在包裝上出現不同的方式，也可能針對特定的國家或地區，常用的不同名詞，不限制使用在「什麼時候使用」（use by）、「最好在什麼時候之前使用」（best before）、「什麼時候銷售」（sell by）及「製造日期」（date of manufacture）。標示的格式，也同時有所不同，就具有 3 個月或少於 3 個月耐久性的食品產品而言，日期標記包含日、月及年。零售商和食品賣場利用此等資訊去管理存貨，而製造商利用此等資訊（除了在標示上的資訊）來追溯和回收產品。就食品品質觀點，許多消費者使用日期標記來決定食品是否符合他們的預期，和此產品是否安全可食用。

因有多種日期標記類型，可能對標示誤解，若消費者丟棄食品是因已過了最好食用安全的日期，此種混淆可能導致食品浪費；相反地，若消費者在過了「什麼時候使用」的日期，還食用此食品，則缺乏清晰度可能引起消費者接受安全的風險。

2. 發展日期標記之標示政策的一般考慮

改善日期標記，是評估在地方市場（國內和進口）食品、由食品製造商和消費者意見回饋，及考慮食品外銷到其他國家的要求等情況下來進行。政策決策者同時由 Codex 對日期標記規定而取得重要指引，同時也考慮其他國家的做法。重要的是須指出，日期標記基於的假設是，食品自離開製造商的時間，到食品可食用時間之內，食品是可適當的貯藏。因此，標示應歸納出特定貯藏條件，以讓運輸業者、銷售商及消費者等，有能力去維持產品的品質。除最低耐用期外，任何食品貯藏的特殊條件必須在標示上說明，如「打開後要放入冰箱」或「在陰涼乾燥的地方」。標示應含說明如何使用產品，以促使消費者做食品最適當的使用，如烹煮、再熱過、先預備，或重建說明或宣言如「不合適」。

設計日期標記規範的主要問題，包含：(1) 哪些食品產品應有日期標記？(2) 所用日期標記要傳達給消費者食品是否安全？(3) 日期標記的使用將告知消費者，在過了日期之後食品品質可能惡化，但仍然可能安全去消費此產品嗎？(4) 在一個國家（含進口的所有食品）內，什麼是被認可，而予推薦的日期標記範圍？(5) 什麼語言／專門術語被推薦用在日期標記上？被推薦的格式為何？(6) 出口產品的國家，考慮進口國家的要求是什麼？(7) 食品製造商在決定日期標記類型和使用的日期，有多少的自由裁量權？(8) 就不同產品類，有什麼特殊技術資訊用來決定日期標記？(9) 在國家之內，可在家貯藏食品之典型條件是什麼？(10) 如何對社會大眾告知和教育日期標記的意義？(11) 在國家內，有必要去研究日期標記使用和了解的方法嗎？

3. Codex 日期標記規定／要求

於 2016 年，Codex 更新包裝食品標示之一般標準內之日期標記的內容，更新的特色有：

(1) 製造日期：意指在食品日期成為如敘述的產品，但非為一個產品耐用期的指標。

(2) 包裝日期：意指被置入立即裝箱之食品日期，它將是最後銷售的日期，但非為一個產品耐用期的指標。

(3) 最好在某日期之前（best before date）：意指在任何包裝條件下，表示期間的結束，在未開啟的產品仍完全放在市場內，及維持任何特定品質，此品質確定有意含或明確要求。無論如何，食品的日期仍可能被接受可消費。

(4) 在某日期之前使用（use-by date）、到期日（expiration date）、最好在某日期之前及在某日期最佳品質（best quality before）：就應用觀點，所表示的日期和年，是由未編碼的日期，而以二位或四位數所表示的年，而月則由字母或符號或數字來表示。在用數字表示的地方，通常指日，或年僅用二位數表示，如日／月／年或年／月／日。

若安全不予承諾和沒有品質惡化，則日期標記對此食品是不予要求，蓋食品的防腐劑之本質是不支持微生物的成長，如酒精、鹽、酸度及低水活性。另外，品質

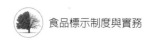

惡化對消費者是明顯的話、食品的主要／感官品尚未消失,及食品在製造 24 小時內就被消費等情況下,日期標記是不需要的,在這些情況,必須提供製造日期或包裝日期。若有被要求支持食品正常的狀態時,則任何食品貯藏的特殊條件在標示上應予說明。

三、生物技術食品標示(Golan, et al., 2000)

就理論上,生物技術食品標示有三種主要原因成為觀察重點,其一,是為建立成功標示要求,政府必須提供或安排標準、檢測、認證及有效執行;其二,是標示是複雜的,不清晰的資訊將增加資訊和搜尋成本;其三,是為削弱外部性,此標示不是最好的政策工具。

(一)背景

誠如前述,於 1990 年代的中期,美國就導入生物技術品種的玉米、大豆和棉花等,大量種植生物技術作物,這些主要生物技術品種的導入,並沒有標記在農業生物技術的首先使用,但隨著在牛奶生產,使用重組 DNA 技術人工合成重組牛生長激素(recombinant bovine growth hormone, rbGH)之後,生物技術驅動生物配合料廣泛導入很多食品產品的品種。不論直接消費,或加工食品或加工肉品的消費,消費者被暴露在包含很多的食品項目,如餵食玉米、大豆或棉籽粉(油)之肉品。生物技術使用在調味料和酵素的生產,更增加大量含有生物配合料食品消費的潛力。

美國農業部已建立肉品和家禽肉的標示要求,美國食品暨藥物管理局也建立所有其他食品的標示要求,若食品的組合明顯異於傳統的部分,則這兩個機構要求,要有生物技術食品的標示,在市場上,大部分生物技術食品已發現與傳統部分有本質上的等同,因此,大部分生物技術食品並未標示,儘管政府相信在市場上的生物技術食品,但有些消費者已表示意願能夠區別含有生物技術配合料與沒有包含之間的食品。

(二)廠商的決策及其成本和利益

在決定是否去廣告產品有非生物技術或有生物技術時,對生產者(含農民、

加工商及製造商）之問題是，是否一些人最後爲其受困擾而提出補償要求，生產者將有誘因去標示，且保護具有正面消費特性（如比較好品味或營養成分）生物技術產品的正當性，這些特性對消費者有價值，且推廣其存在可提升需求，如卡爾金（Calgene）在番茄自願標示爲「Flav'r Sav'r」，以和傳統品種予以區別。無論如何，在市場上，大部分生物技術食品是具有正面特性的第一代品種，生產者並沒有誘因去標示這些產品。

在建構非生物技術食品標示（non-biotech food labelling）的過程，民間廠商可能發生的成本，其一，是生產者必須考慮，與非生物技術標示決策有關的機會成本，是放棄生物技術栽種和利用率的利益，就第一代生物技術作物，這些潛在利益，包括減少化學利用、降低化學利用傷害、減少耕鋤、減少勞動時間、降低生產和金融風險、及增加單位面積產量。迄今，生物技術是否有這些實際利益的事證是正面的，雖其結果視品種、地區及年度而異；由生物技術品種栽種所創造的經濟剩餘（economic surplus）已在農民（增加利潤）、種子生產者、生物科技廠商（提高種子價格、技術費用及增加利潤）、製造商及消費者（降低因素價格和食品價格）等之間分配。

第二項的成本問題，是來自於追求非生物技術市場策略，是持有非生物商品和食品產品免於生物技術物質的成本，此一區隔，一方面專業化在生物技術或非生物技術，爲此建立區別的設備，或另一方面依序和分開生物技術、非生物技術的生產（在每一生物技術品種之後，含透過設備和貯藏設施的清潔）等方法來達成。就區別的另一方法，加工商可選擇產品的重組，即利用完全是非生物技術作物的配合料，進而最小化不經意地使用生物技術品種的風險，例如：玉米乳化劑可用稻米乳化劑予以取代。任何這些選項的成本有很大的不同，視生產和行銷制度的機動性、生物技術和非生物技術商品數量、產品加工制度及達到規模經濟可能性等因素而定。

第三項的成本問題，是來自說服製造商和消費者相信是眞的非生物技術產品。達成此目的之一方法，是檢測生物技術內容，許多民間廠商已開始進行上市產品的生物技術檢測；另一方法是監督非生物技術標示的眞實性，由此建立全性狀保留（identity preservation, IP）制度，即生產者在行銷鏈的每一階段，證明其非生物技

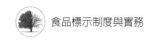

術產品的真實性，此一制度依賴嚴格區別和產品追溯，比連續檢測來得嚴格。生產者是否採取檢測，或 IP 或兩者，個別廠商和農民可能有困難去建立可靠的非生物技術標示。如同其他可靠的產品，消費者可能懷疑產品的宣告，此一懷疑可能被看到，生物技術檢測是不可完全信賴，或一致性予以助燃，且也有困難確保一個 IP 制度的真實性。

至於廠商採取非生物技術標示之利益，是來自標示增加獲利性的程度，增加獲利性的因素，其一是在歐盟和其他國外市場，尚未核准廠商販售生物技術食品或商品，故追求非生物技術策略是唯一在這些市場獲利的方法，就一些廠商而言，進入這些市場可獲高利，有些則否。其二是廠商由非生物技術標示獲利的程度，是此一標示可提升廠商在安全或環境領先的商譽，由此強化廠商在行銷的地位，此可能是許多嬰兒食品製造商，採取非生物技術策略的原因。其三是生物技術食品和商品的市場仍然非常不穩定，且市場信號有困難去解碼，若非生物技術需求有增加，則生產者選擇非生物技術策略，可避免不確定生物技術市場和獲利銷售的地位。其四是農民可能考慮非生物技術策略是一些獲利階梯，已經對非生物技術作物提供價格優勢，大致上在大豆可提高 2%-3%，玉米提高 2%-6%。

至於民間廠商，採用非生物技術標示之利益是否大於成本，對一些廠商是利益大於成本，但有些則否；前者是在新興市場和非生物技術產品的價格優勢而獲利，尤其在歐洲確是如此，即使在要求標示以前，許多雜貨店和食品鏈就已推動非生物技術的產品，在美國有許多製造商和處理商也朝向開發非生物技術產品線，此等產品也已在保健食品店上架。對其他廠商，非生物技術標示成本大於收益，其收益主要是來自第一代生物技術品種的低成本，但生產和行銷制度成本，則大於非生物技術標示的收益。

（三）第三方單位在非生物標示的潛在角色

第三方單位一方面藉由降低生物技術標示成本，或另方面藉由增加與非生物技術標示相關的收益，進而改變許多廠商的標示決策。標準、檢測、認證及有效執行，能夠鋪陳非生物技術食品發展的所有設施，除了第三方服務的價值外，發現很困難利用這些服務去建立生物技術，第三方單位可能特別困難有時間，去建構良好

組織和達到的標準。生物技術標準或寬容水準，決定生物技術配合料，容許加入非技術商品或食品的最大數量，為達到此標準，生物技術食品的風險應是兼顧最小量且可衡量，如同膳食攝取農藥的規範，第三方單位在這些情況下，應建立生物技術寬容水準，如殺鼠劑的檢測結果，指出傷害可能來自生物技術食品，分析家預估對人類理論風險，並利用這些預估，去輔導寬容水準的檢測。

有關生物技術風險的意見，並沒有帶動他們去影響寬容水準的評估，美國FDA 和許多消費者相信，就風險觀點，生物技術食品與其非生物技術等同部分是一樣的，即生物技術食品沒有增加風險，因而沒有理由去設定寬容水準。無論如何，有些消費者團體由消費生物技術食品，特別點出其可能結果是不可能界定，但是有災難性的。就此理由，即使在生物技術食品供應上，有最少量的生物技術食品，也應予避免，因此，沒有可接受的寬容水準。沒有人建議，很小的風險透過寬容水準來管理。在缺乏風險的共識下，對生物技術含量的寬容水準，應依消費者需求，由非生物技術分離生物技術制度的可能性，及檢測生物技術含量的技術等來引導。

生物技術寬容度，不是任隨意考量就可決定的事實，是可能促使政府決策者參與設定標準時增加困難，政策決策者可能在達成消費者共識上特別困難。另外，若政府沒有設定標準（尤其在強制性方面），有一個危險是這些標準是存在其局部之考慮下，政府為因應消費者偏好和技術進步，也有困難去改變標準。生物技術含量檢測，是第三方單位另一重要服務，且其已開始提供此方面的服務，有兩大類的檢測技術，即聚合酶連鎖反應（polymerase chain reaction, PCR）檢測和酵素結合免疫吸附分析法（enzyme-linked immunosorbent assay, ELISA）檢測，為確定這些檢測的合適性和限制，民間廠商、第三方單位及政府，已採取步驟去確認和標準化檢測流程，在歐盟已同意此兩個檢測方法，美國已建立評估和確認分析技術的合適性之參考實驗室，應用此等技術，去偵查穀類及其產品所增加的特性。

由第三方單位所提供第三項主要的服務是認證，非生物技術商品在市場最終的可行性，是取決於生產者對消費者提供可靠保證的能力，即消費者可買到真正的非生物技術的產品。有些第三方認證者是新的認證者，許多這些認證者對其高價值商品類，如有機食品，已建立可靠的 IP 制度。無論如何，不一致性標準和不同檢測結果，造成認證者之認證風險。一致性的標準、檢測及認證的有效執行，將減少交

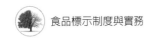

易成本和增加市場效率，對認證而言，因標準不一致性和不同的檢測結果，也造成有效執行的困難。

（四）強制標示：成本和利益的衡量

在考慮強制標示時，首先要考慮的問題，是此一標示有效嗎？換言之，可產生任何利益嗎？很清楚地，若此標示沒有輔以一致性，且可靠的標準及檢測服務（或IP）、認證服務及有效執行，則此標示是無效的。事實上，在缺乏這些服務的標示要求，潛在對破壞市場，更甚於減少交易成本，如歐盟所應用寬容水準不一致性，已增加不確定性及資訊和交易成本，在許多情況，食品製造商是不確定如何配合歐盟標準和確定進入歐洲市場。

即使政府有能力建立標準、檢測方法（或IP）、認證及有效執行，為強調迷失或不對稱性及外部性，生物技術標示的有效性是有問題的。一個簡單標示公告「這個產品包含生物技術配合料」，其無法傳遞任何關於潛在成本和利益或可能性的訊息，雖此等標示對一些消費者可傳遞訊息，但它同時可能引起在其他方面更多的混淆，並減少而非增加經濟效率。即使已含在標示內的資訊有理論結果和可能性，它仍沒有理由預期消費者能夠或意願去評估此等資訊。

標示同時不是減少與這些技術相關潛在外部性的最佳政策工具，標示可能引導配合個別消費者的偏好，但當有偏好差異時，有些消費者必然對社會結果是不會認同的，如消費者接受生物技術食品，是不利健康且有環境風險，則假設具風險逃避的消費者將選擇更多傳統食品，而風險中性者將選擇生物技術或傳統食品；就個人健康風險而言，標示將導致一個比較好的市場效果，讓消費者更好配合其個人健康風險的偏好。無論如何，只要任何消費者選擇消費生物技術食品，對環境和大眾健康的潛在風險還是存在，而逃避生物技術偏好的社會結果則無法達成。

就農業生物技術而言，若目標是內部化外部性的效果，則用標示來導正外部性問題是很少成功的，當廠商或農民進行導正外部性來承擔外部性成本時，則外部性可被內部化。生物技術的耕種，對非生產者產生潛在的外部性成本，蓋這些生產者必須予以警告，以確保其產品不會與生物技術產品混合，如非生物技術農民必須予以警告，以確保其產品不與生物技術作物交叉汙染。

強制生物技術標示，已被建議作爲回送一些成本給生物技術生產者的一個方法。無論如何，強制標示在由非生物技術轉移分割成本給生物技術生產者和消費者可能是不成功的，即使生物技術生產者標示其產品可能含有生物技術，或確實含有生物技術，非生物技術生產者仍然需要確認其產品確實是非生物技術，此一結果，即使有強制生物技術標示，非生物技術生產者和消費者仍需承擔分割成本，而標示在內部化的外部性成本，還是不會成功的。

直接以潛在外部性爲目標的規範，很可能比標示是來得好的政策選擇，生物技術耕種規範（如邊界和避難所）與智慧財產權，可能對控制生物技術生產的潛在環境外部性是比較好的配套。建立有效強制標示之後，政策分析家仍需決定利益是否高於成本，此是一個困難的工作，蓋大部分的強制標示之社會成本和利益都爲理想概念。

標示倡議者指出社會利益範圍，自告知消費者到減少生態疾病風險，而反對者宣稱標示和分離的成本是很高的，以致食品製造商將被迫停止使用生物技術作物，導致減少生物技術作物之需求，到技術被放棄爲止。在此極端情況下，許多農業生物技術的環境或社會利益將流失，政策分析家將很困難計算此等理念和極端預測的成本和利益。

雖有不同理念的成本和利益，以及所有這些不同和發生不可預期的情形，但討論標示可作爲處理關注生物技術生產和消費議題的最佳政策選擇之一，且可能解釋爲何標示持續被討論著。當政治或規範共識不可能的時候，標示可能表示，最佳的承諾解決方式和最少抗拒的途徑，任何要求標示的決策，必須考慮標示是否對社會目標有影響，標示是否爲最小成本的政府工具，當然市場力量和個人誘因是已經反映給政策所關注的重點。

第三節　包裝上之營養資訊

第九章是就制度面，陳述營養標示的規範，而本節擬就實務面，說明包裝上應有的營養資訊。當連結膳食和強調健康有關科學證據顯示，大眾認同應提供更多

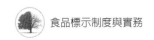

營養資訊給消費者，而驅動營養標示的動力之一，是與膳食相關非傳染性疾病的增加，而標示被用來推動含有維生素、礦物質及蛋白質之食品的消費。本節首先說明營養聲明和營養參考值，其次陳述營養和健康要求。

一、營養聲明與營養參考值

（一）營養聲明標示

此標示是一個食品內營養含量的標準化說明或清單，Codex 建議，除非國家情況不支持此一聲明，此標示在所有包裝食品應是強制性。在所有包裝食品上的聲明，應傳遞營養要求，營養聲明能夠以每份或每 100 克／100 毫升等來表示，若以每份或部分表示，在包裝內之每份大小或部分的數量，應予以說明清楚，每份大小必須以所出售食品為基礎。就需要準備的食品和其他配合料，或與食用前混合的食品，在食品上的資訊，同時也應包含進來。強制食品標示之法規，是營養聲明必須以每份大小來處理，通常是已事先標準化界定每份大小，或每份大小的範圍，容許依政府基於國民膳食攝取量而有變化。

當強制營養標示被應用時，必須包含下列營養：熱量值（卡路里）、蛋白質量、可用的醣類（即膳食類，不含膳食纖維）、總脂肪、胞和脂肪、鹽（或等值的鹽）及總醣量。另外，任何其他營養量，被考慮與維持在國家規定良好營養境界或國家膳食指南等，必須予以宣布。製造商的責任，是確保當下所宣布的價值反映產品的含量，雖製造商可透過分析直接決定熱量值，但此熱量值通常透過分析蛋白質、脂肪和醣類水準，然後藉由換算係數予以相乘而得熱量值，除非依 Codex 標準所給的不同係數，或 Codex 之食品分析方法來計算。

有幾個公共網站，可用來計算食品營養組合，可參考糧農組織（FAO）之 INFOODS 網站（https://www.fao.org/infoods/infoods/en/），查詢此等計算方法。但值得注意的是，被用在這些應用的食品組合資料，是表示一個特定樣本，和特定時所決定的食品和配合料之營養含量平均值，其可能在不同批和不同品牌食品而有所差異。此等差異可能是許多因素的結果，這些因素包含不同季節、處理作業及配合

料來源，在依賴由食品資料檔所計算而產生的營養值之前，一個製造商應小心計算正確、完整性及有關的結果，製造商在發展其營養標示時，要有專家的建議，故在發展標示政策時，政府機構應提供食品組合的指南。

（二）營養參考值（FAO, 2016）

在進行營養宣言（示）時，在蛋白質和附加營養，應以營養參考值（Nutrient Reference Values, NRV）的百分比來表示，目前已建立一個 NRV。NRVs，是一組基於和營養等值相關的營養所需之科學資料數字值，或與降低和膳食相關非傳染性疾病之數字值，NRVs 的產生，是為營養宣言（示）和在標示上要求等目的。在營養宣言（示）內的營養，應以 %NRV 表示，其提供在食品內營養水準之快速概述，消費者能夠利用 %NRV 去比較兩個不同食品，以協助他們想要比較高營養，和降低他們想要或避免的營養，去進行其食品選擇。如選擇營養小於 5%NRV 值，就不用宣示。

Codex 提供許多維生素、礦物質和蛋白質的 NRV 等數值，其中一個 NRV 類型是必要的營養參考值（NRVs-R），其是以營養需要相關的營養水準為基礎。以下的 NRVs-R，適用在年齡超過 36 個月的人，包括：蛋白質 50 克、維生素 A 800 微克、維生素 D 5 微克、維生素 C 100 毫克、硫胺 1.2 毫克、核黃素（維生素 B_2）1.2 毫克、菸鹼酸 15 毫克、葉酸 400 微克、維生素 B_{12} 2.4 微克、泛酸 5 毫克、鈣 1,000 毫克、鐵 14 毫克、鋅 11 毫克（30% 膳食吸收）或鋅 14 毫克（22% 膳食吸收）、碘 150 微克及硒 50 微克（Codex, 2015a）。

此外，Codex 界定，營養參考值—非傳染性疾病（Nutrient Reference Values-Non-communicable Disease, NRVs-NCD），係指 NRVs，是基於與減少膳食相關非傳染性疾病之營養水準，但不包含缺乏營養疾病和失調。已建立三個 NRVs-NCD：(1) 飽和脂肪酸在 20 克（不可超過的攝取水準）；(2) 鹽在 2,000 毫克（不可超過的攝取水準）；(3) 鉀鹽在 3,500 毫克（不可超過的攝取水準）。營養宣言通常放在包裝背後或旁邊，以標準格式示出。有些國家已根據建議來建立自己的 NRVs，如美國和加拿大，依其人口建立每日值（daily value, DV），澳洲建立每日攝取值（daily intake, DI），在設定國家特定 NRVs 時，建議有專家指導。

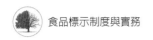

二、營養要求

（一）營養要求

除了營養宣言（示）外，在自願食品標示，應有營養要求，只要食品符合標準，當在產品出售的地方，食品公司應審慎使用在食品標示上的營養要求，此標準是依其國家所訂定的食品標示規範。因此，為防止誤導和錯誤要求，在食品標示規範內，界定標準是非常重要的。營養要求在任何情況下說明、建議及意味：一個食品有特殊的營養特性。通常只有已允許的營養要求，應與熱量、蛋白質、醣類、脂肪及組合品、纖維、鹽、維生素及礦物質有關，且依 Codex 營養標示指南所建立的 NRVs 為依據，營養要求可依營養含量或營養比較要求來分類。

（二）營養要求的類型

1. 第一類型：營養比較要求

依 Codex 的規定，一個食品所含營養水準：

(1) 要求比較營養水準和（或）兩種（含以上）食品之熱量值。

(2) 依下列條件之要求：

　① 被比較的食品，應有相同或類似產品的不同版本。

　② 被比較的食品，應很清晰且容易由消費者認出。

　③ 在熱量值或營養含量差異的數量說明，應與比較要求非常類似。

　④ 熱量值的差異或營養含量的差異，應以至少 25% 相對差異為依據，除鹽的微量營養素，在 NRV 允許有 10% 的差異。

(3) 與相同食品數字有關的差異數量應以百分比、分數或絕對量等細節來表示。

(4)「高」的使用，應如同「減少」的標準來使用，而且包含在食品為「輕」的特性指標內。

(5) 例子：①鈣來源：少鹽；②高纖維：脂肪少於○○；③低脂肪：纖維多於○○；④沒有反式脂肪：少鹽，在 Codex 有訂定在市場上流行餅乾是少於 25%。

2. 第二類型：非附加要求

(1) 要求說明糖或鹽不可附加在食品內；沒有附加要求，是受附加條件的規定。

(2) 以糖為例子：

　①任何型態的無糖被加入食品，如蔗糖、葡萄糖、蜂蜜、糖蜜及玉米糖漿等。

　②食品沒有含配合料，如含糖為一種配合料，如果醬、果凍、甜味劑巧克力及甜味劑水果片。

　③食品內沒有含配合料糖，取代的附加糖，如濃縮果汁、乾燥水果及水果醬。

　④食品本身的含糖量，不能藉由其他方法來增加，如酵素加入水解澱粉去釋放糖出來。

(3) 例子：①鈣來源：沒有附加糖；②高纖維：沒有附加鹽。

三、包裝前方（正面）的營養標示

依經驗和研究，指出消費者常利用更多的指南去搜尋健康的食品，使用營養宣言、配合料清單及要求則比較少。前已指出，包裝前方（正面）（front of package, FoP）制度，是符合示出主要營養面向和食品產品的特性，常常整合傳統營養標示、營養及健康要求等特性。FoP 標示很容易在市場看到，且吸引消費者的注意，這些標示，典型地被發現在一個產品主要的展示空間，但也可能在食品標示的其他地方。研究同時也證明，簡單化的標示，促進消費者對食品更正確的評價，在美國，藥品研究所（Institute of Medicine, IOM）依國際使用，將FoP制度和符號分為：

1. 特定營養制度（nutrient-specific systems）

這些制度，呈現每份卡路里或在包裝前方（正面），由營養宣言所選取營養的數量，或基於營養或健康要求等符合政府規定。

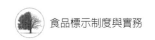

2. 綜合指標制度（summary indicator systems）

　　這些符號、圖標或分數，提供消費者關於一個食品營養含量，但沒有給予特定營養資訊。綜合指標制度想要利用臨界點或演算法，去評估一個食品的所有健康要素。以臨界點為基礎的制度，通常是為營養極限建立最大的水準，以及為鼓勵、判斷一個產品，是否符合綜合指標制度，來建立營養或食品組合的最低水準。以演算法為基礎的制度，允許營養或食品組合存在的點數，去鼓勵和扣除為營養存在的極限，達到可用在綜合指標制度的一個最後分數。

3. 食品組資訊制度（food group information systems）

　　這些制度包含的符號，指出對重要膳食的一個食品組（如蔬菜和水果）或食品配合料（如全穀類）出現在一個食品產品之內。

　　如同前述，目前大部分的國家，對 FoP 營養評分制度並沒有特別規範，Codex 對此標示類型，也沒有提供指南。在挪威、瑞典、法國及冰島利用一個區域性鎖孔（keyhole）的 FoP 已有多年；澳洲和紐西蘭，已公布一個健康星（healthy star）的 FoP；英國已發展紅綠燈（traffic light）好幾年了，在歐洲和美國，已啟動標準化自願 FoP 制度，此制度具有營養剖析的標準（請參考第十章說明）。

四、健康要求（FAO, 2016）

　　為用在標示或其標準，Codex 並沒有點出特別的健康要求，在每一個國家，為避免錯誤、誤導及沒有根據的要求，被允許的健康要求及其標準，係由國家機構來界定與核准。若在產品銷售的地方（國家）已核准此需求，則產品應負起健康要求之責。若此要求以相關科學事證為根據，一個健康要求應予核准，當有新知識可用時，此健康要求應予重新評估。由 Codex 提供的另外資訊，是為協助國家機構評估健康要求的科學依據，它建議在建立健康要求依據的架構時，應有專家指導。總而言之，健康要求的依據，涉及科學事證的制度檢視。

（一）檢視的工作

1. 認定食品或食品構成與健康效果之間所建議的關係。

2. 為健康效果，認定食品或食品構成之適合的衡量方式。

3. 認定與分類所有相關的科學資料。

4. 評估每一有關科學研究的品質及解釋每一有關的科學研究。

5. 評價所有相關可用科學資料（可用已發表和未發表）的整合性，評量跨研究的事證，決定在什麼情況下可用，及其與要求評價關係的依據如何。

　　用來作為健康要求依據的事證，當消費食品或食品構成合適數量時，應基於良好設計的人為干預，證明在食品或食品構成與健康效果之一致性關係，其他研究類型一般沒有充分理由取代健康要求。制度性的評論，可由國家機構來執行或由產業申請者來處理後，再送交給國家機構去審查和核准，引用諮詢專家在特定食品與健康關係的意見，也有助於這兩種評論的方法。有些國家已出版科學和技術指南，告知如何準備申請健康要求的核准文件。

（二）健康要求的類型：有四種類型（**FAO, 2016**）

1. 第一類型：營養功能要求

　　(1) 說明營養在成長中的生理角色，及人體發展和正常的功能。

　　(2) Codex 在營養標示指南，已建立在 NRV 中只有重要的營養，或這些在官方所認定國家機構膳食指南所關注的營養，此等應是一個營養要求的主題。

　　(3) 例子：A 營養，在維持健康、促進正常成長和發展所稱的 A 營養角色，食品 X 是 A 營養之來源／有高的營養。

2. 第二類型：其他功能要求

　　(1) 這些要求關注，所消費食品或其組合物之特別有利效果，尤其在正常功能內，總膳食的內涵或身體生態活動等方面的特別有利功能。此一要求與健康有正向貢獻有關，或與功能改善有關，或與維持和改善健康有關。

　　(2) 例子：A 物質，即 A 物質在改善或修正生理功能之效果，或與健康有關生態活動有關的效果。食品 Y 含 A 物質有○克。

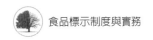

3. 第三類型:降低疾病風險要求

(1) 此要求與在總膳食內涵中,消費一個食品或其組合物關係,降低一個疾病發展或健康有關條件的風險。

(2) 降低風險意指對一個疾病或健康有關條件具顯著改變主要風險的因素,疾病有多種風險因素,改變其中之一風險因素,可能有或沒有其有利效果,降低風險要求的陳述應予確保,如使用適當語言文字和對其他風險因素的參考,蓋消費者不會解釋其為預防的要求。

(3) 例子:一個健康膳食,有低的 A 營養或 A 物質,可降低 D 疾病的風險,食品 X 含低度 A 營養或 A 物質。一個健康膳食富含 A 營養或 A 物質,可降低 D 疾病的風險,食品 X 富含高度 A 營養或 A 物質。

4. 第四類型:與膳食指南或健康膳食有關的要求

這些要求在下列情況是被允許的:

(1) 情況一:只有與適當國家機構官方認可膳食指南內所包含的食用型態有關的要求。

(2) 情況二:要求文字的變動是可接受的,提供的要求應該是真實的,應與膳食指南所列出的食用型態一致。

(3) 情況三:與健康膳食或任何代名詞有關的要求,應被視為包含在膳食指南內食用型態的要求,且應與指南有一致性。在健康膳食、健康均衡等被提及的食品,應根據一個或多個食品面向選擇考慮,這些食品應滿足與膳食指南有關的其他主要營養,且要滿足一些最低的標準。

(4) 情況四:食品不應被形容是「健康」,或不應被意味食品本身和食品內可能危及健康的方式出現。

(5) 食品可能被形容是「健康膳食」的一部分,提供標示與膳食指南內食用型態之食品相關說明。

(6) 例子:增加攝取水果、蔬菜、全穀類及沒有脂肪、低脂肪等膳食產品,是健康膳食的一部分,且可能有重要的健康好處。

（三）有關健康要求的注意事項

提供健康要求在市場上的使用，很重要的考慮是，若食品和食品組合的數量，已對消費者呈現健康風險或告知的互動，可能帶來健康風險和（或）超過相關高的攝取水準，此時應有暴露評估的舉措，且根據一般民眾通常總膳食攝取量的分配予以評估。應建立對使用特定食品資格之明確資格和／或不具資格的條件，對具含有營養或組合物數量，而增加疾病風險或惡化與健康有關條件的食品，要求應予禁止。Codex 在要求的一般指南，列出許多食品使用要求的一般原則，包含禁止要求和潛在誤導的要求。

1. 以下的要求是予以禁止

(1) 要求陳述任何已知食品，將提供所有重要營養的適當來源，除了已有很好界定的特殊目的之食品。

(2) 要求意味均衡膳食或正常食品不可提供所有營養適當的含量。

(3) 不能夠被證實的要求。

(4) 要求當作食品可適用在預防、減緩、處理或治療疾病、失調或特殊生理問題，除非其依照 Codex 食品標準或指南的規定。

(5) 缺乏可用的 Codex 標準或指南，在國家法律允許的食品是可以配送的。

2. 應避免「要求之誤導」之例子

(1) 沒有意義的要求，包含不完整比較和高度相對性。

(2) 要求當作良好的衛生作業，如健康（wholesome）、健康的（healthful）及很好的（sound）。

3. 誤導標示的例子

(1) 一個產品標示為天然（natural），必須不包含綜合或人工配合料，但它可能仍有重度加工，或含有許多消費者不認為是自然的物質。

(2) 一個產品要求視為健康的（healthy），但含有高量脂肪、飽和脂肪、醣類、糖或鹽，這些皆不被視為是健康的。

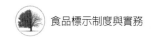

(3) 一個產品要求是全穀類製造（made with whole grains），或真實水果製造（made with real fruit），但事實上，此產品包含非常少的全穀類，或真正的水果。

混淆的健康說明，如有助維持健康的心臟、支持免疫系統等，皆不等同標準，如降低疾病風險的要求，雖然消費者可能並非永遠接受其間的差異。

CHAPTER 13

美國食品標示制度之規範

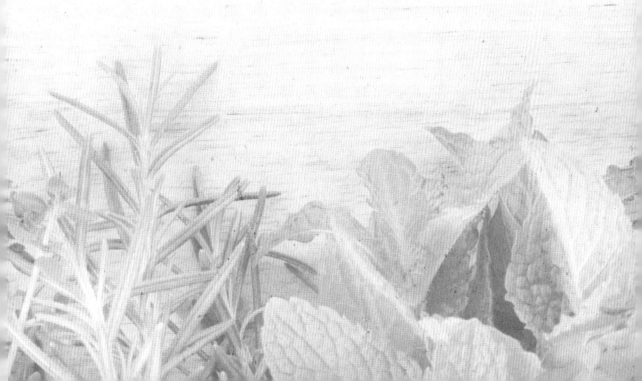

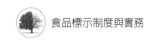

　　美國政府干預食品標示有三個主要項目，即確保生產者有公平競爭、增加消費者取得資訊，及降低個別消費者安全與健康的風險，且近年來食品標示又增加與社會目標有關的個人消費選擇。1906 年，美國《聯邦純食品與藥品法》（Federal Pure Food and Drug Act, FFDA）和《聯邦肉品檢查法》（Federal Meat Inspection Act, FMIT）授權聯邦政府規範食品安全與品質，這些法案同時也界定摻假食品與禁售、貼錯標籤和摻假的食品。1996 年，白宮在「食品、營養及健康會議」連結食品標示與社會目標的關係，多少年來，食品標示的目標，大部分仍集中在生產者公平競爭和提供資訊給消費者。依此，本章首先回顧美國食品標示的歷史，其次列述食品標示相關的規範，最後陳述食品標示要求及個別食品標示的個案。

第一節　食品標示制度的沿革

　　通常政府干預食品標示，旨在改善人類健康與安全、支持國內農業和食品製造業及避免國際貿易的爭議。根據美國《聯邦食品、藥品及化妝品法》（Federal Food, Drug, and Cosmetic Act, FDCA）及其相關修正案，食品標示強調營養資訊，及要求大部分準備好的食品，如麵包、穀物、罐裝和冷凍食品、餅乾、甜點及飲料等相關資訊，對原料（水果和蔬菜）和魚的營養標示是自願性的。本節先陳述食品標示之歷史，其次說明食品標示的里程碑。

一、食品標示之簡要歷史

（一）訂定規範的機構

　　在美國，食品標示由美國農業部（USDA）、美國食品暨藥品管理局（FDA）、美國聯邦貿易委員會（Federal Trade Commission, FTC）等三個單位來規範，而食品安全與檢查局（Food Safety and Inspection Service, FSIS），是一個在 USDA 內部的公共衛生機構，負責確保國家肉品、家禽及蛋品在商場供應的安

全、健康及適用的標示和包裝。其他涉及一些標示規範的單位，尚有在財政部內的菸酒稅和貿易局，負責酒精品標示，而美國貿易代表署（Office of the United States Trade Representative, USTR）負責關於食品標示和國際貿易條約的協商。另外，各州和市政府也加強食品標示的要求，但其近年來致力否定這些地方性的強制規定。

食品標示法律和規範，強調在零售據點所銷售的食品和補充品、在飯店內的菜單等包裝和購買點的廣告，以及酒精飲料的標示。食品標示法律和規範，同時也包含由行銷業者所提出的要求，如關於食品產品或健康利益的真實性。

（二）簡要的歷史（Golan, et al., 2000）

因 1906 年厄普頓辛克萊（Upton Sinclair）所著《叢林或屠場》（*The Jungle*）一書指出，肉品包裝廠不衛生的環境，和關注食品存在化學物質，於 1906 年 6 月，美國通過《食品與藥品法》，禁止各州之間有摻假或標示不實食品項目之商業行為。因攝取含有二甘醇之磺胺酏劑，發生 107 人死亡事件之後，於 1938 年，通過 FDCA 法，取代《食品與藥品法》。FDCA 的重點在處理食品標示不實和摻假議題，且作為 FDA 和 USDA 食品規範架構的基礎。其建立食品標準、授權工廠檢查，及除現有起訴規定外，另提供法院懲罰，作為矯正違反者之相關規定，自 1938 年以來，FDCA 已多次修正，且已實施相關的法律。美國食品法律已因應食品安全問題、所關注的營養、經濟議題、環境議題、農業保護及糧食安全（food security）威脅等，與時俱進的修正和進展。

聯邦食品規範運動，已伴隨朝向食品含量的公開，1938 年，FDCA 要求所有加工和包裝食品的標示，應包含食品名稱、淨重量、製造商或配銷商的名稱和地址等，再者，配合料清單，在某些產品是必要的；法律同時也禁止在食品標示上的錯誤或誤導的陳述，防止在州際間的摻假或標示不正確食品的商業行為，破壞者會予以懲罰、罰款及可能坐牢。

1990 年，國會通過《營養標示與教育法》（Nutrition Labeling and Education Act），要求一致性的營養標示。標示標準聚焦在食品含量與健康膳食之間的關係，標示標準在考量食品含量下，開始對消費者提供適當的資訊，《營養標示與教育法》同時也規範營養含量與健康要求。1994 年，《膳食補充品健康與教育法》

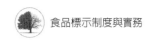

（Dietary Supplement Health and Education Act）界定「膳食補充品」和「膳食配合料」，並界定其為食品，此法同時也建立特定標示要求，提供一個規範架構，且允許FDA對膳食補充品制定製造之規範。2010年11月23日，FSIS對新的肉品和家禽產品標示規範，設定2014年1月1日為統一規定的日期，且在2011年1月1日與2012年12月31日之間發布。FSIS的討論指出，此規則將最小化標示變化的經濟衝擊，讓肉品業和家禽產業有兩年適應新的要求，且減少經常性的標示變化，如此可避免多次短期標示的更新，若是如此變化，將增加生產者、零售商及消費者的食品成本。

2016年5月27日，FDA出版兩個最終規則，即「營養標示最終規則」（Nutrition Facts Label Final Rule）和「每份大小最終規則」（Serving Size Final Rule），這些規則對包裝食品允許一個新的營養標示，以反映新的科學資訊，包含連結膳食和長期疾病的關係，如肥胖和心臟病。FDA希望新的標示有助於消費者做比較知情的食品選擇。標示呈現「刷新」（refreshed）設計的特色，即要求有些文字可以粗寫體，反映關於營養科學的資訊更新，如附加糖被要求以克和每天攝取量的百分比來表示，且對一些包裝大小，更新其每份大小和標示要求。

二、食品標示的里程碑

依前述美國食品標示的歷史變化，本書將其變化分為：(1)1906年-1937年之建構食品標示萌芽期；(2)1938年-1959年之擴張食品標示功能期；(3)1960年-1990年之重視標示教育期；(4)1991年-2000年之重視營養標示期；(5)2001年-2010年之強調包裝食品標示朝；(6)2011年迄今之強調多元食品標示期。本小節僅陳述前四期之要點，後面兩期留待下一節再說明。

（一）1906年-1937年之建構食品標示萌芽期

前已指出，於1906年開始提出《聯邦純食品和藥品法》和《聯邦肉品檢查法》，其具有規範公平競爭、提供資訊及食品安全的功能。1913年，古爾德修正案要求食品包裝要說明內含物的數量，具有規範公平競爭和提供資訊的功能。於

1924 年，在美國有 95 桶蘋果醋的問題，最高法院規定，食品和藥品法要譴責每一個說明、設計及倡議等，可能有誤導、指引錯誤或欺騙，即使技術是真實的，此規範具有前述三項功能。1930 年，麥克納里—納佩斯（McNary-Napes）修正案要求在產品的標示，不是配合普遍使用的標準（common-usage standard），同樣地，此規範亦有前三項功能。

（二）1938 年 -1959 年之擴張食品標示功能期

誠如前述，1938 年，FDCA 法取代 1906 年之 FDA 法，旨在要求每一加工、包裝食品需有食品名稱、淨重量及製造商和配銷商的名稱、地址，同時，在一些產品需列出配合料清單，該法禁止在食品標示上不能有錯誤或誤導，該規範有公平競爭和傳遞資訊的功能。1950 年，《人造奶油法》（Oleomargarine Act）要求有色澤人造奶油應有明顯標示，以和一般奶油有所區別，本規範僅有公平競爭的功能。於 1951 年，優質蛋白素的雙方同意書，允許 FDA 建立維生素和礦物質標示之產業指南，本規範具有公平競爭、傳遞資訊及食品安全的功能。1957 年，《家禽產品檢查法》授權 USDA 規範家禽產品的標示，本規範有公平競爭和傳遞資訊的功能。1958 年，《食品添加物修正案》〔含《德萊尼條款》（Delaney Clause）〕，擴大 FDA 單位監督膳食和健康要求，及食品配合料（含限制或禁止任何添加物或不安全食品配合料）。加工商被要求證明添加物是安全的，提出在加工食品內致癌物質之零風險（zero-risk）的標準，本規範有傳遞資訊和食品安全的功能。

（三）1960 年 -1990 年之重視食品標示教育期

1966 年，《公平包裝和標示法》（Fair Packaging and Labeling Act）要求在州際之間的商業活動之所有消費食品，要包含正確資訊和輔助價值的比較，此規範有公平競爭和傳遞資訊的功能。1966 年，FDA 出版建議膳食補充品規範，此一建議案，對產業挑起法律性的挑戰，本規範具有公平競爭、傳遞資訊及食品安全的功能。前已指出，1969 年白宮在「食品、營養及健康會議」中，強調美國膳食不足的情況，建議聯邦政府考慮發展認定食品營養品質之制度，所有食品標示相關規範，首次具有社會目的之功能。

1973 年，FDA 提出膳食補充品規範定稿版，產業繼續接受法律的挑戰，此規

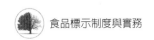

範具有公平競爭、傳遞資訊及食品安全的功能。1973 年，FDA 提出要求食品含有一種或以上添加營養之營養標示的規範，或其標示、廣告應包含關於食品營養特性的要求，或其在日常膳食的使用，對大部分食品，此營養標示是自願的，本規範具有公平競爭和傳遞資訊的功能。於 1975 年，自願標示由原本 1974 年規劃日期延後在 1975 年生效，本規範具有公平競爭和傳遞資訊功能。1976 年，《維生素和礦物質修正案》限制 FDA 單位和執行維生素及膳食補充品之執行力量，本規範沒有任何功能。

1983 年，面對法律挫折和聯邦預算遭砍，FDA 廢除營養補充品規範，本規範不具任何功能。於 1988 年，外科醫生單位提出營養和健康的報告，聯邦政府首先正式認定在一些長期疾病的膳食功能，本規範具有社會目的之功能。1989 年，國家科學研究院之國家研究委員會提出「膳食和健康：對降低長期疾病風險的意涵」，呈現在長期疾病發展接受膳食增加的另外事證，如冠狀動脈心臟病和癌症。在 FDA 和 USDA 之 FSIS 協商後，國家科學研究院考慮如何改善食品標示，以協助消費者採取或堅持有益健康的膳食，此建議呈現在 1990 年代食品標示之議題和方向，本規範具有社會目的之功能。

1990 年，《海豚保護消費者資訊法》（Dolphin Protection Consumer Information）規範無害海豚鮪魚（dolphin-safe tuna）的標示，本規範具有社會目的之功能。1990 年，國會通過《有機食品生產法》（Organic Foods Production Act），要求農業祕書處建立聯邦有機認證制度，本規範具有公平競爭和傳遞資訊功能。1990 年，FDA 提議大範圍的食品標示變動，包含對大部分食品的營養標示、標準化每份大小及統一健康要求的使用。營養標示和教育法的提案，再度肯定 FDA 標示倡議的基礎和建立一個透明的時間表，本規範功能如同前述。

（四）1991 年 -2000 年之重視營養標示期

1991 年，FDA 提出 20 個以上的建議，來執行《營養標示與教育法》（NLEA），另外，其也提出最終規定，來建立對原料和魚在購買點之自願提出營養資訊計畫。FSIS 揭示，加工肉品和家禽強制營養標示的提案，及對生鮮魚和家禽自願購買點營養資訊，本規範具有公平競爭、傳遞資訊及社會目的的功能。1992

年，《膳食補充品法》（Dietary Supplement Act）提出執行新膳食規範至 1993 年底，授權 FDA 允許對生產者採取其產品的健康要求，本規範僅具傳遞資訊功能。1992 年，FDA 的生鮮產品和原料魚在購買點自願營養資訊計畫生效，此規範具有公平競爭、傳遞資訊及社會目的功能。1993 年，FDA 提出執行 NLEA 定稿規範版，同時包含健康要求規範也生效，本規範功能如同前述。1994 年，關於營養標示和營養含量要求之 NLEA 規範生效（含肉品和家禽），本規範功能同前述。1994 年，《膳食補充品健康和教育法》（Dietary Supplement Health and Education Act, DSHEA）界定「膳食補充品」為一種食品，而非藥品，因此，補充品是比較不嚴格規範和要求標示，本規範具公平競爭、傳遞資訊及食品安全功能。1997 年，USDA 公布全國有機食品標準的第一天建議版本，但與有機食品生產法一致，本規範具有公平競爭和傳遞資訊功能。1997 年，FDA 公布 1994 年執行 DSHEA 主要規範的最終版本，本規範具有公平競爭、傳遞資訊及食品安全功能。1999 年，白宮提出食品包含生物技術配合料強制標示的草案，本規範具有傳遞資訊和社會目的功能。

2000 年，USDA 公告國家有機食品標準第二版草案（配合有機食品生產法），因第一版的爭議是，有機生產潛在允許基因工程、輻射及排泄物的使用，在第二版已全部去除，本規範具有公平競爭和傳遞資訊功能。2000 年，白宮宣布食品農業生物技術倡議（Food and Agricultural Biotechnology Initiatives），強調以科學為基礎的規範和消費者接觸資訊，授權 FDA 發展在包含或不包含生物工程配合料之自願標準指南，但需配合 FDCA 法；授權 USDA 與農民和產業合作，去鋪陳可靠檢測流程和品質保證計畫，予以和非基因工程產品區別，以符合市場的需求，本規範功能如同前述。於 2000 年，在國會提出含有生物技術配合料強制食品標示草案，本規範具有傳遞資訊和社會目的功能。

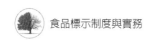

第二節　食品標示的相關規範

　　於上一節已摘述，美國在 1906 年至 2000 年的主要食品標示相關規範，且自 2001 年起，邁入強調包裝食品標示及多元的食品標示。美國於 2020 年因應新冠肺炎疫情（COVID-19），訂定有關新的食品標示之暫時政策；於 2020 年 3 月，訂定關於在疫情期間，大眾健康之包裝食品營養標示政策，於該年 4 月，訂定在連鎖飯店標準菜單項目和類似零售食品場所的營養標示，同樣在 4 月，訂定零售食品場所出售帶殼蛋的包裝和標示，該年 5 月，訂定微小配方變化和販賣機（minor formulation changes and vending machine）之一些食品標示要求。依此，本節依序依一般和營養標示、標示要求及其他特定話題之相關規範做綜合性的摘述。

一、一般和營養標示的相關規範

（一）一般規範

　　1993 年 10 月，訂定決定家計衡量公制等值之指南，1997 年 2 月，訂定消費者在冰箱內所需食品的標示，2013 年 1 月，訂定食品標示指導（Food Labeling Guide），2015 年 11 月，訂定 FDA 強化政策的 Q&A，2021 年 1 月，訂定對最終食品標示規範一致合規日期（2021 年至 2022 年發行）。另有聯邦規範條碼（Code of Federal Regulation, CFR）：第 21 條—食品和藥品—101 部分—食品標示。

（二）營養標示之規範

　　1998 年 3 月，訂定「FDA 營養標示手冊」（發展與使用資料檔之指引）；2001 年 7 月，訂定產業指南：烘焙粉、烘焙蘇打、果膠等每份大小參考數量；2007 年 5 月，修正版（原 2004 年 10 月訂定）之小企業免於營養標示指引；2014 年 4 月，訂定營養含量要求最終規定：omega-3 之亞麻酸（alpha-linolenic acid, ALA）、二十碳五烯酸（Eicosapentaenoic acid, EPA）、二十二碳六烯酸（docosahexaenoic acid）及 omega-3 脂肪酸；2016 年 2 月，訂定產業指南：營養含量要求——針對上述營

養素的要求；2016 年 7 月，訂定產業指南：FDA 宣布，營養標示內營養和膳食配合料小量之政策；2018 年 2 月，訂定產業指南：1. 在食用情況能合理被消費的食品每份大小；2. 客製化每一食品類被消費的參考量；3. 蜂蜜及其產品的適當標示；4. 分離或綜合非消化性醣類，對生理效果事證的科學評估。

2018 年 6 月，訂定產業指南：宣布在營養和補充品標示上，分離或綜合醣類作爲膳食纖維；2019 年 6 月，訂定產業指南：宣布蜂蜜、楓糖漿、其他單一配料糖和糖漿及一些蔓越莓產品作爲附加糖；2019 年 8 月，訂定產業指南：1. 在營養和補充品標示之葉酸、菸鹼酸、維生素 A、D、E 之計算單位之換算；2. 有關蔓越莓附加香料的政策；2019 年 12 月，訂定產業指南：有關在食用情況能合理被消費的每份食品大小及參考數量等；2020 年 1 月，訂定產業指南：營養和補充品標示修正版；2020 年 10 月，訂定產業指南：宣布在營養和補充品標示，來自阿洛酮糖之酮糖和卡路里；2020 年 12 月，訂定產業指南：在食品標示關於氯化鉀不同名稱的使用。

二、標示要求的相關規範

1998 年 7 月，訂定基於授權科學單位，說明有關健康要求或營養含量要求之通知；2002 年 1 月，訂定結構 / 功能要求：小企業體合乎規定指引；2003 年 7 月，訂定在傳統人類食品和膳食標示，合格健康要求之臨時流程；2006 年 5 月，訂定 FDA 執行合格健康要求之 Q&A；2007 年 1 月，致製造商有關食品標示的信件；2007 年 9 月，致製造商有關免糖的信件；2008 年 7 月，訂定營養含量要求：界定高效力和界定抗氧化劑在營養含量需求之使用；2008 年 12 月，致製造商有關包裝正面符號的信件；2009 年 1 月，訂定健康要求科學評估，以事證爲基礎的評論制度；2009 年 5 月，訂定健康要求：鈣和骨質疏鬆及鈣、維生素 D 和骨質疏鬆；2009 年 10 月，致購買點食品標示之信件。

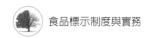

三、其他相關規範與話題

（一）其他相關規範

1. 外食之規範

　　2008 年 4 月，訂定產業指南：在飯店和零售市場販售外食之標示指引（第一篇）；2016 年 4 月，訂定產業指南：上述之第二篇；2020 年 4 月，訂定因應COVID-19 關於連鎖飯店和類似食品零售場所之標準菜單項目營養標示臨時政策；2020 年 5 月，訂定因應COVID-19 大眾健康緊急食品標示：微小配方變化和販賣機。

2. 來自基因工程工廠和大西洋鮭魚之食品規範

　　2010 年 8 月，訂定來自大西洋鮭魚製造食品標示公聽會背景文件；2019 年 3月，訂定產業指南：自願標示是否指出食品有或沒有來自基因工程工廠（修訂版）。

3. 過敏原有關規範

　　2001 年 4 月，訂定過敏原檢查指引；2006 年 3 月，訂定對主要食品過敏原和食品內含麩質之建立臨界點之流程；2017 年 8 月，FDA 訂定豁免 FSMA 指南；2017 年 9 月，FDA 回應關於花生碎粒，和降低發展花生過敏風險之合格健康要求的請願；同年 9 月，FDA 承認連結早期花生生產，和降低發生花生過敏原風險之合格健康要求。

（二）特定的話題

　　關於標示資訊的話題，包含附加新奇的配合料至傳統食品、鮭魚製品、啤酒、生物科技、狂牛症、蛋／帶殼蛋、輻射食品、免麩質、蜂蜜、果汁、牛奶、自然、反式脂肪酸、白巧克力、需要冰箱的食品、生鮮果菜和魚、全穀類及食品標準。

　　針對上述話題中，擇列美國食品標準所訂定的有關規範。2005 年 5 月，訂定提議的規定：一般原則與食品標準現代化；同年 9 月訂定，提議制定規定的進階注意事項：冷凍甜點和帕馬森乾酪（Parmesan cheese）確認標準；同年 10 月訂定，提議的規定：超濾牛奶（ultrafiltered milk）的使用。2008 年 7 月，訂定白色巧克力

產業指南——白色巧克力認定標準；2009 年 1 月，訂定提議的規定：牛奶和奶油產品；2015 年 4 月，訂定為食品界定和認定標準在 21U.S.C.341 內的存貨暫時行銷許可；2020 年 12 月，訂定冷凍櫻桃醬餡餅提議的規定：品質標準和認定標準；同年 12 月，訂定法式沙拉醬提議的規定——認定標準。

第三節　食品標示要求與個案

前述各章節，多少已指出食品標示要求的重點，本節以美國食品標示為主題，其次，介紹一些涉及食品標示有爭議的個案。若沒有紙本的標示，產品是不允許進入美國。通常在標示上應被包含的重點，包括：食品名稱／產品、產品來自的國家（country of origin）、配合料、營養資訊、英文語言標示、食品過敏原及任何被使用的化學物質／食品添加物。FDA 規範美國食品和飲料產業，其負責確保在美國所銷售的食品是安全、有營養及適當被標示出來，此也同時應用在國內的食品加工，及來自國外的食品。《聯邦食品、藥品及化妝品法》（FDCA）和《公平包裝與標示法》（Fair Packaging and Labeling Act）是在 FDA 授權下，主導食品產品的聯邦法律。

一、食品標示要求

FDA 指出，對大部分已準備食品（prepared food），被要求要有食品標示，如麵包、穀類、罐裝和冷凍食品、餅乾、甜點及飲料等等。對原料（水果和蔬菜）與魚的營養標示是自願的。在 FDA 法律和規範下，FDA 並不對食品產品事前同意給予標示，但關於食品產品標示的問題，可能直接由食品標示和標準人員、營養、標示及膳食補充品辦公室、食品安全與營養應用中心及食品暨藥品管理局等單位來處理。

（一）食品標示的相關要求

依美國衛生及公共服務部（US Department of Health and Human Services,

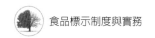

HHS）的規定，一般可應用的食品標示如下：

1. 所有被要求標示的說明，應放在包裝或容器之前的標示板，或主顯示面板上。

2. 食品標示必須列出：

 (1) 製造商、包裝商或配銷商的名稱和地址，除非已給的名稱是實際的製造商，它必須附隨一個合格詞句，說明廠商與產品的關係，如為誰製造或由誰配銷。

 (2) 若廠商名稱和地址沒有列入當下城市目錄或電話簿，則需有街道地址。

 (3) 城市或鄉鎮。

 (4) 州（若不在美國，列出國家）。

 (5) 郵遞區號（ZIP code）（或不在美國，使用其國家郵遞區號）。

3. 食品名稱應出現在標示正面，或電漿顯示器（plasma display panel, PDP），或任何不同的 PDP。

4. 認定的說明，是依法或規範所建立的產品名稱，通常應放在與包裝基礎平行的 PDP 上，在此，若沒有認定說明和食品真正名稱（若有兩者之一）可被使用的情形下，才可用前述方式。

5. 若在標示上任何地方使用外國語言，則所有被要求的標示說明，應同時有英文和外國語言。

6. 旨在含果汁（或濃縮果汁、水果及蔬菜汁）的飲料，應宣布有多少百分比的真正果汁。若已含這些果汁，則飲料必須在標示上有水果和蔬菜照片作為標示說明方式，或以文字點出嗜好偏向和外觀照片引起消費者在飲料上預期的果汁，這也包含沒有碳酸和有碳酸飲料、100% 果汁、濃縮果汁、稀釋果汁及沒有包含果汁的飲料。

7. 有一個例外，是飲料為芳香味含有少量果汁，則不被要求說明含○ % 果汁，但必須提供：

 (1) 產品使用「芳香劑」（flavor）或「加入芳香劑」（flavored）等字樣。

 (2) 除非在配合料清單有果汁，否則不使用「果汁」的名詞。

 (3) 飲料除非不給予含有果汁，如在標示列出明顯小插圖，或飲料含果汁如實體相似的圖片。

8. 含有 100% 果汁的飲料，可能被稱為果汁，無論如何，若被稀釋少於 100% 果汁

的飲料，必須有合格果汁的文字，如飲料（beverage）、飲品（drink）或雞尾酒（cocktail）等名詞。另外，產品可能被標示使用「稀釋果汁」（diluted juice）之名稱，如稀釋的蘋果汁。

9. 濃縮製成的果汁，必須以如「濃縮而來」或「已濃縮的」等名詞在標示上表示，以作爲名稱的一部分，且出現在標示的地方。有一個例外，在配合料的說明是果汁，已宣布是水或水和濃縮果汁，則可適用。

10. 在產品是一個混合蔬菜汁或水果汁，除已在配合料清單外，果汁名稱必須依數量大小順序排列，除非標示指出果汁名稱被用作一個芳香味劑。

11. 所印出的標示，應顯示以公制衡量（公克、公斤、毫升及升）和美國海關制度（盎司、磅及液量盎司）等名稱表示淨含量。

12. 以重量大小，依序列出配合料清單，是指最重配合料列第一，最少重量的列最後。

13. 當一個已核准化學防腐劑被加入食品中，配合料清單必須包含此防腐劑通過的名稱，且防腐劑功能要包含如「防腐劑」、「爲延遲腐敗」、「一個防黴劑」、「爲協助保護芳香」及「爲增進保色性」等名稱。

14. 香料劑、自然芳香料或人造芳香料在配合料清單上，應使用特定通用或常用名稱予以宣布，或使用「香料劑」、「芳香料」、「自然芳香料」及「人工芳香料」等名稱予以宣布。

15. 一個主要食品過敏原是一個配合料，爲下列 8 個食品或食品組、含蛋白質配合料之來源：牛奶、蛋、魚、甲殼貝類、木本核果、小麥、花生及大豆。在 FDCA 法之下，由 FDA 規範的所有包裝食品在 2006 年 1 月 1 日（含）之後要標示出來，以配合食品過敏原標示的要求。

16. 營養標示表需要在大部分食品包裝上出現，除在 FDCA 法第 7 款所列營養之外，製造商由飽和脂肪、多元非飽和脂肪、單元非不飽和脂肪、鉀鹽、可溶性和不可溶性膳食纖維、糖、酒精、其他醣類、維生素及礦物質等，作爲增加卡路里，目前已建立「參考每日攝取」（Reference Daily Intake）手冊，製造商可依此進行其增加作業。

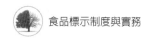

（二）特定標示的規定

1. 聯邦貿易委員會（FTC）提供關於美國在食品標示要求之資訊，如公平包裝和標示法，可參考：https://www.ftc.gov/os/statutes/fplajump.shtm。

2. 美國 FDA 規範在美國的食品標示，有關食品標示資訊可參考：https://www.fda.gov/。

3. 在美國農業部之食品安全與檢查局（FSIS），負責保證在美國商場食品供應是安全的，此一安全不只在產品品質，且涉及食品物質的標示與包裝，可參考：https://www.fsis.usda.gov/Regulations&LabelingPolicies/index.asp#Basics。

（三）營養標示表之豁免項目

　　大部分食品包裝上要有營養標示表，且有強制類型的指定，但也有免標示項目及免營養標示的特別規範。

1. 由小企業所製造

　　(1) 由飯店所提供食品，或為立即消費所配送到家的熟食。

　　(2) 熟食店（如日式壽司）之食品、烘焙產品，和由當地備好直接賣給消費者的甜點。

　　(3) 提供非顯著營養之食品，如即溶咖啡之食品和大部分的香料。

　　(4) 嬰幼兒食品和 4 歲以上幼兒和幼童食品。

2. 其他包含

　　膳食補充品、醫療食品、為深度加工或零售前所運送或包裝的散裝食品、生鮮產品和海鮮（有自願營養標示含有這些食品）、包裝單一配合料的魚或野味及雞蛋紙箱。

二、食品標示的個案

（一）個案一：合格的健康要求

合格的健康要求是在食品標示上，說明關於一個食品或食品組合，與一個疾病或健康有關條件之間的關係。此要求應有可信的科學證據予以支持，但其不需配合重要協同標準，提供它們不會誤導消費者。這些要求偶爾必須輔以免責聲明，或其他合格的語言。若一個健康要求不受規範，個人或組織可向 FDA 訴願，且就健康要求予以規範的發行。

（二）個案二：營養含量要求

營養含量要求，被用來公開在產品內一些營養、卡路里、膽固醇或纖維等水準，其包含如「沒有」（free）、「瘦」（lean）、「超瘦」（extra lean）、「高」、「低」、「良好來源」（good source）、「減少」、「少」、「輕」、「比較少」及「更多」等名詞，這些名詞的每一個界定具高度特定性，在肉品和家禽產品名稱的營養含量要求，已在 2005 年授權予 FSIS，且在 2008 年 1 月 1 日生效。

（三）個案三：反式脂肪標示

反式脂肪是化學改造的食品配合料，與提升膽固醇水準和心臟病有關。自 2006 年 1 月 1 日以來，反式脂肪必須被包含在營養標示上。FDA 要求反式脂肪應與所有包裝食品營養標示表分開表列，此要求並未用在飯店所提供的食品。無論如何，有些市政府已採取限制在飯店出售食品含有反式脂肪的措施。2006 年 12 月，紐約市政府是第一個在飯店食品禁止反式脂肪，且在 2007 年 7 月 1 日生效，且在 2008 年 7 月 1 日完全配合實施。費城也在 2007 年 9 月 1 日採取類似措施，要求飯店要完全配合。

（四）個案四：食品過敏原

《食品過敏原標示和消費者保護法》（Food Allergen Labeling and Consumer Protection Act, FALCPA）已在 2006 年 1 月 1 日生效，並應用到所有在 FDCA 所規範的包裝食品。FALCAP 要求，一個主要食品過敏原在食品標示上要被確認。一個

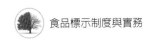

主要食品過敏原，是來自食品或食品組之一，或含有來自下列食品的蛋白質之一個配合料：如牛奶、蛋、魚、甲殼貝類、木本堅果、小麥、花生及大豆。若訴願者證明一個配合料不會引起過敏反應，而帶來人類健康風險，則該配合料可以豁免，美國已提出向 FDA 申請豁免的流程。

（五）個案五：有機食品標示

對食品被標以有機來銷售，其必須依國家有機計畫（National Organic Program）的標準來生產和加工。生產有機食品的農場，同時公司處理和加工有機食品等，皆必須符合 USDA 有機標準。依四種有機含量的差異，規範提供四種核准的有機食品標示要求，其一，是標示 100% 的有機，產品必須含有全部有機配合料，且不能有任何非有機配合料或添加物；其二，是標示一個產品為有機，產品至少必須含有 95% 有機方式所生產的配合料；其三，是標示一個產品由有機配合料來製造，產品至少必須含有 70% 的有機配合料；其四，是其他含有機配合料低於70%，僅能夠在配合料說明上指出其有機配合料，USDA 印記（USDA seal）只能用在 100% 有機和有機（即第一和第二種）。

（六）個案六：天然食品（natural food）標示

FDA 和 USDA 皆有負責關於天然食品標示的政策，兩者提供「天然」，意指沒有被加入人工或是綜合配合料。USDA 特別禁用人工香味劑、色素配合料或化學防腐劑，USDA 允許最低程度的加工，尤其此加工僅限制利用傳統加工去製造為人類健康的安全食品，及保持它或加工但不改變原料。FDA 允許限制化學反應的食品組，如烘焙、蒸熱及酶解等，可被用來生產天然香氣味。

（七）個案七：動物生產要求和荷爾蒙標示

在 FIFS 要求指南文件，界定動物生產要求，是關於動物如何由飼養來引導肉品產品過程的說明，即要求沒有加入荷爾蒙，或餵飼玉米（corn fed）的飼養過程。這些要求是對使用「有機」名稱在肉品和家禽的另一種方式。依據 FSIS 動物生產要求加工的要點，荷爾蒙只允許在飼養肉牛和山羊生產可使用，自從荷爾蒙被禁用在家禽、毛豬、小牛犢或國外不滿意品種，在這些品種的荷爾蒙標示是不予核准

的，除非它含有一個宣布如「聯邦規範禁止荷爾蒙在家禽的使用」。

（八）個案八：輻射食品標示

依據 FSIS 的法規，已被輻射的所有食品，應標示如「具有輻射」或「已輻射汙染」，或其應有食品輻照（radura system）。無論如何，標示要求並不應用在加工食品的輻射配合料，同樣地，飯店和其他食品服務據點，也不受此要標示要求的限制。

（九）個案九：生物技術食品標示

行銷和販售基因改造食品的問題，已在國內外掀起論戰，在美國，FDA 科學依據的結論是，關於食品生物技術是不具食品安全疑慮的，聯邦政府不要求基因改造食品應予標示，除非在安全、營養價值及功能與傳統食品有明顯差異。有些州已通過基因改造食品的州水準規範，啟動拼湊全國不同標示政策。目前有三個州已註冊強制基因改造食品的標示，康乃狄克州和緬因州分別於 2013 年 6 月、2014 年 1 月通過其法律，兩者包含要求四個鄰近的州也要有類似條款，2014 年 4 月，佛蒙特州成為在不是他們兩州要求的第一個通過標示法律的州。無論如何，這些州的法規，不在國家生物工程食品開放標準（National Bioengineered Food Disclosure Standard, NBFDS）之列。

除上述爭論外，另外關於基因改造食品標示，應是強制或自願的爭論，相對於美國政策，有些地方是自願標示，但歐盟、日本、中國及其他國家，則要求含有基因改造配合料的產品標示。2018 年 12 月 20 日，USDA 宣布 NBFDS，此標示界定生物工程食品為包含可偵測的基因物質，且已透過一些實驗室技術予以改造，而非藉由傳統育種或自然發現。農業行銷服務局（Agricultural Marketing Service, AMS）發展生物工程食品清單，去認定作物或食品可在全球行銷的生物工程形式，且被規範單位需持有紀錄。此標準要求食品製造商、進口商及一些零售商，要確保生物工程食品應有適當的公告。被規範單位有幾個公布選項，含文件、符號、電子或數位連結和／或文件訊息，另外的選項，如電話號碼或網站，也可適用在小規模製造商或小（和極小）規模的包裝商。許多標準的評論，相信數位連結／QR 碼等標示，對消費者和不利透過行動電話連結的人是沒有效率的。

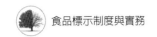

　　歐盟在基因改造食品的標示方面，依歐盟規範，若基因改造食品的被授權，是依據規範（EC）No. 1829/2003，而規範（EC）No. 1830/2003 要求含有基因改造（genetically modified organisms, GMO）的產品，應有食品標示，尤其含有 GMO 或由 GMO 組合的食品，或引導自 GMO 但不再含 GMO（仍然有來自 GMO 之 DNA 或蛋白質）的食品，也必須標示。無論如何，含有 GMO 的比例不高於 0.9%，是可豁免標示要求，但其追溯是不確定或技術可避免的（請詳見第十四章說明）。

CHAPTER 14

歐盟食品標示制度之規範

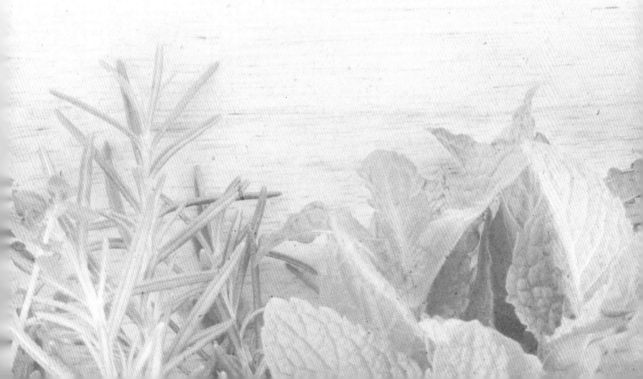

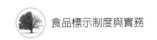

　　自從歐洲共同體（European Community, EC）成立以來，歐洲食品市場的規範，一直在歐盟議程具有高度性的安排，在農產商品貿易法和特別食品法，已特別形塑歐盟法律的建構。食品法律，尤其食品資訊法，涉及在歐盟每個人的生活。有關食品標示要求的立法和規範，在國家水準和歐盟水準皆有，旨在確保給消費者的食品安全。重要的是，EC 已對消費者食品資訊規範採取措施，藉由整合在標示、食品陳述和廣告及營養標示等指示，已提出水平式食品標示規範方法，在確保食品安全和大眾健康，此方法已簡化規範流程。依此，本章首先列述歐盟食品標示制度的沿革，其次說明食品標示的要求，最後陳述食品標示規範之趨勢評估。

第一節　食品標示制度的沿革

　　歐盟於 1979 年就提出一般標示指令（General Labelling Directive），期間也經過多次修正，但迄今已有多種產品標示的規範，以下就不同產品，列述其規範的簡單歷史。

一、主要產品規範項目的歷史

（一）一般標示指令之修訂：除上述 1979 年最早的一般標示指令外，2000 年，修訂此指令（No. 2000/13/EC），2001 年，修訂此指令（No. 2001/101/EC），2003 年，修訂此指令（No. 2003/89/EC），2006 年，修訂此指令（No. 2006/42/EC），2007 年，修訂此指令（No. 2007/68/EC），2008 年，修訂此指令（No. 1332/2008/EC）。

（二）訂定批量行銷：1989 年，訂定批量行銷（lot marketing）（89/369），1991 年，修訂批量行銷（91/238）。

（三）訂定營養標示：1990 年，首次訂定營養標示（1990/469），2003 年，修訂此標示（2003/120），2008 年，修訂此標示（2008/100）。

（四）訂定附加要求：1994 年，首度訂定此要求（1994/54），1996 年，修訂此要

求（1996/21），2004 年，修訂此要求（2004/77），2008 年，修正此要求
（2008/5）。

（五）1999 年，訂定克減（derogation）（1990/10），2002 年，修訂奎寧和咖啡因
標示（2002/67），2004 年，修訂植物固醇標示（608/2004）。

（六）2010 年，修訂豁免過敏原標示（1266/2010）。

二、營養標示的簡要歷史

（一）於 1991 年至 2012 年

1. 1991 年，專家工作小組建立膳食參考值（Dietary Reference Values, DRVs），旨
在針對熱量、蛋白質、脂肪、糖、澱粉、非澱粉多糖（non-polysaccharides）、
13 種維生素、15 種礦物質及其他 18 種礦物質。

2. 1996 年，訂定每日量指南（Guideline Daily Amounts, GDAs），啟動以每日攝取
量指南為生活參考，包含脂肪、飽和脂肪、鹽、糖及纖維（以上以克來衡量）。

3. 1998 年，為標示目的發展一套 GDAs，作為政府營養攝取建議之參考，能夠作為
食品包裝背後的營養資訊之一部分。

4. 2004 年，訂定減肥是改善人民健康七個優先領域之一，由此期望有比較清楚的
食品標示。

5. 2005 年，決定擴大於 1998 年所訂定的 GDAs。

6. 2006 年，歐洲食品飲料（FoodDrinkEurpoe）組織，依據歐盟飲食（Eurodiet），
建議導入歐盟 GDAs，由 EC 所支持的 Eurodiet 計畫，提供國家以食品為基礎的
膳食目標，及發展歐盟膳食指南的一個行動計畫。

7. 2007 年，EC 出版歐洲在營養、過重及與肥胖有關健康議題的白皮書，強調消
費者需要接觸清楚、一致及有事證依據等的資訊。2007 年至 2013 年的消費者政
策策略，EC 摘要指出，讓消費者做知情選擇，對有效競爭和消費者福利是重要
的。2007 年，使用 GDA 標示的公司已超過 50 家，而消費者人數已高達 80%。

8. 2008 年，就 EC 的消費者政策之策略結果而言，EC 出版有關規範草案。

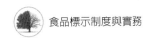

9. 2009 年，EC 成立歐洲食品安全局（European Food Safety Authority, EFSA），出版關於標示攝取值的科學意見，作為食品資訊規範（Food Information Regulation）的草案，這些意見是支持食品產業利用價值的基礎。

10. 2012 年 11 月，公布新版的「給消費者食品資訊的規範」（Regulation on Food Information to Consumers）。

（二）**2013** 年迄今

1. 2011 年，修訂規範（EC）No. 1924/2006 為規範（EC）No. 1169/2011，後來於 2013 年修訂為規範（EC）1155/2013，於 2014 年修訂為規範（EC）No. 78/2014，於 2015 年修訂為規範（EC）No. 2015/2283，且在 2016 年有更正少許內容。

2. 營養標示概念

自 2016 年 10 月以來，規範（EC）No. 1169/2011 要求大部分主要包裝食品要有營養標示，它必須提供在食品內之熱量值及脂肪、飽和脂肪、醣類、糖、蛋白質和鹽等的數量。其宣告必須出現在包裝上的清晰表格形式，若空間不允許，資訊可以直線形式出現，強制資訊宣告，通常在食品包裝的背後。強制營養宣告，通常是自願輔以單元非飽和脂肪、多元非飽和脂肪、多元醇、澱粉、纖維、維生素及礦物質等數量，自願標示資訊不必出現作為決定空間到強制資訊；所有資訊必須以每 100 克或 100 毫升表示，它可能可用產品之每一部分或每一消費單位。

在歐盟，已發展許多 FoP（front-of-pack）的方案（Ereno, 2020），在歐盟法律下，其皆是自願性。如規範（EU）No. 1169/2011，其對消費者提供食品資訊的法規，提供在歐盟會員國使用一致性營養標示的要求。瑞典和丹麥在歐盟規範之前，已使用鎖孔標識（keyhole logo），在芬蘭和斯洛維尼亞已發展正面符號標識（positive-sign logo），在採用歐盟規範之後，其他國家也陸續採用類似制度。2013 年，英國（仍是歐盟會員國的時候）採用紅綠燈 FoP 的制度，整合顏色碼（color-coded）和百分比參考攝取量。2017 年，法國採用營養評分（nutrition-score）的 FoP 方案，同時有顏色碼和配合 A 到 E 的字母，即以英國的模式為基礎。營養評分制度意指在一個食品項目內所有營養的品質，已在歐盟會員國是很

受歡迎的制度。比利時也採用它，德國、西班牙、荷蘭及盧森堡，正在進行採用
的流程。相較於歐盟採用符號、顏色及文字的解釋力制度，義大利則採取資訊力
的 FoP 制度，謂為營養資訊電磁（Nutrinform Battery），它是以參考攝取標示為
基礎，說明每份之熱量和營養是每日攝取的百分比。最近出版關於營養宣言表達
方式的歐盟委員會報告，包含歐盟會員國和英國水準的 FoP 營養標示方案表格，
以及利用在國際水準使用的圖形，依序如圖 14-1 和圖 14-2。

Taxonomies put forward in the literature				Examples of FOP schemes		Developer	EU Member State
Nutrient-specific labels	Numerical	Non-directive	Reductive (non-interpretative)	Reference Intakes label		Private	Across the EU
				NutrInform Battery		Public	IT
	Colour-coded	Semi-directive	Evaluative (interpretative)	UK FOP label		Public	UK
				Other 'traffic light' labels		Private (retailers)	PT, ES
Summary labels	Positive (endorsement) logos	Directive	Evaluative (interpretative)	Keyhole		Public	SE, DK, LT
				Heart/Health logos		NGO	FI, SI
						Public	HR
				Healthy Choice		Private	CZ, PL Phased out in NL
	Graded indicators			Nutri-Score		Public	FR, BE ES, DE, NL, LU

圖 14-1　FoP 營養標示方案的表格

資料來源：Ereno (2020)

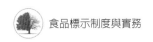

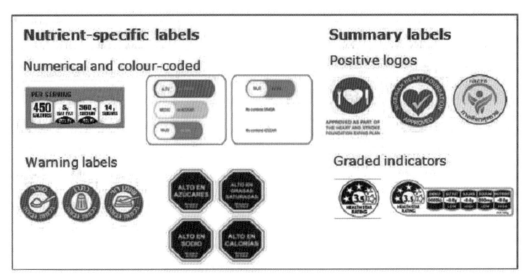

圖 14-2　歐盟 FoP 營養標示方案在國際水準使用的圖形

資料來源：Ereno (2020)

在歐盟的情況，已由歐洲議會、會員國、民間部門和民間團體提出一致性的要求，歐盟委員會強調在 2020 年 5 月 20 日出版營養宣言表達方式之後再討論。此報告指出，在 FoP 影響膳食健康及健康本身的現況事證，及影響 EU 市場產品自由流通的事證，皆是有限和沒有結論，無論如何，它強調歐洲綠色政綱（European Green Deal），指出 FoP 策略將向前推動，以協助消費者選擇健康和永續的膳食。在此政治優先考量下，此報告之結論是，它似乎比較適當導入強制 FoP 營養標示的歐盟水準。此報告更指出，歐洲議會將準備由農場到餐桌（farm-to-fork, F2F）策略的規範草案，蓋其有比較好的規範原則。同時，F2F 策略是一個公平、健康及友善環境的食品制度（詳見本章第三節說明）。

三、推動食品資訊的歷程

配合規範（EU）No. 1169/2011，能夠提供消費者有最好的資訊，如安全、健康效果等，歐盟極力推動《食品資訊法》（Food Information Law），它是食品內部市場至高無上的模型。起初發展的時候，只是作為標準化模式，應用到產品自由

移動的比例原則，該法自發展以來，已提供整合基本和次要規範之網絡（Purnhagen and Schebesta, 2019）。

（一）規範架構

在平衡會員國之間去除貿易障礙與維持健康和安全規範，歐洲公平法院（European Court of Justice, CJEU）已證明在內部食品市場有關資訊規定，已超越相關措施，尤其在食品領域，資訊範例（information paradigm），已可作為適當比例法律干預內部市場的消費者法律。依據《食品資訊規範》（Food Information Regulation, FIR）指示，食品資訊法律意指管理食品資訊，尤其標示的整合規定，包含一般原則應用到所有食品，或一些食品類及特定食品的原則。

1. 基本的法律

食品資訊法律，在觸及基本法律上有幾個條款，其一，該法律是依據《歐盟職能條約》（Treaty on Functioning of European Union, TFEU）第 34 條，有關產品自由移動的規範。其二，食品資訊係在《歐盟基本權利憲章》（Charter of Fundamental Rights）內的條款，尤其是 15(1)、16、35 及 38 條。其三，有關受委任立法（secondary legislation）限制，食品資訊影響 TFEU 第 114 條的解釋。其四，其他規範如 TFEU 的 168、169 條，觸及食品資訊規範。

2. 委任的法律

TFEU 之 114 條，提供委任食品資訊法律的基礎，此條文限制提供歐盟食品資訊的內容，歐盟食品法律依隨水平結構，FIR 也同樣依隨類似的規範結構，藉由提供一般規定和在歐盟所有食品資訊法律。

(1) 一般食品法（General Food Law, GFL）：對歐盟食品市場，設定一般水平要求的應用，受 GFL 指定的食品資訊，有好幾個指定，如風險溝通、風險分析及被錯誤標示的食品是不安全的。

(2) 食品資訊規範：依 FIR 的 1(1) 條，提供與食品資訊有關、確保有高水準的消費者保護，考慮與消費者認知和資訊需求的差異。另 FIR 的 1(2) 條，建立一般原則、要求、責任、管理食品資訊及食品標示。

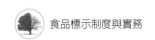

(3) 健康要求規範：自 2007 年之後，依規範（EC）No. 1924/2006，在食品營養和健康要求（nutrition and health claims made on foods, NHCR），可應用到歐盟食品市場，主要是商業溝通，尤其在食品標示。

(4) 在 GM 食品的標示：依據規範（EC）No. 1829/2003，關注含有 GMOs 或由 GMOs 組合的食品標示，或來自含有 GMOs 所生產出來配合料的食品。

(5) 有機產品的標示：依據規範（EC）No. 834/2007，在有機產品的有機生產和標示（Organic Production and Labelling of Organic Products, ROPL）和規範（EC）No. 889/2008 有關執行上述規範的細節規定，ROPL 提供在歐盟有機產品標示規範的基礎。

(6) 食品補充品的規定：依指令 No. 2002/46/EC，在會員國有關食品補充品的規定，關注消費者關於食品補充品需求的資訊，尤其在膳食所需的維生素和礦物質的營養上。

(7) 特殊食品組的規範：依規範（EU）No. 609/2013，在嬰幼兒和幼童所需食品、特殊醫療目的食品及為控制體重可取代的總膳食之規定，自 2016 年 7 月 20 日起適用。主要食品範圍，有嬰幼兒配方奶粉及較大幼兒配方奶粉、以穀類為基礎加工的食品和嬰兒食品、特殊醫療目的食品及體重控制所取代的膳食。

(8) 其他食品資訊規範：依指令 No. 2009/54/EC，有關自然礦泉水開發和行銷的規定，建立在歐盟販賣礦泉水的標示要求，尤其指令規定交易名稱的使用，如「自然礦泉水」，建立其使用的最低要求。在規範（EC）No. 1925/2006 之第 7 條，增加維生素、礦物質和物質加入食品的規定，需要標示出來。

（二）給消費者食品資訊的規範

此規範受兩個指令的規定，其一，是指令 No. 2000/13/EC，在食品物質標示、展現及廣告的規定；其二，是指令 No. 90/496/EEC，在食品物質的營養標示規定。FIR 也是一個規範，它是直接且立即在會員國應用。FIR 的結構有：(1) 強制資訊必須在食品產品被指定；(2) 公平資訊作業的一般原則；及 (3) 提供自願食品資訊的規則（European Commssion, 2006）。

第二節 食品標示類型與要求

前已述及，歐盟自 1979 年就訂定《一般食品標示指令》，且後來又極力推動《消費者食品資訊法》，奠定歐盟在食品標示的基礎。標示指令（Labelling Directive），即指令 No. 2000/13/EC 及其後來的修訂，是歐盟最早的規範（EU Legistation），尤其對過敏食品的規範。標示指令要求製造商宣布，在歐盟銷售包裝食品內存在的所有配合料，只有少數例外。此指令已針對過敏原有了多次修訂，其中有兩次重要修訂，其一，是指令 No. 2003/89/EC，導入過敏食品清單，凡在產品內存在，一定要標示出來；其二，是指令 No. 2007/68/EC，它列出所有應被標示的過敏食品，與一些來自這些食品，但在過敏標示是不被要求的。歐盟的 EFSA，同時也在歐洲提供食品過敏標示的資訊，對食品過敏原負責的科學平臺，也提供許多關於標示規範和豁免之基於科學基礎的意見。依此，本節先介紹不同食品類型的標示，其次說明食品標示的要求。

一、一般標示的條款（Thomson, 2018）

（一）食品標示之規則

1. 食品標示、介紹及廣告（Foote, 2020）

  (1) 規範：指令 No. 2000/13/EC 應用到運送包裝食品給最終消費者、飯店、醫院、食堂及其他類似的大眾餐飲，但不應用在出口到歐盟之外的產品。在食品標示方面，該指令是最重要且具影響力的規範，且所有其他食品標示，也建立在此指令所列出的一般原則。此指令主要原則是食品標示、呈現及廣告不可以：①讓消費者對食品特性或效果有所誤導；②除了天然礦泉水和特殊膳食（由 EC 來特定規範）外，指出食品特性對人類疾病預防、處方及醫療等具有貢獻。

  (2) 標示：食品標示必須包含強制資訊，和尤其對產品容易了解、可見、閱讀及

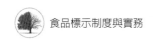

不可磨滅。另外，這些的一部分，也同時出現在可想像的地方，但不可以放在標示的不同部分。強制標示特別包含：

①被銷售產品的名稱，依重量大小順序，和特定名稱列出，超過一種以上配合料，應依其主要功能示出。

②配合料清單，下列情況不要求列出清單：生鮮水果和蔬菜、碳酸水、發酵醋、乳酪、奶油、發酵乳、鮮奶油以及含有單一配合料的產品（交易名稱必須與配合料一致，或交易名稱可增強配合料特性更清楚被認定）。

③配合料數量或以百分比表示配合料項目，當一個配合料或一個項目有下列情形，則此要求可以應用：名稱出現在被銷售食品之下，或常與消費者認同的名稱有關；在標示上文字、照片或圖片予以強調；指出食品特性是重要的。

④淨重量：如液體用體積表示，和其他產品用質量單位表示。無論如何，對食品以數字出售和以液體介質出售，則另有特定規範。

⑤最低保質期：日期包含日、月及年，除了食品萬一不能保存 3 個月以上（日和月是足夠的），或食品不能保存超過 18 個月（月和年是足夠的），或食品可以保存 18 個月（年是足夠的）等情形。日期應以文字表示：「最好……之前」（best before...），當日期包含日或「最好在……結束之前」（best before end...）。保質日期，對下列產品是不被要求：A. 未處理的水果和蔬菜；B. 含酒精量在 10% 或以上的酒和飲料；C. 沒有酒精的軟性飲料；D. 在個別容器超過 5 升之果汁和酒精飲料（要供應給大眾餐飲店）；E. 在製造 24 小時內被食用的烘焙麵包或糕點；F. 醋、烹調用鹽、固體糖、單獨含香味劑糖果產品和／或色素糖；G. 口香糖和類似嚼的產品及冰淇淋的個別部分。當食品是易腐的情形，最低保質期應以「在……前使用」（use by... date）來取代。

⑥任何特殊貯藏條件或使用條件，要有產品安全貯藏和使用的說明。

⑦在歐盟內建立的製造商、包裝商、銷售商名稱或企業名稱及地址，會員國在其境內已有被授權去要求製造商、包裝商或銷售商的一個名冊。

⑧原產地：若沒有給特定原產地，可能誤導消費者。

⑨使用說明應包含食品能夠適當的使用。

⑩要求飲料酒精濃度的表示，當含 12% 以上酒精濃度的飲料，則被要求表示出來。

2. 其他條款：歐盟條款可應用到特定食品，可能要特殊授權，如配合料清單和最低保質期的選擇，這些條款可能提供其他特殊的強制性，但提供此資訊，並沒有導致購買者有不適當被告知的情形。特殊條款可應用到：

(1) 再度使用的玻璃瓶，以及小型包裝項目或容器。

(2) 包裝食品，當此等食品在賣給消費者之前就已上市，或爲加工供應給大眾食堂，此等特別在商業文件上要列出來，提供出售產品名稱、最低保質期及製造商或是包裝商的詳細資訊等，要在食品包裝最外面列出來。

(3) 在消費者要求下，於銷售前提下的包裝，而提供銷售的食品和包裝的食品。

3. 保障條款，配合指令的食品行銷，只有在不協調國家規定才被禁止，如保護大眾健康、預防造假或保護產業或商業財產權。

（二）包裝產品

1. 包裝食品

(1) 規範：在委員會指令 No. 76/211/EEC 規範下，包裝產品的標示，必須包含和消費者有關的各種資訊，如生產者或包裝商如何表示重量或所含體積（考慮最大容許衡量誤差）。包裝產品在固定重量或進而選取填料的體積下個別銷售，對最小的包裝，重量或體積最少是 5 克或 5 毫升，最大包裝不超過 10 公斤或 10 升。而此指令應用到所有販售食給消費者之包裝產品類型。

(2) 標示：其一，使用 EC 標誌（EC sign），就品質和計量控制（metro logical control）而言，若包裝產品必須符合指示的要求，則其需有 EC 標誌；其二，使用重量或體積說明，就包裝食品能夠有 EC 標誌而言，標示必須說明在液體產品的體積和其他產品的重量。包裝產品標示，同時必須有被用在貿易作業的重量和體積的說明，或若在會員國這些說明有不同時，必須符合目的地國家的規範。

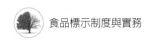

2. 包裝食品的批量（by lot）的認定

(1) 規範：依指令 No. 89/369/EEC，是應用到所有包裝的食品，而批量一詞，係指在相同條件下，所生產、製造或包裝食品的一批銷售單位，如在暫時貯藏、準備或包裝站、生產者組織或準備及加工系統等場域，所銷售的農產品和沒有包裝的產品；及在包裝或容器內的產品，最大的一邊小於 10 平方公分的面積。

(2) 標示：由食品生產者、製造商或包裝商、或在歐盟第一個銷售商等，來決定在包裝或容器上的批量說明，此說明可用字母「L」開頭，但為與其他標示有所區別，則可例外。在所有情形，它必須清楚、可見、容易閱讀及非常可靠，若在標示上有最低保質期、什麼日期使用（use by date）（已有日、月及年）等，則它不必然要去說明。

3. 放鬆管制（deregulation）包裝大小

主要規範是依指令 No. 2007/45/EC 訂定一個原則，即解禁規定強制名義上數量的規範。無論如何，在強制名義上數量的國家，仍維持對牛奶、牛油、乾燥義大利麵及咖啡至 2012 年 10 月 11 日，與白糖相關的規定，仍維持到 2013 年 10 月 11 日。對酒和提神飲料，指令包括包裝含量的名義上數量，這些同時應用到作為多重包裝的單一包裝上。在自動販賣機之氣霧劑，指令指出其必須說明在容器內名義總容量，以致不產生在含量名義上體積的混淆。指令廢除在會員國，有關一些已包裝液體體積和名義數量、名義容量等相關法律，此等廢除在 2009 年 4 月 11 日生效。

4. 提供給消費者的產品價格

(1) 規範：依指令 No. 98/6/EC，所有由貿易商提供給消費者的銷售價格和單價，應很清楚、容易辨識及以容易閱讀的方式來表示，若單位價格等於銷售價格，則可不表示單位價格。無論如何，會員國可能決定不採取此規定，其一，所提供的產品是在服務條款內；其二，是拍賣銷售和藝術及骨董的銷售。

(2) 標示：對以整批（bulk）銷售的產品而言，僅說明其單價。無論如何，任何提及銷售價格的廣告，同時應說明其單位價格。每一個會員國確實在價格方面有些是自治的，如放棄說明產品單位價格的規定。如在非食品的產品，列出具有單位

價格的產品清單仍然保留使用。但有些會員國在指令上，仍然有義務配合，且應採取適當措施告知所有人民關於此規範的轉型期，在此指令適用期間，對違反規定者要有懲罰措施。

二、食品與飲料的標示

（一）營養資訊（**Dsprojecktal, 2019**）

1. 營養與過敏原

(1) 營養標示

係依委員會指令 No. 90/496/EEC 的規範，其關注對最終消費者和大眾餐飲場所（飯店、醫院、食堂等）之食品的營養標示。一般論及營養標示是有選擇性，但若在標示上，有被要求放上營養的規定的時候（如呈現或在廣告），則此規定是強制性的。該指令不應用到天然礦泉水，或給人類消費和食品補充品的其他用水。

在標示方面，只有與熱量值、蛋白質、醣類、脂肪、膳食纖維、鹽、維生素及礦物質等相關者，或屬於這些營養類型及組合品等，才會允許營養要求。營養標示資訊來自：第 1 組的熱量值和蛋白質、醣類及脂肪等數量；第 2 組的熱量值和蛋白質、醣類、糖、脂肪、飽和脂肪酸、膳食纖維及鹽。

一般而言，第 1 組資訊是正常的要求，無論如何，營養要求意指糖、飽和脂肪酸、膳纖維或鹽；而第 2 組資訊必須提供替代品。宣布的熱量值和營養數量，必須利用特定衡量單位以數字表示，資訊必須以每 100 克或每 100 毫升呈現，它們同時能夠以每一包裹或每一份來呈現；在維生素和礦物質的資訊，必須以「建議攝取量」（recommended daily allowance, RDA）的百分比來呈現，可能同時以圖形方式來呈現。營養標示可能同時包含阿米酮（amidone）、多元醇、單元不飽和脂肪酸、多元不飽和脂肪酸、膽固醇、微量鹽及維生素。所有上述資訊，必須在清晰可見的地方一起呈現，必須是可閱讀和不變的特性，在語言方面，應是購買者容易了解；會員國可能不導入特殊的營養標示。

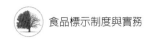

(2) 其他條款

就沒有包裝的食品而言，當賣給最終消費者和大眾餐飲場所（在立即銷售處是有包裝的），則在食品標示的資訊範圍和方式所提供的，係依國家規定，直到歐盟依據此指令所提供的流程被採納爲止。

2. 營養與健康要求

(1) 規範

依規範（EC）No. 1924/2006 來規範，包含商業溝通（標示、展示和促銷活動），及貿易標記和其他品牌名稱，此名稱可用來解釋營養或健康要求。它應用到想賣給最終消費者的所有食品類型相關要求，包含想提供給醫院和大眾餐飲場所等。無論如何，它不應用到有關產品相反效果的要求。

(2) 消費者保護

保護消費者的營養和健康要求之規定，以下資訊是禁止：①是錯誤、困難去了解或有誤導（如有助醫療特性或沒科學事證）；②在安全有疑慮，或其他食品營養的合適性；③鼓勵或寬容食品的過量消費；④藉由說明去鼓勵食品的消費，及直接或間接建議均衡飲食不會提供所有營養；⑤藉由提醒身體功能改變去威脅消費者。在此方面有指令 No. 2000/13/EC 與食品標示有關的補充規範，另指令 No. 2006/114/EC 是可誤導消費者之誤導和比較性廣告的補充規範。

(3) 一般使用條件

①若對一個營養或其他物質存在、沒有或減少含量有要求，必須有一個有效營養或生理效果，且有科學證明。

②要求的營養或物質必須有明顯數量存在，蓋爲產生要求所謂的營養或生理效果。若減少或增加數量，則應產生原先所預期的營養或生理效果。

③要求的營養或物質，是在一個立即可消費的形式。

④特殊使用的條件，必須輔以活性物質，如維生素和纖維等，應該在食品中有足夠的數量，以產生有利的效果。再者，若要求的食品是減少熱量，則熱量值必須至少減少食品總熱量的 30%，如鹽就要減少 25%。

⑤有關含超過酒精 1.2% 的飲料，在營養和健康要求是禁用的，但一個酒精飲

料酒精或熱量含量有減少的話，則可例外。

(4) 特殊使用的條件

只有在規範所列出的營養要求才有被授權，在同品類之食品，比較性的營養要求，對食品而言是可能的，即其組合物並不允許一個要求，他們必須與食品量相同有關，且列出在營養含量和／或熱量值有所差異。規範禁止健康要求，意指重量減少的數量或比例，或建議它是有害健康，而不可消費某些食品的類型；或參考一個個人醫生、健康專家或協會等，除了國家醫療協會和與健康有關的慈善機構，一個建議健康的要求，可能受到不消費食品的影響。

無論如何，在標示上不依指令 No. 2000/13/EC（此標示是禁止對人類疾病預防、處理或醫療的參考），規範授權關注疾病風險減少的要求，提供已核准授權的應用。

(5) 標示

有關健康要求的標示、呈現及公共性，必須提供一些必要資訊：

①提供一個說明，指出一個不同和均衡膳食的重要性，及一個健康的生活型態。

②食品數量和消費類型，應確保要求有利效果。

③一個說明要強調人民應避免所關注的物質。

④給予過度消費所引起健康風險的警告。

(6) 其他條款

即授權的應用，取得一個新要求的授權或修訂已有的清單，製造商必須向所涉及的會員國繳交申請書，由此傳遞到EFSA，EC會依EFSA的意見做出要求的決定。

3. 食品補充品

(1) 規範

依指令 No. 2002/46/EC，該指令關注食品補充品，界定其為營養的濃縮來源（維生素和礦物鹽），或在營養和生理效果的其他物質，單獨或組合方式。以劑量形式上市，旨在補充一個正常的飲食。就維生素和礦物質而言，食品補充品可能只包含在指令之附件 I 內列出的維生素和礦物鹽，而維生素和礦物質的組合品在此指令附件 II 列出，可能為單獨或組合方式。EC 負責建立在食品補充品內所含物質的

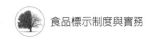

純度標準,以及授權的最高和最低數量。

(2) 標示

依指令所涵蓋的食品要以「食品補充品」來販售,再者,若沒有指令 No. 2000/13/EC 條款的不同意見,此指令與食品標示、展示和廣告有關,則食品補充品的標示必須包含:

①營養或物質類別的名稱,應凸顯此產品,或說明這些營養或物質的本質。

②若補充品過量,則給予每天消費而被推薦的產品部分,及一個健康風險的警告。

③宣布補充品對不同飲食是不可替代的效果。

④參考「補充品不是一個醫療產品」,即此補充品的存在,如同醫療產品都存在。

⑤警告年輕小孩,不可進入商店購買補充品的結果。

食品補充品的標示不必包含:A. 任何關於人類疾病之預防、處理或醫療產品特性之說明;B. 任何陳述或意含均衡和多種飲食,不能提供一般營養適當的數量。

(3) 其他條款

其一是監控制度,為輔助食品補充品有效監控,指令提供會員國可以要求在其邊境之製造商或在市場的人員,注意相關負責在市場所用標示的勝任的機構。其二是保障條款,會員國不禁止或限制符合指令的食品補充品貿易,除非其發現產品可能帶給大眾健康的風險,若發生此風險,會員國可能暫停或限制指示條款的申請,它將立即告知其他會員國和 EC,及給予此決策的理由;EC 將檢視由會員國所提出的理由,為此暫停或限制食品補充品的貿易,在給予意見和採取適當措施之前,將諮詢食品鏈和動物健康委員會(Standing Committee on the Food Chain and Animal Health, SCFCAH)。其三是委員會(Council),EC 將透過 SCFCAH 協助執行指示,如營養的純度標準、建立最高水準及修訂附件,另外,EC 在採取影響大眾健康規範之前會諮詢 EFSA。

4. 無麩質(gluten-free)的食品

(1) 規範

依規範(EC)No. 41/2009 應用到所有食品,但不含嬰幼兒配方奶粉和後續配

方奶粉。規範對受腹腔疾病影響的消費者，提出兩個適合容忍麩質程度的臨界值，這些臨界值與 Codex 在 2008 年 7 月所採取的標準一致，在歐盟已於 2012 年 1 月 1 日生效。

(2) 標示

①無麩質食品在已完成產品中應含少於 20 毫克／公斤的麩質；②非常低麩質食品，在已完成產品中應含少於 100 毫克／公斤的麩質。

5. 添加維生素、礦物質及其他物質

(1) 規範

依規範（EC）No. 1925/2006，包含加入食品的維生素、礦物質及其他物質，它應用到：①特殊營養用途的食品；②新奇食品和新奇食品配合料；③基因改造食品；④食品添加物和香味劑；⑤釀酒作業與加工。與規範相關維生素和礦物質的另外條款，並不應用到依指令 No. 2002/46/EC 所包含的食品添加物。必須列出加入食品的維生素和礦物質的清單，此清單包含：維生素 A、C、D、E、K、B_1、B_2、B_6、B_{12} 及菸鹼酸、泛酸、葉酸及生物素。礦物質包含：鈣、鎂、鐵、銅、碘、鋅、錳、鈉、鉀鹽、硒、鉻、鉬、氟化物、氯及磷。可依 EFSA 意見修正上述清單，無論如何，自 2014 年 1 月 19 日迄今，會員國允許在邊界使用不在清單上的維生素和礦物質，且符合：①在歐盟市場的食品加入有問題的物質，最後期限在 2007 年 1 月 19 日；② EFSA 在食品製造之物質使用和利用方式，並未給予不利的意見，要求會員國在 2010 年 1 月 19 日前要向 EC 提出申請有問題的物質使用。

(2) 最高和最低水準

維生素和礦物質已自願加入的食品，可能有助於達到這些物質適當的攝取，結果是可降低不足的風險。無論如何，規範指定過量攝取維生素和礦物質，可能導致不利健康的效果，基於此原因，規範提出設定加入食品的維生素和礦物質的最高數量，最高數量應考量依科學風險評估的維生素和礦物質上限安全水準，由其他食品可能攝取的維生素和礦物質，及由人口推薦參考的攝取量；它同時要考量個別產品對整體人民膳食的貢獻，及依規範（EC）No. 1924/2006 的營養建議範圍。

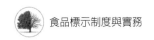

(3) 禁止和限制

維生素和礦物質不得加入：①未加工食品，含水果、蔬菜、肉品、家禽及魚；②沒有例外，含酒精飲料超過依酒精體積之 1.2% 以上，及提供沒有營養或健康要求者。規範提出禁止或限制物質使用的流程，除了維生素和礦物質有營養和生理效果之外，就一些物質，這些流程也配合其他特定歐盟控制措施。

(4) 標示

有維生素和礦物質之產品的營養標示，已納入規範的強制措施，需要含下列資訊：①被加入食品的維生素和礦物質的總數量；②依指令 No. 90/496/EEC 在食品營養標示的規定，列出蛋白質、醣類、糖、脂肪、飽和脂肪、纖維及鹽的數量；③在產品內的熱量值（同樣依上述指令的營養標示）。

已被加入維生素和礦物質之食品的標示、展示及廣告，不應對消費者誤導或欺騙這些營養的特性。同時，這些食品不應含有任何提醒說明，或意指平衡飲食和多元飲食不是一個營養物質的適當來源。

6. 咖啡因和奎寧

(1) 規範

依指令 No. 2002/67/EC，在含有咖啡因和奎寧或高度咖啡因的食品和飲料標示之規定，該指令考慮在指令 No. 2000/13/EC 所訂定標示的一般原則。若在內部市場可以能夠自由移動，則該指示已簡化在食品指示和結合，必須符合指令所關注產品的重要要求。

(2) 標示

該指令對消費者提供在食品和飲料標示上，更正確和完整的資訊，蓋藉由強制說明奎寧和咖啡因的存在，即使其只使用在香味。就咖啡因而言，若已超過某些臨界值（如每升超過 150 毫克），則必須標示出來，如同標示出產品名稱同樣可看到的地方，說明「高咖啡因含量」和特定的數量。措施保護可能受食用咖啡因或奎寧影響消費者的健康，如消費其他，如咖啡或茶飲料時，其咖啡因含量其實是不清楚。目前所實施的條款，並不提供在配合料清單內之香味劑強制和特殊的注意，奎寧和咖啡因如同香味劑，因此在配合料清單內，予以制度性的列出。

（二）特殊膳食

1. 特殊營養使用的食品

(1) 規範

依指令 No. 2009/39/EC 之規定，這些食品很清楚與正常消費食品有所區別，因其組成和製造過程的不同。再者，這些食品必須符合下列消費者類型所需要的特殊營養需求：①在消化過程或代謝受困擾的人；②遭受特定生理條件的人；③為有良好健康的嬰幼兒或幼童。只有食品配合前第一類的人之營養需求，才可用「營養的」（dietetic）或「飲食上的」（dietary）等文字。

①特殊條款：為特殊營養使用，以下特殊條款可用到的食品群：A. 嬰幼兒配方奶粉及之後的奶粉；B. 以穀類為主加工的食品，和為嬰幼兒、幼童的小孩食品；C. 用在減肥的食品；D. 為特殊醫療目的的飲食上的食品；E. 為麩質不耐症的人之食品。詳細條款已在特定指令或規範之內，可能包含與產品特性或組成有關或與標示有關的條款。

②特殊營養物質：為配合特定營養需要和／或特定法規要求，因加入營養物質而豐富的食品（enriched foods）內容是有可能的。這些豐富食品，對消費者必須是安全的，且有科學資料為基礎的準備。這些豐富食品必須符合歐盟規範和國家法律的真正標準，或在國際機構有推薦的物質。

(2) 標示

這些特殊營養物質必須符合為一般消費之「食品標示、展示和廣告之原則」，不管如何，在銷售營養之產品的設計，必須輔以特殊營養說明和下列另外資訊：①給予的產品之組成和製造過程，應有特定營養特性；②以千焦耳（kilojoules, Kj）和千卡（kilocalories, Kcal）表示熱量值；③以每 100 克或 100 毫升表示醣類、蛋白質及脂肪含量。為特殊營養使用的食品，只允許在市場以包裝的方式，且包裝應完全包括產品，若特定指令有提供，則在零售交易可例外。

(3) 其他條款

①在市場的地方：若一個食品不屬於特定條款可用的食品群，它必須被放在市場上，此等產品的製造商或進口商，應通知會員國適當的機構，尤其是產品第一次

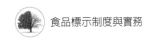

上市的國家，且傳送所用的標示。若產品在其他會員國上市，製造商或進口商應送審查資料至該會員國適當的機構去審核，資料含標示模式與第一次收據的說明。適當機構可能要求製造商或進口商提供建立此等食品符合上述三大人們類型特定營養目的的科學作業和資料。

②暫停銷售和下架銷售：若這些物質後來危害人們健康，或它不符合指示或指示內所執行的措施，會員國可能對此等產品予以暫停銷售或限制貿易。EC 在採取適當措施之前，將檢視會員國所提的理由，以及諮詢食品鏈和動物健康委員會。

2. 限制熱量的減肥食品

(1) 規範

依指令 No. 96/8/EC 在指令 No. 89/398/EEC 內第 4 款的一個特定指令，已列出對限制熱量減肥食品之特殊營養用途的食品組成和標示要求。為此目的的食品是特殊形成的食品，當製造商已使用它作為說明，則可取代每天總膳食的全部或一部分。這些食品有兩大類：其一，是呈現的產品可作為取代每日膳食的全部；其二，就呈現的產品只可取代每日膳食的一餐或多餐。會員國確保下列食品在 EC 內可上市，條件是此等產品符合指令規定，由指令涵蓋的其他食品應符合組成標準。在可被銷售產品的名稱應是：①上述第一類應是為減肥的總飲食替代品；②上述第二類是為減肥的取代餐。

(2) 標示

除了在食品標示、展示及廣告所訂定的規則外，以下條款是對減肥替代食品的強制規定：①以 Kj 和 Kcal 表示的適合熱量值及蛋白質、醣類和脂肪的含量（係以數字方式表示），為消費而言，它是已備妥使用的產品每一特定數量；②在指令附件 1，已提出對每一維生素和每一礦物質平均量的強制要求，且是用數字形式表示，為消費而言，它是已備妥使用的產品每一特定數量。另外，就呈現的產品，作為每日膳食替代一餐或多餐，在維生素和礦物質的資訊，同時應以委員會指令 No. 90/496/EEC 所界定的百分比數值表示；③對適合預備的操作說明是一個必要條件，且陳述這些操作說明也很重要；④當製造商使用操作說明，若一個產品提供每日多元醇攝取量超過 20 克，則應說明其效果，食品可能有瀉藥的作用；⑤說明維持適

當每日液體攝取量是重要的；⑥若呈現的產品是每日飲食總量替代品，則：A. 要說明產品提供每日所有重要營養的適當數量；B. 若沒有醫療勸導，要說明產品，不應使用超過三個星期；⑦若呈現的產品是每日飲食替代一餐或多餐，要說明其效果，即產品只作為限制熱量飲食的一部分是有效的，且其他食品應是此飲食的一個必要部分。產品的標示、廣告及展示所關注的產品，不應作為使用此產品帶來減肥比例或重量的參考。

3. 特殊醫療目的的飲食食品

(1) 規範

依指令 No. 89/398/EEC 之第 4 款內所訂特定的指令 No. 1999/21/EC 之規定，其列出作為特殊醫療目的飲食之食品的組成和標示要求。此等食品分三大類，第一類與標準營養形成競爭的食品，此標準營養形成，已在製造商操作說明之內，此競爭食品，可能對想使用者構成唯一營養的來源；第二類是對一個疾病、失調或醫療條件，具有營養調整形成的競爭食品，且製造商已有操作說明，此競爭食品，可能對想使用者構成唯一營養來源，這些食品，可能同時被用作部分替代品，或病人飲食的補充品；第三類是對一個疾病、失調或醫療條件具有標準形成，或營養調整形成的競爭食品，不適合當作營養唯一的來源，這些食品可能同時被用作部分替代品或病人飲食的補充品。

①一般性的義務：會員國應確保特殊醫療目的飲食之食品，只有在符合指令規則下，此等食品才可在歐盟內上市。

②組成：為此目的飲食之食品形成，應有良好醫療和營養原理的基礎，配合製造商的操作說明，他們的使用應是安全和有利的，且有效配合想使用者之特殊營養要求，同時應有接受科學資料的證明，必須符合指令的組成標準。

③貿易名稱：對此目的之飲食食品，指令有予以特定名稱，僅在歐盟 22 個官方語言的名稱來銷售此等食品。

(2) 標示

除了在「食品標示、呈現及廣告規則」之一般規定外，標示同時要負起下列強制的規定：

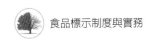

①以 Kj 和 Kcal 表示的適當熱量值外，蛋白質含量、醣類和脂肪以數字方式表示，如所銷售產品的每 100 克或每 100 毫升，而此所用數字，係與製造商操作說明是一致的。此等資訊另要加上在標示或每一部分（per portion）的每份（per serving）之數量，陳述提供在包裝內所含部分的數量。

②在指令附件內，所列產品之每一礦物質和每一維生素之平均數量，是以銷售產品用每 100 克或每 100 毫升的數字表示，而此等數字，係與製造商操作說明是一致的。此等資訊，另要加上在標示或每一部分（per portion）的每份（per serving）之數量，陳述提供在包裝內所含部分的數量。

③選擇蛋白質組合、醣類、脂肪和／或其他營養含量，及所宣布的組合有必要加入產品的使用，此等組合，以所銷售產品的每 100 克或每 100 毫升之數字方式表示，而此所用數字係與製造商操作說明是一致的。此等資訊，另要加上在標示或每一部分（per portion）的每份（per serving）之數量，陳述提供在包裝內所含部分的數量。

④在血清滲透壓（osmolality）資訊或產品滲透壓等必須是適當的。

⑤示出在產品內所包含的起源（origin）、蛋白質特質和／或蛋白質水解物等資訊。

標示另外要負起下列強制規定，先用文字如「重要注意」，或下列等同的說明：

①說明產品必須在醫療監督下使用。

②說明產品是否適合如同唯一營養來源的使用。

③若適當的話，說明產品可用在特定年齡族群。

④若適當的話，說明當沒有疾病、失調或醫療條件的人想消費此產品時，此產品會引起健康風險。

標示同時應包含：①說明「為○○的膳食管理」，空格處應填上產品是為疾病、失調或醫療條件。②若適當的話，應有關於合適預防和禁忌症的說明。③敘述產品特殊使用的特性（properties）和（或）特徵（characteristics）。④若適當的話，提出「產品不是為腸胃外的使用」之警語。在容器打開之後，標示應負起為適當準備、使用及產品貯藏的操作說明。

(3) 其他條款

①嬰幼兒食品：指令同時訂定爲嬰幼兒使用的完整食品，有關在營養之維生素、礦物質及追溯因素之最高和最低之數值。指令 No. 2006/141/EC，爲考慮最新科學建議，調整嬰幼兒食品最低水準管理之其中的數值，對由牛奶蛋白質，或以蛋白質水解物等，所製造的嬰幼兒配方奶粉之新要求，應在 2012 年 1 月 1 日起，對特殊醫療目的之嬰幼兒飲食食品採強制管理。

②官方的監督：爲協助有效官方監督特殊醫療目的之飲食食品，當一個產品上市時，製造商（可能產品在第三個國家製造）或進口商應通知產品上市，且將利用標示會員國適合的機構，若會員國能夠證明在其境內有效監督這些產品，而該通知是不必要，則會員國可能不會強制此一義務。在條款內之適合機構，可參考指令 No. 89/398/EEC 之規定。

（三）食品內包含什麼

1. 基因改造食品（請參考第四章）

(1) 基因改造（GMOs）食品的追溯和標示

①規範：依規範（EC）No. 1830/2003，關注由 GMOs 所生產產品和 GMOs 的追溯及標示，規定透過食品鏈予以追溯，該措施有兩個主要目的，其一，是透過此類產品的追溯來告知消費者；其二，是在所有生產和上市階段，對這些產品的追溯，以創造一個安全網。若對人類健康或環境有不可預見風險之確定時，此安全網有助於在標示上之營養要求、在人類健康或環境潛在效果的監視及產品下架等之監督和查看。此規範關注追溯來自 GMOs 之產品或產品組合，包含種子，及來自 GMOs 所生產的食品或飼料產品。它並不排除關於產品追溯和標示之現有較嚴格的規定，追溯原則應用到所有 GMOs，結果是 GMOs 在食品或飼料利用上，必須符合規範（EC）No. 1829/2003，且如同 GMOs 作物之指令 No. 2001/18/EC。

②由 GMOs 所生產的食品產品：若有一個產品上市，產業經營者必須傳送下列資訊給收到此產品的經營者，其一，是說明由 GMOs 所生產的每一食品配合料；其二，是說明由 GMOs 所生產之飼料的每一原料或添加物；其三，若沒有配合料清單，無論如何，產品必須提出它由 GMOs 所生產的說明。

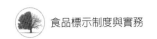

③GMOs 不確定存在的臨界點：食品或飼料產品，含這些直接由加工而來的，若此等產品沒有超過 0.9% 的臨界點，且若其存在是不確定和技術上不可避免，則 GMOs 的追溯，將由食品義務中予以繼續豁免，而 GMOs 不確定存在，是規範的一個重點。會員國可實施產品檢測和監督的措施，包含食品和飼料的抽樣、量化及質性分析，這些措施引起會員國扣留不符合規範條件的產品。

④標示：規範包含所有來自 GMOs 的食品，同時也包含所有基因改造的飼料，如同食品的保護。所有依規範所核准的產品應是強制標示，消費者因而對 GMOs 產品有比較好的資訊，不管是人類或動物消費，保證消費者安全，是追溯含有或包括 GMOs 產品的結果。來自或由 GMOs 生產的食品或飼料，同時必須符合規範（EC）No. 1829/2993 的特定標示，此外，基因改造食品和飼料要符合在此主題下的一般規定，即指令 No. 2000/13/EC 的標示和指令 No. 96/25/EC 的飼料原料之循環。

⑤含有（consist of）或包含（contain）GMOs 的產品：為輔助 GMOs 的追溯和保護環境，規範要求經營者要傳達下列資訊，並且這樣寫出，其一，說明含有或包括；其二，是用唯一字母數字標識符（unique alphanumerical identifiers），指出在產品包含的 GMOs。透過此 GMOs 的標識符制度，為監督追溯之目的，由此可能知道這些產品的特性和特徵，在產品是 GMOs 或是與 GMOs 混合的情況，產業經營者要傳達這些產品使用的宣告，且結合唯一標識符到所有 GMOs 被混合的產品。無論如何，規範規定在市場預包裝含有或包含 GMOs 產品的經營者，必須在所有生產和配銷鏈，以下列文字確保：「此產品包含基因改造」或「由 GMOs 所生產的產品」，出現在所屬產品的標示上。在大量產品且沒有包裝的情形下，不可能使用標示，經營者必須確保此資訊可以隨著產品予以傳達，如使用附加的文件。

⑥其他條款：規範已一致化在規定內有關追溯措施，尤其指令 No. 2001/18/EC 和指令 No. 90/220/EEC。為一致化在 GMOs 標示的不同規定，已修訂規範（EC）No. 258/97，有關新奇食品和新奇食品配合料；廢除規範（EC）No. 1139/98（有關來自基改玉米和大豆食品之強制標示說明），及廢除規範（EC）No. 50/2000（有關含有基改添加物和香味劑的標示）。

(2) GMOs 的食品和飼料

①規範：比以前嚴格規定和補充的規範 No. 1829/2003，及關於 GMOs 追溯和標示的規範（EC）No. 1830/2003，這些規範應用到下列三種產品型態，一是，為食品和飼料使用的 GMOs；二是，含有 GMOs 的食品和飼料；三是，來自 GMOs 所生產出來配合料之食品和飼料。

②授權流程：對含有 GMOs 的食品產品，規範提供一個授權流程，產業經營者，繳交符合規範所界定含有 GMOs 產品的申請文件，或只有為第一類型產品使用及耕作的申請文件。

③標示：含有 GMOs 的食品和飼料產品，必須標示如文字「基因改造或來自基因改造產品」，必須在這些產品的標示上清晰可見。每一配合料，含少於 0.9%GMOs 比例的食品和飼料可不用標示，當 GMOs 之存在條件是不確定或技術不可避免者，也不用標示。所有基因改造產品作為食品使用，必須以規範所訂條件予以標示，且同時關注 GMOs 追溯和標示之規範（EC）No. 1830/2003 有其規範。

④其他條款：EFSA 的評估和 EC 的管理，已由產業經營者應提出申請，國家機構關注在 14 天之內應確認收到文件，且通知 EFSA，由其負責在食品部門的風險評估，且在之後 6 個月內執行該評估。EC 負責風險管理，以 EFSA 所執行風險評估為基礎，EC 在 3 個月內，提出接受或拒絕申請的草案決定，然後將此草案送交「食品鏈和動物健康常務委員會」，若此委員會接受草案建議，最後由 EC 採用，若不接受，由部長委員會評估此草案。若在 3 個月內沒有定案或無法達到多數反對，則 EC 採用此建議。行銷授權已更新為 10 年有效期。

2. 添加物、調味料及酵素

(1) 食品添加物

①規範：依規範（EC）No. 1333/2008，整合在單一規定法案所有食品添加物的種類，包含色素和甜味劑，此規範已列出利用在食品之食品添加物的規定，以確保內部市場的有效功能，尤其在確保保護人類健康的高度水準，和消費者保護的高度水準，包含保護消費者利益和食品貿易的公平作業。食品添加物只有在：情況一：不引起消費者健康的安全；情況二：有合理技術需要，但不可能由其他經濟和

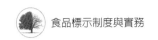

技術實際作業來完成；情況三：它的使用不可誤導消費者等等情況下才予以核准。

除非物質被用作食品添加物，則規範不應用到：食品加工助劑、爲保護植物和植物產品所用物質、加入食品的營養及被用作水處理的物質、調味料及酵素。

EC 的食品添加物清單：在附件 I，界定不同功能的食品添加物種類：甜味劑、色素、防腐劑、抗氧化劑、酸、溶解或稀釋的載體、酸度調節劑、抗結塊劑、防沫劑及填充劑。已包含在添加物清單內的添加物在規範附件 II，已有其使用的條件規定，在附件 III 也有利用在其他添加物和酵素的規定。加入所有食品添加物在附件 II 和附件 III 之前，EC 必須依標準檢查所有已有的機構，此等標準如吸收的數量、技術需求及對消費者潛在的誤導，這些清單，已在指令 No. 94/35/EC、指令 No. 94/36/EC 及指令 No. 95/2/EC 之內。若用在食品添加物之生產方法或原料已在 EC 的清單內，可考慮予以修改，此方式所生產的添加物，應被考慮爲一個不同的添加物，在上市之前，爲健康風險評估，此一新的添加物，應繳交相關文件給 EFSA。

②標示：食品添加物標示，應符合在指令 No. 2000/13/EC 內所界定的一般標示條件，尤其它必須包含添加物認定（名稱、批號、製造商）之必要資訊。

③其他條款：A. 共同授權流程和風險評估：食品添加物風險評估和授權，已整合在食品添加物、酵素及調味料的共同流程，即規範（Regulation）（EC）No. 1331/2008。B. 再評估：EC 再檢查所有食品添加物，因其已授權食品鏈和動物健康常務委員會的協助，同時，在 2009 年 1 月 20 日之前所核准的食品添加物，必須在 EFSA 下進行新的評估。在諮詢機構後，EC 在 2010 年 1 月 20 日，已爲風險評估之需，備好評估計畫。

(2) 食品調味料

①規範：依規範（EC）No. 1334/2008，旨在輔助食品自由循環，和保證消費者健康和福祉，一般而言，應用在讓食品散發氣味和／或增加品嚐味的調味料，無論如何，規範並不應用在：A. 只有甜味、酸味或鹹味之品嚐的物質；B. 原料食品；C. 煙燻調味料；及 D. 香料和／或新鮮、乾燥或冷凍草藥的混合、混合茶及輸入液的混合，只要此等不當作食品調味料。

A. 使用條件：不克滿足眞實標準、危險或不可預期元素或物質的最高水準時，是禁止調味料行銷或使用。一些調味料或含有調味料的食品配合料，可能被用在食

品內或上面，而不受評估和機構所限，只要其對人類健康沒有風險，和其使用不可誤導消費者。

B.EC 的調味料和物料之來源清單：在使用特定條件下，只有在清單上者才可以上市，及被用在食品內或上面。此清單，已依「共同授權程序」（common authorization procedure）之食品添加物、酵素及調味料予以修訂，而此等食品添加物、酵素及調味料，是由規範（EC）No. 1331/2008 來界定，而調味料或物料來源，是依規範（EC）No. 1829/2003 的授權，納入 EC 的清單內。

②標示：食品調味料的標示，必須符合由指令 No. 2000/13/EC 所界定的一般標示條件，其包含：A. 文字「調味料」或更特定名或它的說明；B. 對「為食品」（for food）的說明，或「在食品上限制使用」（restricted use in food）的說明，或更特定想在食品使用的參考。

專有名詞「天然」（natural），可能只用在物質，或直接由動物或蔬菜原料而來的準備物質，已去除「等同天然調味料」的說明。

3. 食品酵素

(1) 規範

除了使用如同食品添加物外，食品酵素目前並沒有規定，或在會員國規定下被規範為加工助劑（processing aids）。食品酵素之有關評估國家法律和授權之間的差異，可能藉由破壞競爭原則，而阻礙在國內市場的自由移動。規範（EC）No. 1332/2008 已列出使用食品的食品酵素規定，含當作加工助劑的酵素。它並沒有包含用在食品添加物生產的食品酵素，而此等添加物，已在規範（EC）No. 1333/2008 所界定的範圍，或用在加工助劑生產的使用範圍。

①EC 的食品酵素清單：已授權酵素的清單，可促進在所有 EU 水準之酵素，用在食品添加物規範的一致性，此清單包含所有用在執行食品技術功能之酵素，如轉化酶、溶菌酶及 Beta 葡聚醣。建立食品酵素正面表列，對消費者是有利的，因此表列可示出這些產品的評估和授權，它是依送交 EC 的授權申請文件，在 24 個月內，依規範（EC）No. 1331/2008 的要求予以審核，這些申請文件會送到 EFSA。在 EC 清單所提及的酵素是可以上市，且加入食品內。酵素清單應包含：酵素名

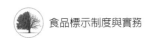

稱、特定條件（如來源、眞正標準）、可能被加入的食品、可能使用的條件及在銷售上的限制。

　　②特定標示要求：含在 EC 食品酵素清單內條件，僅有在：A. 它不引起對消費者健康的關切，它只有集中使用，及依據現有科學資訊；B. 它的使用受技術需要的合法證明；C. 使用不可誤導消費者。

(2) 標示

　　用在銷售給消費者的食品酵素標示，必須符合指令 No. 2000/13/EC 標示的一般原則，它應包含：①食品酵素名稱，或列在國際生物化學和分子生物學聯盟（International Union of Biochemistry and Molecular Biology, IUBMB）命名法所接受的名稱；②說明「爲食品」或說明「在食品的限制使用」，或更特定想在食品使用的參考。有關標示應容易看得到、容易閱讀及不會變動，且用消費者容易了解的文字來表達。

第三節　食品標示的新倡議

　　於 2020 年 5 月 20 日，EC 宣布「從農場到餐桌的策略」〔Farm to Fork (F2F) Strategy〕，在歐洲綠色新政（EU Green Deal）之下，於 2030 年之前，加強食品和農業永續的路途。此策略點出，在歐盟農業營運和食品生產，與提供給歐盟消費者基本改造的起始點。在 F2F 策略中，EC 宣布有關食品標示的一些措施，這些措施在會員國之間可能有些矛盾，且包含 EU 強制包裝正面營養標示，及一些產品原產地的延伸等問題。此策略不是法律規定，F2F 目標將需要轉換成法定議案，在歐洲議會和歐盟會員國，預計形塑和修訂這些議案成爲 EU 立法程序的一部分，可能需要好幾年才能在 EU 機構之間完成多步驟立法發展過程和協商（Bolla and Zanin, 2020）。依此，本節首先介紹一般資訊的背景，其次陳述 F2F 和標示倡議，最後說明相關單位的反應。

一、一般資訊的背景

　　F2F 的策略，是由委員會主席 Ursula（任期是 2019-2024 年）所提出，一個指導歐盟立法倡議和政策的方向，其優先在 EU 經濟的綠化和轉型，藉由歐盟綠色新政，於 2050 年之前，成為碳中和的境界。在 2020 整個年度，歐洲理事會出版許多達成此目的的部門策略。F2F 策略藉由基本改變農業經營方法，和食品如何為消費者生產和配送，旨在支持綠色新政，此報告鑽研新的食品和飲料標示倡議，尤其關於 F2F 策略的更多資訊，和其他由委員會提議的農業和食品倡議。

　　F2F 策略的公布，啓動多年立法發展和協商過程，包含 EU 的共同立法機關，如歐洲議會和委員會（EU 會員國）及公民、企業和非政府組織（NGO）利益關係者。在未來幾年內，委員會將致力將此策略目標轉化成立法建議，在此策略成為 EU 法律之前，歐洲議會和委員會將轉型和修訂這些立法建議，成為 EU 立法過程的一部分。

　　委員會指出，為達成 F2F 策略目標的主要方法，是支持消費者當購買食品時有知情的決策，就此脈絡，委員會宣布幾個標示措施，以企圖追求對 EU 的食品和飲料標示立法有所影響。目前，對消費者食品資訊規範〔Food Information to Consumers (FIC) Regulation〕，是主要的標示立法，在 EU 水準，管理食品標示的目前規定，可詳見 2020 EU-28 的展會報告：2020 EU-28 FAIRS Report。

二、F2F 策略的標示倡議

　　F2F 策略預見六項建議的出版，若這些成為立法，則將影響在 EU 食品和飲料標示的要求。委員會的 F2F 策略，繼續大部分建議措施，可能在 2022 考慮公布，若草案被公布，這些措施將會透過完整立法程序，包含在議會和委員會的討論，有關 F2F 策略的標示倡議如下。

（一）倡議一：強制包裝正面的營養標示

　　歐洲委員會認定消費者啓動，做「知情、健康及永續食品選擇」，應是一個優先的決策，為達成此目的，委員會宣布在 2022 年以前，提議歐盟統一強制包裝正

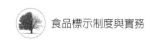

面的營養標示，其決策已等待委員會報告的支持，就營養資訊的呈現以另外方式使用的觀點，此報告的公布將連結 F2F 的策略。委員會的報告注意到，包裝正面標示對消費者進行健康意識的食品選擇，是有潛在的好處，在 EU 水準，統一包裝正面營養標示，有助於告知這些的決策。當法國營養績分標示計畫出現在媒體的時候，表示其已被選取的計畫，在健康和食品安全委員會之摘示，在此階段，委員會並不推薦任何特定計畫，但將進行不同意見人士影響評估，及透過公共諮詢，取得利益關係者的影響因素。

依對消費者食品資訊的規範〔Food Information to Consumer (FIC) Regulation〕，營養宣布（言）在所有食品產品是強制的，在規範附件 VX 內，有關營養宣布的詳細規定。FIC 同時允許，會員國推薦營養宣布的另外表示方式，如包裝正面的標示。迄今有 7 個會員國，採取另外包裝正面營養標示計畫，瑞典和丹麥等採用鎖孔制度（keyhole system），法國、比利時、西班牙、荷蘭及德國等採用營養評分制度（nutri-score system），後者已由主要食品製造商採用，如雀巢和達能（Danone）。無論如何，有些會員國，如義大利過去曾反對強制包裝正面的標示，義大利政府煩惱正面包裝標示，對傳統地中海食品如橄欖油、火腿及乳酪有不公平的差異待遇，義大利在 2020 提出不同的計畫，如 Nutrinform 制度。當 EU 必須決定全面統一方法的時候，不同國家的計畫，將帶來在會員國之間的緊張。

（二）倡議二：產品原產地的延伸

委員會同時宣布，它將「在完全考慮於單一市場衝擊的時候，考慮就一些產品，提議強制原產地或起源指標的延伸」。目前，EU 對蜂蜜、水果和蔬菜、橄欖油、漁產和水產品及生鮮、冷藏和冷凍牛肉、豬肉、羊肉和山羊肉及家禽等產品，是強制原產地標示。無論如何，對會員國仍可能在一些條件下，導入國家強制原產地的規定，結果，一些會員國，如法國、義大利和葡萄牙，對一些產品尤其大部分的牛奶及乳製品，已決定導入強制原產地標示。依 2015 年的歐洲晴雨表的調查（Eurobarometer survey），大多數歐洲人（84%）表示，對牛奶有必要確定原產地的地方，但對肉品則有 88%。過去，當會員國在其國家導入推動原產地時，會員國表示關切此「美腸胃民族主義」（gastro-nationalism），增加生產成本，且破壞歐

盟的單一市場（EU single markets）。歐盟產業團體和歐盟貿易夥伴，也同時表示關切這些不同規定對歐盟單一市場的衝擊。國家原產地標示計畫的影響，同時引起在會員國之間的距離。

（三）倡議三：永續食品標示的架構

委員會宣布，它將「檢視統一自願綠色要求的方法」，及將提出涵蓋食品產品之營養、氣候、環境及社會等層面的永續食品標示架構，此一提議預期在 2024 年出版。在此提議的內容上，沒有額外的資訊，且 Post 將監督未來的發展。

（四）倡議四：在營養和健康要求主題的營養素度量法（nutrient profiles）

委員會宣布，它將對在食品內含量高的鹽、糖和／或脂肪〔以上是規範（EC）No. 1924/2006 的要求〕，在 2022 年結束之前，訂定營養素度量法，以限制其推廣。目前，自 2009 年 1 月以來，委員會並未建立營養素度量法，故食品之營養和健康要求之規範（EC）No. 1924/2006 的執行，有其不完整的地方。在此主題，營養素度量法是營養的臨界指標，這些營養如脂肪、糖和鹽，營養和健康要求，應予限制或禁止。此一提議，建立在歐盟規範合適和績效計畫評估〔Regulatory Fitness and Performance Program (REFIT) evaluation〕的結果，此為 2015 年歐盟在營養和健康要求的立法。

（五）倡議五：動物福利標示

F2F 策略，包含歐盟改善動物福利、改善動物健康和降低醫療的需求等目標，依此觀點，策略指出委員會將考慮「動物福利標示選擇透過食品鏈改善換肉價值（transmit value）」，於 2024 年，可藉由提議永續食品標示架構來完成。在歐盟，食品產品的動物福利標示並非新的策略，於 2016 年，歐洲委員會控制在「歐洲對動物福利態度」的歐洲晴雨表的調查，當中有一個調查，旨在了解由友善動物福利生產制度而來的產品之可用性與認知觀點，此調查發現，52% 的歐洲人期盼有可認定的標示，即在購買友善福利動物產品時，此友善福利，可作為一個標示。此外，有 59% 的歐洲人表示，他們有意願至少多付 5% 的價格，去購買友善動物的產品。

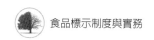

在歐盟已有動物福利標示，如德國聯邦政府在 2019 年針對豬肉產品，已經導入自願動物福利標示。

（六）倡議六：日期標記（date marking）

依 F2F 的策略，歐盟在產品循環所有階段之食品浪費（food waste），估計占全歐盟 HGH 排放至少 6%。在歐盟減少食品浪費和食品損失的方法，委員會宣布將提議與歐盟規定有關的日期標記，「在……前使用」（use by...）和「最好……之前」（best before）等日期，預期在 2022 年底公布。目前在 FIC 附件 X 對最低保質期、在什麼時候使用及冷凍日期，已訂定規則。「在……前使用」（use by...）之日期，是用在高度易腐食品和在個別預包裝的部分，而「最好……之前」（best before...）和「最好在……結束之前」（best before end...），則是用在其他食品。歐洲委員會已發現在食品日期標記，有較好了解和使用，可在歐盟預防和減少食品浪費，2018 年的研究估計，在歐盟每年有 10% 左右的食品浪費，是與日期標記有關。

三、相關單位的反應

（一）利益關係者的回應（Saviolidis, et al., 2020）

對 F2F 策略的回應，如 FoodDrinkEurope 組織，在歐盟是代表食品和飲料產業的保護傘組織，其支持委員會企圖成為「對環境、社會及經濟永續的黃金標準」。無論如何，該組織希望確定委員會能有一個與利益關係者有計畫性的討論，且對確保食品安全（food safety）、糧食安全（food security）、經濟復甦及永續等有制度性的影響評估。就特定標示措施而言，FoodDrinkEurope 組織不滿意建立一些營養的最高水準倡議，其同時表示，質疑強制原產地標示能延伸到一些產品，提醒它透過保護措施，可能破壞歐盟單一市場（EU Single Market）。最後，當他們支持 EU 統一包裝正面營養標示原則的時候，FoodDrinkEurope 組織希望它可採用自願方式，而不對所有食品產品採強制方式。

另一組織是歐洲消費者組織（European Consumer Organization, BEUC），同時

也對 F2F 的出版有所回應，指出「該策略是歐盟邁向永續食品生產和消費之里程碑，當我們希望接下來的行動愈快愈好，至少，歐洲現正朝向更永續食品和農耕制度」。就特定標示措施而言，BEUC 鼓掌贊成委員會決定包裝正面的強制營養標準，但是它可能太快去實施，BEUC 同時歡迎 F2F 策略延伸到新的產品，且增加產品永續的資訊。

（二）國際的野心

除了在 EU 摘示的目標外，F2F 策略也在此方面摘示 EU 在全球的企圖心。該策略指出期待建立全球永續的標準，輔助全球轉型走向一個更永續農業食品（agri-food）體系。就與標示關係而言，F2F 陳述「EU 將推動含 EU 永續食品標示架構，及帶動在國際永續標準和環境碳足跡計算方法等多方面的測試，以推動更高的永續標準」。它同時提及，EU 將支持誤導資訊的強制規定。

（三）後續的工作

F2F 策略的宣布，第一步首先在長時間和複雜的立法過程，就這些標示措施而言，委員會要求去管理影響評估，及同時告知可能延後立法草案的公布。確實，於 2020 年 5 月 20 日的策略會議，其中一個委員已承諾管理有關強制包裝正面營養標示措施的影響評估。對政策倡議，委員會推動影響評估，希望對經濟、社會或環境有明顯影響。委員會宣布，這些評估首先對社會大眾提出評估報告說明，接下來是影響評估目標和完成的時程，利益關係者受邀去評論此報告。實際影響評估尚持續進行，委員會透過社會大眾諮詢和專家團體會議，尋找另外的影響因素，在完成影響評估的時候，委員會會依評估結果提出立法草案。

若草案是一個新的立法建議，它將送交 2 個 EU 共同立法單位，即歐洲議會和委員會，然後就啟動機構間之修訂過程和協商。由立法草案到《歐盟官方季刊》（The Official Journal of the European Union）公布，EU 立法過程通常要 18 個月，若政策倡議是一個沒有架構的立法草案，它將有不同流程。任何執行或授權法案的提議，將依循 EU 的承諾規則、國會和委員會有限投入，及比有架構立法更迅速。就其他提議而言，如同指南文件或增進現有規範的執行，委員會有唯一權利，且在沒有共同立法單位下，能夠採取行動。

筆記欄

CHAPTER 15

臺灣食品標示制度之規範

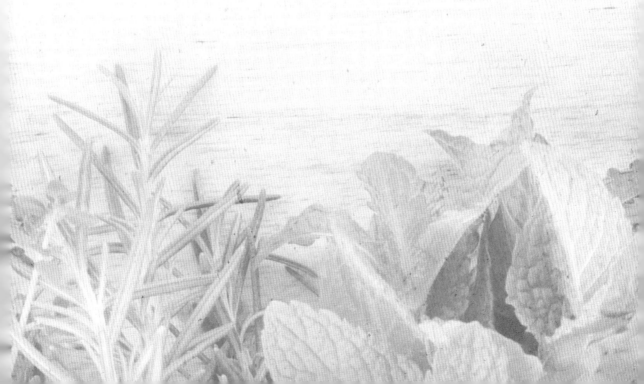

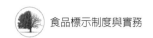

臺灣食品標示制度，主要是依循《食品安全衛生管理法》（以下簡稱《食安法》）的規範，該法早在 1975 年 1 月 28 日公布實施，迄今歷經 18 次的修訂，最近是於 2019 年 6 月 12 日修訂公布。該法有十章 68 則條文，第一章總則指出為管理食品衛生安全及品質，維護國民健康為目標，第二章是食品安全風險管理，第三章是食品業者衛生管理，第四章是食品衛生管理，第五章是食品標示及廣告管理，第六章是食品輸入管理，第七章是食品檢驗，第八章是食品查核及管制，第九章為罰則及第十章的附則。由此可知，臺灣食品標示的規範，主要有第五章的第 22 條至第 29 條，第 22 條規範一般食品標示要求及基因改造食品規範，第 25 條是規範散裝食品、直接供應飲食場所、連鎖飲料店及自動販賣機等標示規定，第 28 條規範標示宣傳廣告。依此，本章先介紹一般食品標示要求，其次說明包裝食品的標示，最後陳述食品標示的其他規範。

第一節　一般食品標示要求

食品標示提供相關業者和消費者對食品的主要溝通管道，前面幾章已陳述國際和美國及歐盟有關食品標示的制度和實務，國內消費者和業者愈來愈重視食品標示資訊，本節依衛生福利部（2020）之「食品標示法規指引手冊」，介紹一般食品標示的要求，首先介紹基本要求的項目，其次是營養標示，最後介紹基因改造食品和國內通過農產品驗證的標示。

一、食品標示之基本要求項目

所謂食品標示，依《食安法》第 3 條第 1 項第 8 款之界定，標示是指於食品、食品添加物、食品用洗潔劑、食品器具、食品容器或包裝上，記載品名或為說明之文字、圖畫、記號或附加的說明書。依食安法第 22 條，食品及食品原料之容器或外包裝，應以中文及通用符號，明顯標示如下事項：1. 品名；2. 內容物名稱，若為二種以上混合物時，應依其含量多寡由高至低分別標示出來；3. 淨重、容量或數

量；4.食品添加物名稱，混合二種以上的食品添加物，以功能性命名者，應分別標明添加物名稱；5.製造商或國內負責廠商名稱、電話號碼及地址，國內通過農產品生產驗證者，應標示可追溯之來源，由中央農業主管機關公告之生產系統者，應標示生產系統；6.原產地（國）；7.有效日期；8.營養標示；9.含基因改造食品原料；10.其他經中央主管機關公告事項（目前有內容物主成分應標示所占百分比、營養標示及基因改造食品原料，應遵行事項，及僅標示國內負責廠商名稱者，應將製造商及受託製造商或輸入商之名稱電話和地址通報轄區主管機關）（朱芷萱，2019）。

（一）標示位置、標示樣態及字體大小

1. 標示位置：依《食安法》第22條，食品之容器或外包裝，應以中文及通用符號明顯標示。其標示應以印刷不易脫落為原則，如以黏貼覆蓋方式，其貼紙應具備不易再撕開、不易換貼或不易脫落的特性。

2. 字體大小：依《食安法施行細則》第19條規定，有容器或外包裝食品及食品添加物之標示，其字體之長度及寬度各不得小於2毫米。但最大面積不足80平方公分之小包裝，除品名、廠商名稱及有效日期外，其他項目標示字體之長度及寬度各得小於2毫米。除中文字體之長度及寬度依上述規定標示外，英文及阿拉伯數字應以與中文字比率相同之原則標示。

3. 標示樣態：食品之最小販售包裝，依《食安法》第22條之規定做完整標示。如確實以外盒為販售之最小單位，並確認於任一個販售通路，無小包裝單獨販售之情形，依上述規定於外盒做完整標示。另原產品之負責廠商如確實以大包裝為販售之最小單位，且已確認於任何一個販售通路確實未有拆開以小包裝零售，宜加註標示如「本產品不得拆包販售」，或等同意義字樣，以提醒下游業者或消費者，本產品不以小包裝單獨零售之形式販售。

（二）標示項目

1. 一般包裝食品標示項目：前已述及有10個項目。完整包裝食品，係指經固定密封包裝、具啟封辨識特性、同時可長時間保存，並可擴大銷售範圍為目的的包裝食品。

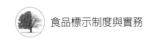

2. 散裝食品標示項目：依《食安法施行細則》第 20 條規定，散裝食品，係指陳列販賣時無包裝，或有包裝而有下列情形之一：(1) 不具啓封辨識性；(2) 不具延長保存期限；(3) 非密封；(4) 非以擴大販賣範圍爲目的。若散裝食品販賣業者，如爲已辦理公司登記或商業登記者，應以中文及通用符號明顯標示下列事項：(1) 品名；(2) 原產地（國）；(3) 其他公告事項依產品類別及型態，遵守不同食品類別公告規範特定之標示事項。

食品販賣業者如未具公司登記或商業登記，且販售生鮮、冷藏、冷凍、脫水、乾燥、碾碎、研磨、簡單切割的花生、紅豆、綠豆、黑豆、黃豆、蕎麥、薏苡、藜麥、芝麻、小米、大蒜、香菇、茶葉、紅棗、枸杞子、杭菊、雞、豬、羊、牛等 20 項散裝食品，應標示原產地（國）。

3. 業務用食品原料之標示

(1) 完整包裝食品原料：應依《食安法》第 22 條規定做完整標示，如產品爲完整包裝食品原料，即指經固定密封包裝、具啓封辨識特性、同時可長時間保存，並可擴大銷售範圍爲目的之包裝食品原料，則應依上述規定做完整標示。但依據「得免營養標示之包裝食品規定」，非直接販售給消費者之食品及食品原料，得免標示營養標示。

另依據《食安法施行細則》第 19 條規定，輸入者應依《食安法》第 22 條規定加中文標示，始得輸入。但針對國外輸入食品（含原料）需再經改裝、分裝或其他加工程序者，尙無需於外包裝標示完整中文標示，但應有品名、廠商名稱、日期等標示，或其他能和到貨證明相符目的之標示或資訊。其餘國產產品及不需再經改裝、分裝或其他加工程序之輸入食品，皆應於銷售前完成中文標示。

(2) 散裝食品原料：食品原料若僅以塑膠繩繫住封口，屬非密封型態，且不具啓封辨識性、不具延長保存期限、非以擴大銷量爲目的等，故非《食安法》第 22 條所規範之適用範圍。但業務用之散裝食品，仍應依《食安法》第 25 條及《散裝食品標示相關規定》。已辦理公司登記或商業登記之食品業者販售散裝食品，應依規定標示產品之品名及原產地。唯爲利於工廠或餐飲業者管理，食品原料業者仍宜有其他之標示或提供相關文件資訊。

（三）食品標示規定之注意事項

1. 品名：應注意：(1) 品名應與食品本質相符；(2) 經中央主管機關規定者，依中央主管機關規定名稱，未規定者，得使用國家標準（CNS）所定名稱或自訂其名稱；(3) 各品類之產品應參照「食品品名標示規範彙整」之規定。

2. 內容物：應注意：(1) 內容物為兩種以上混合物時，應依其含量多寡由高至低分別標示之；(2) 無論含量多寡，皆須展開標示；(3) 內容物名稱須反映該內容物真實屬性之名稱標示，可參考「可供食品使用原料彙整一覽表」或 CNS 名稱；(4) 若食品中之複合原料的品質規格符合 CNS 者，依 CNS 品名予以標示，無需展列複合原料之各項組合物。

3. 淨重、容量或數量：應注意：(1) 依產品特性，標示淨重、容量或重量；(2) 液汁與固形物混合者，分別標明內容量和固體量，但其為均勻混合且不易分離者，得僅標示內容物淨重；(3) 得視食品性質，註明最低、最高或最高與最低含量。

4. 食品添加物名稱：應注意：(1) 混合兩種以上食品添加物，以功能性命名者，應分別標明添加物名稱；(2) 食品添加物名稱，應使用中央主管機關所定之食品添加物名，或一般社會大眾所周知的通用名稱，不得僅以功能（用途）名稱標示；(3) 屬甜味劑、防腐劑、抗氧化劑者，應同時標示其功能性名稱及品名或通用名稱；(4) 食品中之食品添加物如係透過合法原料之使用而帶入食品，且其含量明顯低於直接添加物於食品之需用量，對最後產品無功能者，得免標示之。

5. 製造商或國內負責廠商名稱、電話號碼及地址：應注意：(1) 產品如已完整標明國內負責廠商名稱、地址及電話號碼即屬符合規定，不強制要求標明製造商資訊；(2) 輸入食品應標示國內負責廠商資訊，並得另標示國外製造商之名稱、電話號碼及地址；(3) 僅標示國內負責廠商名稱者，應將製造商、受託製造商或輸入商之名稱、電話號碼及地址通報轄區主管機關。

6. 原產地：應注意：(1) 輸入食品之原產地（國），依「進口貨物原產地認定標準」認定之；(2) 輸入食品依前項標準，屬不得認定為實質轉型之混裝食品，應依各食品混裝含量多寡，由高至低標示個別原產地（國）；(3) 中文標示之食品製造商地址足以表徵為原產地（國），得免予標示；(4) 特定貨物原產地認定基準，

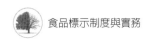

大蒜、香菇、竹筍、梅、李、茶葉、稻米、花生、金針等 9 項農產品，以其收割或採集之國家或地區爲其原產地。

7. 有效日期：應注意：(1) 依習慣能辨明之方式標明年月日；(2) 保存期限在 3 個月以上者，其有效日期得僅標明年月，並以當月之末日爲有效期限之終止日；(3) 鮮乳、脫脂乳、淡煉乳、加糖全脂煉乳、加糖脂煉乳、乳油、調味乳、發酵乳、合成乳及其他液態乳製品等，應加標示保存期限及保存條件。

8. 營養標示：詳見本節下文說明。

9. 含基因改造食品原料：詳見本節下文說明。

10. 其他經中央主管機關公告之事項：依不同食品類別公告規範特定之標示事項。

11. 標示字體：標示字體之長度及寬度不得小於 2 毫米，但最大表面積不足 80 平方公分之小包袋，除品名、廠商名稱及有效日期外，其他項目標示字體之長度及寬度各得小於 2 毫米。

以上一般食品標示之眞實性例子，如圖 15-1、圖 15-2 所示。

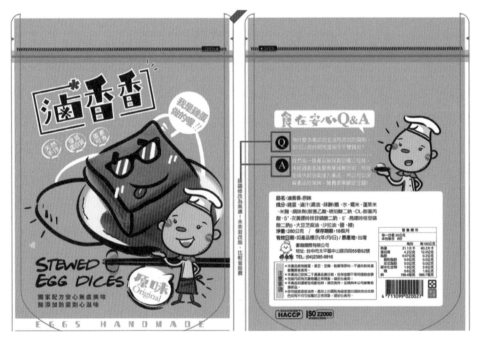

圖 15-1　豪瀚國際有限公司之蛋產品

資料來源：由上述公司提供

品名:滷香香-原味

成分:雞蛋、滷汁(醬油、味醂(糖、水、糯米、蓬萊米、米麴、調味劑(胺基乙酸、琥珀酸二鈉、DL-胺基丙酸、5'-次黃嘌呤核苷磷酸二鈉、5'-鳥嘌呤核苷磷酸二鈉))、大豆芝麻油、沙拉油、鹽、糖)

淨重:280公克 / 保存期限:18個月

有效日期:如產品標示(年/月/日) / 原產地:台灣

豪瀚國際有限公司
地址: 台中市太平區中山路四段55巷52號
TEL: (04)2395-9916

注意事項
＊本產品含有雞蛋、黃豆、芝麻、麩質等原料,不適合對其過敏體質者食用。
＊本產品已投保二千萬產品責任險,投保金額不等同理賠金額。
＊包裝內如有沉澱物屬正常現象,請安心食用。
＊本產品如遇破包或膨包時,請勿食用,並請與本公司聯繫更換新品。
＊使用雞蛋直接滷煮,產品上白霧點為雞蛋蛋白凝結而成或顏色如有不均勻皆屬於正常現象,請安心食用。

營養標示		
每一份量35公克 本包裝含 8份		
	每份	每100公克
熱量	21.1大卡	60.2大卡
蛋白質	4.2公克	12.0公克
脂肪	0.07公克	0.2公克
飽和脂肪	0.0公克	0.0公克
反式脂肪	0.0公克	0.0公克
碳水化合物	1.9公克	2.6公克
糖	0.6公克	1.8公克
鈉	199.4毫克	569.7毫克

4 711099 020027

圖 15-2 蛋產品食品標示之內容

資料來源:由豪瀚國際有限公司提供

二、營養標示及宣稱

(一)營養標示相關法規

1. 得免營養標示之包裝食品規定:2014 年 6 月 10 日部授食字第 1031301291 號。

2. 包裝食品營養標示應遵行事項:2014 年 4 月 15 日部授食字第 1031300670 號。

3 包裝維生素礦物質類之錠狀膠囊食品營養標示應遵行事項:2015 年 1 月 23 日部授食字第 1031304494 號。

4. 包裝食品營養宣稱應遵行事項:2015 年 3 年 3 日部授食字第 1031304757 號。

(二)得免營養標示之包裝食品

未有宣稱之下列包裝食品,得免營養標示:

1. 飲用水、礦泉水、冰塊。

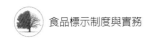

2. 未添加任何其他成分或配料之生鮮、冷藏或冷凍之水果、蔬菜、家畜、家禽蛋品及水產品。

3. 沖泡用且未含其他原料或食品添加物之茶葉、咖啡、草本植物等。

4. 非直接食用之調味香辛料、調理滷包。

5. 單方提香用之調味香辛料。

6. 鹽及鹽代替品。

7. 其他食品之熱量及營養素含量皆符合「包裝食品營養標示應遵行事項」得以「0」標示之條件者，前項 6 款產品，如自願提供營養標示，應依前述遵行事項辦理。

8. 非直接販售給消費者的食品原料。

　　如欲提供營養標示，應依食安法第 22 條規定辦理。

（三）包裝食品營養標示應遵行事項

1. 公告日期：2014 年 4 月 15 日；施行日期：2015 年 7 月 1 日。

2. 散裝食品不強制營養標示，依《食安法施行細則》第 19 條，即陳列販售時無包裝，或雖有包裝但有下列情形之一者為散裝食品：不具啟封辨識性、不具延長保存期限、非密封及非以擴大銷售範圍為目的。

3. 包裝食品才需營養標示

　(1) 營養用詞的界定

　　①反式脂肪：指食品中非共軛反式脂肪（酸）之總和。

　　②碳水化合物：即醣類，指總碳水化合物。

　　③糖：指單醣與雙醣的總和。

　　④膳食纖維：指人體小腸無法消化與吸收三個以上單醣聚合的可食碳水化合物及木質素。

　　⑤營養宣稱：指任何以說明、隱喻或暗示方式，表達該食品具有特定的熱量或營養素性質。

　(2) 標示之格式

　　標示格式有兩種，格式一如表 15-1，格式二如表 15-2。一般食品任選一種格式標示，而未滿 1 歲嬰兒食用之食品選用格式一，食品型態為錠狀和膠囊

表 15-1　包裝食品營養標示格式（一）

營養標示		
每一份含　　公克（或毫升） 本包裝含　　份		
	每份	每 100 公克 （或每 100 毫升）
熱量	大卡	大卡
蛋白質	公克	公克
脂肪	公克	公克
飽和脂肪	公克	公克
反式脂肪	公克	公克
碳水化合物	公克	公克
糖	公克	公克
鈉	毫克	毫克
宣稱之營養含量	公克、毫克或微克	公克、毫克或微克
其他營養含量	公克、毫克或微克	公克、毫克或微克

資料來源：朱芷萱（2019）

表 15-2　包裝食品營養標示格式（二）

營養標示		
每一份含　　公克（或毫升） 本包裝含　　份		
	每份	每日參考值百分比
熱量	大卡	％
蛋白質	公克	％
脂肪	公克	％
飽和脂肪	公克	％
反式脂肪	公克	＊（空白）
碳水化合物	公克	％
糖	公克	＊
鈉	毫克	％
宣稱之營養含量	公克、毫克或微克	％ 或 ＊
其他營養含量	公克、毫克或微克	％ 或 ＊

＊ 參考值未訂定
每日參考值：熱量 2,000 大卡、蛋白質 60 公克、脂肪 60 公克、飽和脂肪 18 公克、碳水化合物 300 公克、鈉 2,000 毫克
資料來源：朱芷萱（2019）

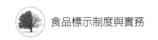

狀（不含糖果類食品）應以格式二來標示。若加入自願性標示之營養含量，如自願標示項目如為膳食纖維，則得列於碳水化合物下縮一排，於糖之後標示，單位皆為公克；膽固醇得列於脂肪項下縮一排，反式脂肪之後標示，單位皆為毫克；其他宣稱及自願標示之營養素，應於鈉之後標示。

(3) 標示項目說明

①是「營養標示」之標題。

②每一分量（或每一份、每份）及該產品每包裝所含份數：每一分量之單位，固體（半固體）以公克或 g 表示，液體以毫升、ml 或 mL 表示；每一份量之重量（或容量）應考量國民飲食習慣及市售包裝食品型態之一般每次食用量；食品型態為錠狀、膠囊狀（不含糖果類食品），應以建議食用量（須為整數）作為每一分量之標示。

③必須依序列出熱量、蛋白質、脂肪、飽和脂肪（或飽和脂肪酸）、反式脂肪（或反式脂肪酸）、碳水化合物、糖、鈉等含量。

④必須列出每份產品中熱量及各項營養素的單位；熱量以大卡、Kcal 或 kcal 標示；蛋白質、脂肪、飽和脂肪、反式脂肪、單元及多元不飽和脂肪總量、碳水化合物、糖、膳食纖維等以公克或 g 標示；鈉、膽固醇、胺基酸等以毫克或 mg 標示；其他營養素以適用單位標示；維生素、礦物質等單位依食安法附表一規定標示。

⑤在格式一必須列出每一份量及每 100 公克（或毫升）產品中熱量及各項營養素含量，可用於比較相仿產品所含熱量及營養素含量。

⑥在格式二必須列出每一份熱量與各項營養素及其所提供之每日參考值百分比，可以知道產品的每份熱量及營養素含量，占一天所需建議量的百分比。

⑦出現在「包裝食品宣稱應遵行事項」中之宣稱營養素，或是具有說明、隱喻、暗示性之營養宣稱之營養素含量。

⑧廠商自願標示之其他營養素含量。

⑨對訂定每日營養素攝取參考值之熱量及營養素，應另註明所標示熱量及各項營養素之每參考值；對於未訂定每日營養素攝取參考值之營利素，應於每日參考值百分比處加註「*」符號，並註明「* 參考值未訂定」。

（四）包裝維生素礦物質類之錠狀膠囊狀食品營養標示應遵行事項

1. 公告日期：2015 年 1 月 23 日；施行日期：2015 年 1 月 1 日。

2. 適用範圍：膠囊錠狀食品如含有營養添加劑如添加維生素或礦物質，則應依此遵行事項之規定標示營養標示；若無，則依「包裝食品營養標示應遵行事項」之規定辦理。

3. 標示格式：為明訂強制格式，其格式如表 15-3。

表 15-3　包裝維生素與礦物質類之食品的營養標示格式

①以整數，以一次建議食用量訂之 ②單位 ③整數 ④維生素 ⑤維生素 A、D 及 E 須加註國際標準（IU） ⑥各項礦物質 ⑦實際之營養素（高纖） ⑧其他自願標示之	營養標示	
	①每一份含 2 顆（或錠、粒）本包裝含 50 份	
	②每份	③每日參考值百分比
	④維生素 B₁　　　　1.25 毫克	78%
	維生素 C　　　　120 毫克	120%
	維生素 D　　⑤ 5 微克（2000IU）	50%
	⑥鈣　　　　　　　360 毫克	30%
	銅　　　　　　　　1 毫克	*
	⑦膳食纖維　　　　0.5 公克	2%
	⑧赤藻糖醇　　　　0.1 公克	*

* 參考值未訂定
資料來源：朱芷萱（2019）

4. 數據修整方式

(1) 每包裝所含之份數、每日參考值百分比、鈉含量等，以整數標示。

(2) 每一份量、熱量、蛋白質、胺基酸、脂肪、脂肪酸、膽固醇、碳水化合物、糖果及膳食纖維等，以整數或小數點後一位標示。

(3) 產品之分量值較小，其熱量、蛋白質、脂肪、脂肪酸、碳水化合物及糖含量等，標示至小數點後一位，仍無法符合以「0」標示之條件時，得以至小數點後二位標示。

(4) 維生素及礦物質以有效數字不超過三位為原則。

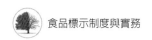

(5) 數據修整原則，應參照國家標準 CNS2925 之「規定極限值之有效位數指示法」規定。

5. 營養標示之單位

(1) 固體（半固體）以公克表示，液體以毫升表示，但醬油膏得視為產品流動性情況，而自行判定以公克或毫升為單位。

(2) 熱量應以大卡表示。

(3) 蛋白質、脂肪、脂肪酸、碳水化合物、糖及膳食纖維等應以公克表示；單位項脂肪酸，如 omega-3 脂肪酸得以通用單位標示。

(4) 鈉、膽固醇及胺基酸等應以毫克表示。

(5) 維生素與礦物質之單位標示，應以該遵行事項附表二每日熱量及各項營養素攝取參考值規定辦理。

(6) 其他營養素以通用單位標示。

(7) 需經復水之食品，如有營養宣稱，且其宣稱基準以復水後之營養素含量計算時，應以復水後為標示基準。如未營養宣稱，得以復水之前或後為標示基準。其沖泡方式，應於營養標示格下方註明（如綜合穀物粉、奶茶粉、三合一咖啡粉）。

（五）包裝食品營養宣稱應遵行事項

1. 公告日期：2015 年 3 月 3 日；施行日期：2016 年 1 月 1 日。

2. 營養宣稱：指任何以說明、隱喻或暗示方式，表達該產品具有特定熱量或營養性質（例如：富含維生素 A、高鈣、低鈉）。情況一是產品外包裝除內容物欄位以外地方，僅宣稱營養素名稱字樣，屬「營養宣稱」須於營養標示欄位內標示宣稱營養素含量。情況二是產品外包裝除內容物欄位以外地方，針對營養素進行高低含量宣稱，屬「營養宣稱」須於營養標示欄位內標示宣稱營養素含量，且應依此遵行事項辦理。

對食品原料成分所為之敘述，不屬營養宣稱，如該食品成分為麥芽糊精、玉米油、卵磷脂、碳酸鈣、維生素 A、維生素 B_2 等。

3. 可宣稱營養素項目

(1)「需適量攝取」營養宣稱：有熱量、脂肪、飽和脂肪、膽固醇、鈉、糖、乳糖及反式脂肪。其形容詞有：無、不含或零、低、少、薄、微或略含、「較○○低」、「較○○少」或「減」等。

(2)「可補充攝取」營養宣稱：有膳食纖維、維生素 A、維生素 B_1、維生素 B_2、維生素 C、維生素 E、鈣及鐵。其形容詞有：高、多、強化或富含、來源、供給、含或含有、「較○○高」或「較○○多」等。

　　凡未公告規範「需適量攝取」及「可補充攝取」之營養素，不得作為此二項的營養宣稱。

三、通過驗證農產品與基因改造食品

（一）國內通過農產品生產驗證：應標示可追溯來源

1. 通過農產品生產驗證者，指通過中央農業主管機關所定《農產品生產及驗證管理法》規範的有機農產品、產銷履歷農產品及優良農產品；應標示可追蹤之來源，指生產該農產品之農場、畜牧場、養殖場、生產合作社、產銷班或產製者，應標示該來源的名稱、地址及其電話號碼。

2. 標示規定

(1) 依《農產品生產及驗證管理法》相關規定，國內特定農產品及其加工品，經申請驗證通過取得有機農產品、產銷履歷農產品及優良農產品等標章者，即須依本規定標示。並非所有農產品都要標示，且國外進口農產品及其加工品，未在本規範內。

(2) 取得認證標章之農產品，應標示其產製者相關資訊：生鮮農產品之生產者（個人或組織）之名稱、地址和電話號碼；生鮮農產品經截切、冷凍、屠宰分切等作業之加工農產品完成該等加工程序作業廠（場）所之名稱、地址和電話號碼；及其他加工農產品之實際產製廠（場）所之名稱、地址和電話號碼。

(3) 有進口之有機農產品部分：①依農委會《農產品生產及驗證管理法》規定，

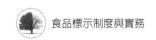

有機農產品係指在國內生產、加工及分裝等過程，符合中央主管機關訂定之有機規範，並經依本規定驗證或進口經審查合格的農產品；②進口有機農產品及加工品，須依農委會《進口有機農產品及有機加工品管理辦法》之規定，申請審查合格（核發有機標示文件），才能以有機名義販賣，唯該審查同意文件之取得並非屬通過驗證程序，故得無需依本規定標示；但擬自願標示產製來源相關資訊，並未違反規定；③進口有機農產品及加工品，如以其為原料，在國內進行製造、加工或分裝等程序，並依農委會《有機農產品及有機農產加工品驗證管理辦法》之規定，申請驗證通過者，則須依本規定標示產製者相關資訊。

3. 有機包裝食品之標示

凡取得有機農產品、產銷履歷農產品及優良農產品等之包裝食品，應依產品容器或外包裝上依規定標示。標示字體大小，依據《食安法施行細則》之規範，即字體長度及寬度各不得小於 2 毫米。

4. 有機散裝食品之標示

屬於散裝食品者，於 2015 年 8 月 4 日施行，並於 2015 年 7 月 10 日公告《國內通過農產品生產驗證之散裝食品標示規定》。實施對象是食品販賣業者已辦理公司登記或商業登記者；標示方式於陳列販售之場所，以卡片、標記（標籤）或標示牌（板）等形式，採取懸掛、立（插）牌、黏貼或其他足以明顯辨識之方式標明規定事項；標示字體大小，以標記（標籤）標示者，其字體長度及寬度不得小於 0.2 公分，而以其他標示形式者，各不得小於 2 公分。

5. 雞蛋友善生產系統之標示

農委會於 2015 年 12 月 31 日公告「雞蛋友善生產系統定義及指南」，並於 2016 年 7 月 1 日生效。雞蛋產品如經認證為友善生產系，則應依實際生產系統標示為「豐富化籠飼友善系統」、「平飼友善生產系統」或「放牧友善生產系統」。應提供製造商或國內負責廠商名稱、電話號碼及地址。國內通過農產品生產驗證者，應標示可追溯之來源，由中央農業主管機關公告之生產系統者，應標示生產系統。

（二）基因改造食品之標示

1. 相關規範

公告事項：2015 年 5 月 29 日公告「包裝食品含基因改造食品原料標示應遵行事項」及「食品添加物含基因改造食品原料標示應遵行事項」，於 2015 年 12 月 31 日生效。另公告「散裝食品含基因改造食品原料標示應遵行事項」於 2015 年 7 月 1 日生效，分三階段施行。

2. 包裝食品之標示

包裝食品含基因改造食品原料者，應標示「基因改造」或「含基因改造」字樣。包裝食品直接使用基因改造食品原料，於終產品已不含轉殖基因片段或轉殖蛋白質者，應標示下列之一項目：

(1)「基因改造」、「含基因改造」或「使用基因改造○○」。

(2)「本產品爲基因改造○○加工製成，但已不含基因改造成分」，或「本產品加工原料中有基因改造○○，但已不含有基因改造成分」。

(3)「本產品不含基因改造成分，但爲基因改造○○加工製成」，或「本產品不含基因改造成分，但加工原料中有基因改造○○」。

3. 散裝食品之標示

(1) 三階段的實施

階段一：2015 年 7 月 1 日，實施對象：食品販賣業者已辦理公司登記或商業登記者；實施品項：農產品型態之基因改造食品原料，或該等原料經過簡單之切割或研磨。

階段二：2015 年 10 月 1 日，①實施對象：食品販賣業者未辦理公司登記或商業登記者；實施品項：農產品型態之基因改造食品原料，或該等原料經過簡單之切割或研磨。②實施對象：連鎖食品販賣業者已辦理公司登記或商業登記者；實施品項：豆漿、豆腐、豆花、豆乾、豆皮、大豆蛋白製成之素肉產品。

階段三：2015 年 12 月 31 日，①實施對象：非連鎖食品販賣業者已辦理公司登記或商業登記者；實施品項：豆漿、豆腐、豆花、豆乾、豆皮、大豆蛋白製成之

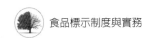

素肉產品。②實施對象：食品販賣業者未辦理公司登記或商業登記者；實施品項：豆漿、豆腐、豆乾、豆皮、大豆蛋白製得之素肉產品。

4. 其他相關的標示規定

非基因改造食品原料，因採收、貯藏或其他因素等非有意摻入基因改造改造食品原料，且其含量占該項原料 3% 以下者，視為非基因改造食品原料；若超過 3% 者，視為基因改造食品原料。具營業登記直接供應飲食場所之食品含非基因改造食品原料者，並有國際上已審核通過可種植或作為食品原料使用屬基因改造者，始得標示「非基因改造」或「不是基因改造」字樣；並得依非故意摻雜率標示「符合○○（國家）標準（或是等同意義字樣）」，或以實際之非故意摻雜率標示。

國際上已審核通過，可種植或作為食品原料之基因改造食品原料，包含黃豆、玉米、棉花、油菜、甜菜、苜蓿、木瓜、南瓜及茄子。非基因改造黃豆可自願標示「非基因改造」或「不是基因改造」字樣。目前國際上並沒有基因改造芭樂，因此芭樂不能標示「非基因改造」或「不是基因改造」字樣。

第二節　不同包裝食品項目之標示規範

前已述及一般食品的標示之規範，也指出包裝和散裝食品之標示，標示重點有幾近 10 個左右，尤其在包裝食品有 10 個左右，在包裝食品有兩個營養標示的格式。前一節的臺灣食品標示，主要是依食安法第 22 條第 1 項之第 1 款至第 8 款，實際上，在食安法第 22 條第 1 項第 10 款，尚有不同包裝食品項目之規範，另在該法第 22 條第 2 項也有主成分標示規範。依此，本節仍依衛生福利部（2020）之「食品標示法規指引手冊」，首先列示不同包裝食品項目之標示規範，其次說明三種產品主成分之標示規範。

一、不同包裝食品項目之標示

（一）國產包裝（含有容器盛裝）水之標示

1. 依 2013 年 9 月 10 日部授食字第 1021350365 號辦理。

2. 規範對象：國內生產販售之包裝（密閉容器、單位包裝）及桶裝（以容器直接盛裝）飲用水源。

3. 標示內容：應於產品明顯處標示「水源別」及「水源地點」。水源別可分為地面水體、地下水體、自來水或其他。水源地點以水源之實際地址標示為原則，未有明確地址，則以地籍資料標示；以自來水為水源者，以取用自來水之地址標示之。若產品係由其他水源地引水至製造廠區內，則水源地點以該水源地點之實際地址，非標示製造廠區地址。

（二）含咖啡因成分有容器或包裝之飲料

1. 依 2013 年 9 月 10 日部授食字第 10213500362 號辦理。

2. 規範對象：含有咖啡因成分，且有容器或包裝之液態飲料；「即溶小包裝咖啡」需沖泡之粉末產品。

3. 標示內容
   (1) 每 100 毫升所含咖啡因 >=20 毫克，其咖啡因含量以每 100 毫升所含咖啡因之毫克數為標示方式。
   (2) 每 100 毫升所含咖啡因 <20 毫克，其咖啡因含量以「20 mg/100 ml 以下」標示。
   (3) 咖啡、茶及可可飲料，每 100 毫升所含咖啡因，等於或低於 2 毫克者，得以標示「低咖啡因」取代「20 mg/100 ml 以下」標示。

4. 「包裝烘焙咖啡豆」及「沖泡式粉末茶飲品」，係屬其他種類原料及型態之粉末狀飲料，非屬上述規定之規範對象，尚不強制規定標示咖啡因含量。

（三）包裝食品宣稱為素食之標示規定

1. 依 2013 年 9 月 10 日部授食字第 1021350361 號辦理。

2. 規範對象：包裝食品宣稱為素食的食品。

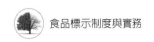

3. 標示內容：應於包裝上顯著標示「全素或純素」、「蛋素」、「奶素」、「奶蛋素」及「植物五辛素」等字樣。

4. 素食類別：(1) 全素或純素：只食用不含植物五辛（蔥、蒜、韭、蕎、及興渠）之純植物性食物；(2) 蛋素：食用全素或純素及蛋製品；(3) 奶素：食用全素或純素及奶製品；(4) 奶蛋素：食用全素或純素及奶蛋製品；(5) 植物五辛素：食用植物性之食物，即含有蔥、蒜、韭、蕎及興渠。

5. 全素或純粹素、蛋素、奶素、奶蛋素及植物五辛素等字樣，其後可加上「食品」、「可食」，如全素可食等。

6. 植物五辛素餅乾之原料有添加奶粉，應於內容物標示中明列該原料名稱，如成分有麵粉、奶粉、椰子油、糖及青蔥等。

（四）市售包裝調合油之標示

1. 依 2013 年 9 月 10 日部授食字第 1021350359 號辦理。

2. 規範對象：市售包裝調合油產品

3. 標示內容

   (1) 市售包裝調合油品名標示原則。

   ①僅可以二種以下（含二種）油脂名稱為品名；②品名中只宣稱一種油脂名稱者，該項油脂占內容物含量有 50% 以上；③品名中宣稱二種油脂名稱者，該二種油脂須各占內容物含量 30% 以上，且油脂名稱於品名中應依含量多寡由高至低排列；④非以油脂名稱為品名者，不得於外包裝上宣稱和油脂名稱類似詞句，如「○○○風味」或「○○○配方」；⑤花生油命名方式得不依本規定辦理，但仍應於品名中加標「花生風味調合油」字樣。

   (2)「調合油」字樣之字體長寬不得小於 6 公厘，字體顏色須與產品外包裝底色明顯不同。

4. 市售包裝調合油，內容物僅以橄欖油、葵花油為原料，且其含量各占產品內容物含量 50%，其油脂之標示，依《食安法施行細則》第 7 條規定，食品品名應與本質相符，如包裝調合油欲以油脂名稱作為品名，則應符合市售包裝調合油外包裝品名標示相關規定。

如內容物僅以橄欖油、葵花油爲原料，且其含量各占其產品內容物含量50%，則其得以「橄欖油」、「葵花油」或「橄欖葵花油」等作爲品名，唯仍應於外包裝顯著標示「調合油」字體。另內容物如含有花生油，不管占內容物含量百分比，不可以用「花生油」爲品名，也不可以直接用「植物油」或「蔬菜油」概括之。調合油原產地，應依各油品混裝含量（重量），由多至少依序標示原產地（國），如美國玉米油 30%、臺灣大豆油 20%。

（五）市售眞空包裝食品標示規定

1. 依 2013 年 8 月 5 日部授食字第 1021350006 號辦理。
2. 規範對象：市售眞空包裝食品（除生鮮農畜禽水產品之外）。
3. 標示內容：(1) 即食食品：應於外包裝正面明顯易見處，標示「須冷藏」或「須冷凍」字樣；(2) 非即食之食品（生鮮農畜禽水產品除外）：應於外包裝正面明顯易見處標示「非供即食，應充分加熱」字樣。
4. 標示字體：「須冷凍」、「須冷藏」字樣之字體長寬，不得小於 1 公分；「非供即食，應充分加熱」字樣長寬，不得小於 0.5 公分，字體顏色須與產品外包裝底色明顯不同。

（六）市售包裝冷凍食品標示規定

1. 依 2013 年 9 月 10 日部授食字第 1021351074 號辦理。
2. 規範對象：市售包裝冷凍食品。
3. 標示內容：(1) 不需加熱調理，即可供食之冷凍食品：應於外包裝標示「保存方法及條件」；(2) 需加熱調理，即可供食之冷凍食品：應於外包裝標示「保存方法及條件」、「加熱調理條件」；(3) 生鮮冷凍產品，即未經調味加工之冷凍食品，如冷凍鱈魚切片，無需加標「加熱調理條件」。
4. 其他注意事項：產品如屬於冷凍食品，得依產品實際情況，標示建議消費者調理之加熱條件及方式，如加註「微波 3 分鐘」，或以圖示標示水煮、煎、炸等加熱溫度及時間。但不得僅標示「應加熱至中心熟透後再食用」字樣，應完整說明產品加熱調理條件，以免衍生消費爭議。

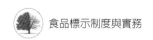

（七）重組肉食品標示規定

1. 依 2015 年 10 月 14 日部授食字第 1041303461 號辦理。

2. 規範對象：重組肉食品，指以禽畜肉或魚為原料，經組合、黏著或壓形等，或多種加工過程製造之產品，且該產品外觀易造成消費者誤解為單一肉（魚）塊（排、片）之產品。

3. 標示內容

    (1) 包裝重組肉：品名顯著標示「重組」、「組合」，並加註「僅供熟食」；標示字體依《食安法》第 22 條規定，標示於產品外包裝上。

    (2) 具營業登記之食品販賣業者販售散裝重組肉：於販售場所，品名顯著標示「重組」、「組合」，並加註「僅供熟食」；標示字體以卡片、標記（標籤）或標示牌（板）等形式，採取懸掛、立（插）牌、黏貼；以標記（標籤）標示者，字體長寬不得小於 0.2 公分，以其他標示形式者，各不得小於 2 公分。

    (3) 直接供應飲食場所販售重組肉：於供應飲食場所，顯著標示該產品為「重組」、「組合」，並加註「熟食供應」。標示字體以卡片、菜單註記、標記（標籤）或標示牌（板）等形式，採取張貼懸掛、立（插）牌、黏貼；以菜單註記、標記（標籤）者，字體大小不得小於 0.2 公分，以其他標示形式者，各不得小於 2 公分。

4. 注意事項

    (1) 貢丸、魚丸、熱狗、火腿、培根、香腸、魚板、牛肉丸、鴨肉丸等為消費大眾熟悉之加工製品，且外觀不是排或塊狀，得免適用；漢堡肉雖為排狀，但依習慣目視，即可辨為「非原形肉」，得免標示。

    (2) 豬肉乾產品，以豬肉漿壓製成形，類似乳化丸類加工製品，且為可直接食用的即食食品，得免適用本規定。

（八）包裝食品與玩具併同販售之標示規定

1. 依 2016 年 2 月 4 日部授食字第 1041304655 號辦理。

2. 規範對象：包裝食品與玩具併同販售者。

3. 標示內容：產品外包裝應明顯標示醒語「本產品內含玩具，小心勿食或吸入，建

議由成人陪同監督使用」或等同意義字樣。

4. 注意事項：以玩具型態作為食品容器的產品為本規定適用範圍，依規定應加註醒語，唯若單純以印刷或黏貼卡通圖案的食品容器，且該容器不致使孩童作為玩具用途時，非屬本規定適用範圍。另食品及容器或包裝，應符合《食安法》規定，玩具應符合經濟部《商品檢驗法》及《商品標示法》規定，故包裝食品與玩具併同販售型態產品除應符合上述規定，並應依本規定公告，標示相關醒語。

（九）包裝食用鹽品之氟標示規定

1. 依 2016 年 6 月 15 日部授食字第 1051301787 號辦理。

2. 規範對象：依法添加氟化鉀或氟化鈉之完整包裝食用鹽品。

3. 標示內容

(1) 品名應以「氟鹽」、「含氟鹽」或「加氟鹽」命名。

(2) 應註明：「併同使用含氟鹽及氟錠前，應諮詢牙醫師意見」及「限使用於家庭用鹽」醒語字樣。

(3) 應依「包裝食品營養標示應遵行事項」辦理營養標示，且應加標產品之總氟含量。

(4) 得於包裝上宣稱標示「可幫助牙齒健康」。

4. 標示字體：醒語標示字樣之字體，其長度及寬度各不得小於 4 毫米，且其顏色須與產品外包裝底色明顯不同。

5. 注意事項：添加氟化鉀或氟化鈉之家庭食用鹽，僅限家庭烹煮使用，不得再拿來加工製成其他食品，餐廳等直接供應飲食之場所也不得使用。如有違反食品添加物使用範圍，及限量暨規格標準之規定者，依《食安法》第 47 條重罰；情節重大者，並得命其歇業、停業一定期間、廢止其公司、商業工廠之全部或部分登記事項，或食品業者登錄；經廢止登錄者，1 年之內不得再重新申請登錄。

（十）巧克力之品名及標示規定

1. 依 2016 年 6 月 24 日部授食字第 1051301673 號辦理。

2. 規範對象：固體型態不含內餡之黑巧克力、白巧克力及牛奶巧克力；「巧克力」為以可可製品為原料，並可添加糖、乳製品或食品添加物等製成。

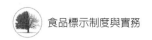

3. 標示內容

(1) 黑巧克力：應有成分可可脂、可可粉與（或）可可膏；內容物含量總可可固形物（%）≧ 35；可可脂（%）≧ 18；非脂可可固形物（%）≧ 14。

(2) 白巧克力：應有成分可可脂及乳粉；內容物含量可可脂（%）≧ 20；牛乳固形物（%）≧ 14。

(3) 牛奶巧克力：應有成分可可脂、乳粉、可可粉與（或）可可膏；內容物含量總可可固形物（%）≧ 25；非脂可可固形物（%）≧ 25；牛乳固形物（%）≧ 12。

4. 注意事項

(1) 可可沖泡類非屬固體型態，得免依本規定標示。

(2) 以「巧克力」為品名之不含內餡固體型態之巧克力產品，其成分及內容物含量皆可符合本規定，若僅成分中有可可或可可醬，但總可可固形物、可可脂、非脂可可固形物含量未符合規定，該產品不得以「巧克力」為品名。

(3) 若產品有添加其原料（麵粉、堅果、餅乾等），非屬本規定之規範對象。若使用本規定所界定之巧克力作為食品內容物成分原料之一者，該內容物名稱依本規定標示。

(4) 依本規定，不含內餡固體型態巧克力產品，倘添加植物油取代可可油脂，其添加量超過該產品總重量之 5% 者，應於品名前加標「代可可脂」字樣，其非脂可可固形物，或牛乳固形物脂含量，仍應符合各該類型之巧克力規定，品名始可標示為「代可可脂巧克力」。

5. 使用巧克力、添加植物油之巧克力、代可可脂巧克力作為產品原料的標示方式

(1) 食品中使用之複合原料，應標示該複合原料名稱，其名稱應反映該原料真實屬性之專用名稱，緊接著附上括號，並於括號內將其組成之各項原料，依個別含量多寡依序標示之；或將複合原料中組成之各項原料，與其他原料依含量多寡依序標示之。

(2) 產品若使用本規定所界定的巧克力，作為食品內容物成分原料之一者，內容物標示如下：

①巧克力：內容物標示為巧克力、巧克力〔可可膏（粉）、可可脂〕或可可

膏（粉）、可可脂。

②巧克力（可可脂中添加植物油）：內容物標示為巧克力（可可脂中添加棕櫚油）或巧克力〔可可粉（膏）、可可脂、棕櫚油〕或可可粉（膏）、可可脂、棕櫚油。

③代可可脂巧克力：內容物標示為代可可脂巧克力（添加棕櫚油）、代可可脂巧克力〔可可膏（粉）、棕櫚油、可可脂〕或可可膏（粉）、棕櫚油、可可脂。

6. 標示字體

(1) 包裝巧克力，依規定標示之字體長度及寬度不得小於 0.2 公分。

(2) 具營業登記之食品販售業者販售散裝巧克力，應於販售場所依規定標示，並得以卡片、標記（標籤）或標示牌（板）等形式，採取懸掛、立（插）牌、黏貼或其他足以明顯辨明之方式為之。以標記（標籤）標示者，其字體長度及寬度各不得小於 0.2 公分；以其他標示形式者，各不得小於 2 公分。

7. 衛福部食藥署宣布，自 2022 年起，若在巧克力產品中添加超過總重量 5% 的植物油，將不得以「巧克力」為品名。

（十一）包裝食用鹽品之碘標示規定

1. 依 2016 年 11 月 1 日部授食字第 1051303180 號辦理。

2. 規範對象：依法添加與未添加碘化鉀之包裝食用鹽品。

3. 標示內容：添加碘化鉀或碘酸鉀之包裝食用鹽品：

(1) 品名應以「碘鹽」、「含碘鹽」或「加碘鹽」標示。

(2) 應註明「碘為必要營養素。本產品加碘。但甲狀腺病人應諮詢相關醫師意見。」等醒語字樣。

(3) 應依「包裝食品營業標示應遵行事項」辦理營養標示，且應加標產品之總碘含量。

(4) 未添加者，應註明「碘為必要營養素，本產品未加碘」醒語字樣。

4. 標示字體：醒語標示字樣之字體，長度及寬度不得小於 4 毫米，且其顏色須與產品外包裝底色明顯不同。

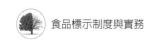

5. 注意事項：若使用我國和中國大陸之一項的包裝食用鹽品，再製成其他食品販售，不需依本規定辦理。唯其所使用之加碘鹽，仍須符合「食品添加物使用範圍及限量暨規格標準」。且須於內容物標示碘鹽、含碘鹽或加碘鹽，或是將所添加之碘化物名稱（碘化鉀或碘酸鉀）標示出來。

（十二）包裝奶精產品之品名標示規定

1. 依 2016 年 11 月 10 日部授食字第 1051302989 號辦理。

2. 規範對象：包裝食品品名標示宣稱為「奶精」者。

3. 標示內容：包裝產品品名標示宣稱為「奶精」，其內容物不含乳者，應於品名之後明顯加註「不含乳（奶）」，乳含量未達 50% 者，應於品名之後加註「非乳（奶）為主」。業務用之完整包裝奶精製品，亦應符合本規定，且在包裝正面或側面皆應加註。若含乳量大於 50%，品名標示為「奶精」且未加註醒語者，尚屬適法。

4. 標準字體：加註「不含乳（奶）」或「非乳（奶）為主」之字體，應與品名字體大小一致。

（十三）市售奶油、乳脂、人造奶油與脂肪抹醬之品名與標示規定

1. 依 2017 年 2 月 6 日部授食字第 1051303972 號辦理。

2. 規範對象：(1) 市售食品品名標示為「奶油」、「乳脂」者；(2) 市售油脂產品如符合公告中「人造奶油」與「脂肪抹醬」之界定者。

3. 標示內容

市售食品品名如標示為「奶油」、「乳脂」（食用乳油、鮮奶油或鮮乳油），應符合公告的界定及乳脂肪含量，始得標示。另市售油脂產品如符合公告界定及油脂含量，且同時可作為塗抹及烘焙用途，則品名應標示為「人造奶油」或「脂肪抹醬」。

(1) 奶油之定義是，僅由乳品衍生之油脂製品，經殺菌、攪動、提煉等製成油中水型乳化型態之產品；其內容物含量之乳脂肪（%）是 ≧ 80。

(2) 乳脂（食用乳油、鮮奶油、鮮乳油）之定義，是將乳品中脂肪經物理方式分離，製成水中油型乳化型態，在冷凍溫度以上，呈現流動性或非流動性液狀

之產品；其內容物含量之乳脂肪（%）是≧ 10 但 <80。

(3) 人造奶油、脂肪抹醬之定義，是食用油脂於適當添加水及食品添加物後，經乳化、急冷、捏合等處理，或不經急冷、捏合等處理，製出具可塑性或流動狀之塗抹產品；前者之內容物含量（%）之油脂≧ 80，而後者內容物含量（%）油脂≧ 10，但 <80。

4. 注意事項：輸入食品之英文品名「○○ butter」，成分為無水奶油、乳脂、植物油（棕櫚油、椰子油）、維生素 E（抗氧化劑）等，其脂肪含量 80% 以上，不可直接翻譯，若是食品係由無水奶油與植物油混合加工製成，則不符合公告中所界定之「奶油」，且該產業之中英文品名均不得標示「奶油」或「butter」字樣，應依公告「人造奶油」之規定標示。若脂肪含量達 80% 以上，但內容物使用植物油脂，不符合公告之「奶油」界定。市售人造奶油及脂肪抹醬產品之品名或外包裝之標示宣稱，均不得使用表彰為植物性奶油之文字。

5. 產品使用「奶油」、「乳脂」、「人造奶油」或「脂肪抹醬」作為內容物之標示

(1) 食品中使用之複合原料，應標示該複合原料名稱，其名稱須反映該原本真實屬性之專用名稱，緊接著附上括號，並於括號內將其組成之個別含量多寡依序標示之；或將複合原料中組成之各項原料，與其他原料依含量多寡標示之。

(2) 市售產業若使用公告界定之上述四項作為內容物原料之一者，則於內容物欄位應予標示，也可將各成分展開標示。

（十四）包裝食用醋之標示規定

1. 依 2017 年 6 月 6 日部授食字第 1061300611 號辦理。

2. 規範對象：包裝食用醋，包括調理食醋及合成食醋。

3. 標示內容

(1) 以釀造食醋為原料，添加其他原料，且未添加物合成食醋或其他酸味劑製得之調理食醋，應於包裝明顯處標示「調理」字樣。

(2) 以食品添加物醋酸或冰醋酸之稀釋液，添加糖類、酸味劑、調味劑及食鹽等，製成之調味液，或以此調味液添加釀造食醋混合而成的合成食醋，應於包裝明顯處標示「合成」字樣。

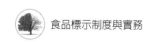

(3) 業務用之完整包裝食用醋產品，亦應符合本規定。

(4) 於餐飲場所中隨餐提供給消費者自行取用的食用醋，非為本公告規範對象。

4. 食醋類型

(1) 釀造食醋之定義，是穀物、果實、酒精、酒粕及糖類等原料之酒醪或再添加酒精經醋酸發酵，且未添加醋酸、冰醋酸或其他酸味劑製得之產品，乃是自願標示。

(2) 調理食醋之定義，是以釀造食醋為原料，添加其他原料，且未添加合成食醋或其他酸味劑製得之產品，應於包裝明顯處標示「調理」字樣。

(3) 合成食醋之定義，是以食品添加物醋酸或冰醋酸之稀釋液，添加糖、酸味劑、調味劑及食鹽等製成之調味液，或以此調味液添加釀造食醋混合而成之產品，應於包裝明顯處標示「合成」字樣。

（十五）包裝醬油製程之標示規定

1. 依 2018 年 3 月 8 日衛授食字第 1061303972 號辦理。

2. 規範對象：包裝醬油產品，製程為「速成」、「水解」、「混合」或「調合」者。

3. 標示內容

(1) 以酸或酵素水解植物性蛋白質原料所得之胺基酸液，經添加醬油醪、生醬油等，再經發酵及熟成所製成者，應於包裝明顯處標示其製程「速成」字樣。

(2) 以酸或酵素水解含植物性蛋白質原料所得之胺基酸液，未經發酵製成者，應於包裝明顯處標示其製程「水解」字樣。

(3) 混合二種（含）以上醬油製成者，應於包裝明顯處標示其製程「混合」或「調合」字樣。

(4) 包裝標示其製程為「釀造」字樣者，應以含植物性蛋白質原料，經製麴發酵製成，且總氮量應達每 100 毫升 0.8 公克以上（黑豆醬油之總氮量達 100 毫升 0.5 公克以上）為條件。

4. 注意事項

(1) 業務用之完整包裝醬油產品，應符合公告規定。

(2) 非以大豆、脫脂大豆、黑豆及（或）穀類等含植物性蛋白質之原料，而係以

魚蝦等發酵製成，非本規範的對象，得不依規定標示製程。唯若自願標示「釀造」，應與事實相符。凡以前述幾種含植物性蛋白質原料，以本規定所列釀造、水解、速成、混合等加工方式，添加食鹽、糖類、酒精、調味等原料或食品添加物製成之產品，雖其品名以民間通俗（蔭油、壺底油或白豆油）或諧音等方式命名，仍應依本規定辦理。

(3) 以本規定之○○醬油，作為產品內容物原料之一者，該內容物名稱得標示為○○（混合）醬油或醬油，或依其所含原料如實展開標示。

（十六）食品過敏原標示規定

1. 依 2018 年 8 月 21 日衛授食字第 1071302165 辦理。

2. 規範對象：市售含有規定致過敏性成分之包裝食品。

(1) 強制標示過敏原：甲殼類、芒果、花生、牛乳、羊乳、蛋、堅果類、芝麻、含麩質之穀物、大豆、魚類及產品中使用亞硫酸鹽類等，其終產品以二氧化硫殘留量總計達每公斤 10 毫克以上。

(2) 建議標示過敏原：頭足類、螺貝類、種子類、奇異果。

3. 標示內容

(1) 應於包裝上載明「本產品含有○○」、「本產品含有○○，不適合其過敏體質者使用」或等同意義字樣。

(2) 品名載明「○○」，以此方式標示者，其所含致過敏性之內容物，應於品名全部載明。

以上方式，可選擇一項標示。

4. 注意事項

(1) 奶精原料含有酪蛋白質（sodium caseinate），若係由牛乳所取製得之原料，屬規範之致生過敏內容物。依上述規定，業者應確實標示相關醒語資訊，建議採用來源及原料名稱並列方式，標示如「本產品含有酪蛋白質鈉（牛乳來源），不適合其過敏體質者使用」或等同意義字樣。

(2) 依上述標示事項，食品生產製程中，應有適當避免交叉汙染之管制措施。若食品生產製程中未使用致生過敏之內容物、食品添加物，但共同使用廠房、

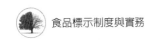

設備或生產管線等，所生產之其他食品，使用致生過敏之內容物、食品添加物，可能導致產生過敏物質，非屬有意摻入食品時，建議其標示載明「本產品生產製程廠房，其設備或生產管線有處理○○」或等同意義字樣。

（十七）液蛋產品標示規定

1. 依 2019 年 11 月 7 日衛授食字第 1081302444 號辦理。

2. 規範對象：包裝、散裝之液蛋產品。

3. 標示內容

　(1) 包裝液蛋產品，應標示含「殺菌」、「未殺菌」字樣之品名及「保存條件」。

　(2) 散裝液蛋產品，應標示含「殺菌」、「未殺菌」字樣之品名與「有效日期」及「保存條件」。

　(3) 未殺菌者，標示「本產品須使用於生產經充分加熱或其他足以達到有效殺菌之食品」，或等同意義之醒語。

4. 標示方式及字體

　(1) 包裝液蛋產品應於其容器或外包裝標示，標示字體長度及寬度各不得小於 0.2 公分，「殺菌」或「未殺菌」之字體應與品名其他字體大小一致。

　(2) 散裝液蛋產品得以標記（標籤）、卡片或標示牌（板）等形式，採黏貼、懸掛、立（插）牌或其他明顯辨識之方式為之。以標記（標籤）標示者，其字體長度及寬度各不得小於 0.2 公分；採取其他形式者，各不得小於 2 公分。其標示之「殺菌」或「未殺菌」字體，應與品名其他字體大小一致。

二、主成分應標明所占百分比（《食安法》第22條第2項）

（一）市售包裝米粉絲產品標示規定

1. 依 2013 年 11 月 29 日部授食字第 1021450846 號辦理。

2. 規範對象：使用 50% 以上之米穀（粉）為原料，經糊化、擠壓、蒸煮、乾脆等過程製成細長條之包裝食品。

　(1) 純米粉（絲）、米粉（絲）：使用 100% 米為原料製成。

(2) 調合米粉（絲）：使用 50% 以上○米爲原料，添加其他食用澱粉或食用穀粉爲原料製成。

3. 標示內容

(1) 市售包裝純米粉（絲）、米粉（絲）、調合米粉（絲）產業，應於產品外包裝正面處，顯著標示含米量百分比或等同意義字樣。

(2) 純米粉（絲）、米粉（絲）、調合米粉（絲）產品，其名應含「純米粉（絲）」、「米粉（絲）」或「調合米粉（絲）」。

4. 注意事項

(1) 含米量百分比定義：產業扣除食材包裝、油包及調味粉包之純米粉（絲）、米粉（絲）、調合米粉（絲）本體與米之重量百分比。

(2) 含米量 50% 以上：如爲表彰產地或製程之商品名稱，具有當地長期使用歷史淵源，可冠名「○○米粉」，其食品品名仍應符合本規定，於外包裝正面明顯標示，其字體大小應大於冠名。如○○調合米粉。

(3) 含米量未達 50%：品名不得爲純米粉、米粉或調合米粉，業者應自訂與產品本質相符之名稱，如○○炊粉、○○水粉。如欲在品名外加標冠名，品名大小字體應大於冠名，並建議加標含米量百分比。

5. 標示字體

(1) 產品外包裝正面處，顯著標示之含米量百分比或等同意義字樣，其字體顏色與底色明顯不同，字體大小長寬不得小於 4 毫米。

(2) 品名應標示「純米粉（絲）」、「米粉（絲）」或「調合米粉（絲）」字體大小，應與品名中其他字樣之字體大小一致。

(3) 含米量百分比應標示於外包裝明顯處，標示字體須於消費者購買時明顯易見，包含字體大小須清晰可辨認且字體長寬須大於 4 毫米（14 號字）、字體顏色須與底色區別。

（二）鮮乳、保久乳、調味乳、乳飲品及乳粉品名與標示規定

1. 依 2014 年 2 月 19 日部授食字第字第 1031300193 號辦理。

2. 規範對象：包括鮮乳、保久乳、調味乳、保久調味乳、乳飲品、保久乳飲品、乳

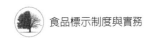

粉及調製乳粉。

3. 標示規定

(1) 鮮乳：以生乳為原料，經加溫殺菌包裝後，冷藏供飲用之乳汁；包含脂肪調整鮮乳（高脂、全脂、中脂、低脂及脫脂）及強化鮮乳、低乳糖鮮乳。標示規定品名為「鮮乳」、「鮮奶」、「牛／羊乳」或「牛／羊奶」。

(2) 保久乳：是以生乳或鮮乳，經高壓滅菌，或高溫滅菌，以無菌包裝後，供飲用之乳汁；或以瓶罐裝生乳，經高壓滅菌或高溫滅菌後，供飲用之乳汁，可於室溫下貯藏。標示規定：①品名為「保久乳」、「牛／羊乳」或等同意義字樣；未以「保久乳」為品名者，應於產品外包裝顯著處，以中文標示「保久乳」字樣；②應於包裝明顯處，以中文標示滅菌方式。

(3) 調味乳：以 50% 以上之生乳、鮮乳或保久乳為主要原料，添加調味料等加工製成。標示規定品名為「調味乳」、「牛／羊乳」或等同意義字樣，未以「調味乳」為品名者，應於產品外包裝顯著處以中文標示「調味乳」字樣。

(4) 保久調味乳：調味乳，經高壓滅菌，或高溫滅菌，以無菌包裝後供飲用之乳汁；或以瓶罐裝調味乳，經高壓滅菌，或高溫滅菌後，供飲用之乳汁。標示規定：①品名為「保久調味乳」、「牛／羊乳」或等同意義字樣；未以「保久調味乳」為品名者，應於產品外包裝顯著處，以中文標示「保久調味乳」字樣；②應於包裝明顯處，以中文標示滅菌方式。

(5) 乳飲品：將乳粉或濃縮乳加水，還原成比例與原鮮乳相同之還原乳，並占總內容物含量 50% 以上，或還原乳混合生乳、鮮乳或保久乳後，占總內容物含量 50% 以上，得混合其他非乳原料，及食品添加物加工製成未發酵飲用製品。標示規定：品名為「乳飲品」、「牛／羊乳」或等同意義字樣；未以「乳飲品」為品名者，應於產品外包裝顯著處，以中文標示「乳飲品」字樣。

(6) 保久乳飲品：乳飲品，經高壓滅菌或高溫滅菌，以無菌包裝後，供飲用之乳汁；或以瓶罐裝乳飲品，經高壓滅菌，或高溫滅菌後，供飲用之乳汁。標示規定：①品名為「保久乳飲品」、「牛／羊乳」或等同意義字樣；未以「保久乳飲名為品名者，應於產品外包裝顯著處，以中文標示「保久乳飲品」字樣；②應於包裝明顯處，以中文標示滅菌方式。

(7) 乳粉：由生乳除去水分，所製成之粉末狀產品。包含脂肪調整乳粉（高脂、全脂、中脂肪、低脂及脫脂）、強化乳粉及低糖乳粉；強化乳粉得添加生乳中所含之營養素。標示規定品名為「乳粉」或「奶粉」。

(8) 調製乳粉：由生乳、鮮乳、或乳粉為主要原料，並占總內容物含量 50% 以上，混合食用乳清粉，或調整其他營養與風味成分，或各種必要食品添加物，予以調合而成的粉末狀產品。標示規定：①品名為「調製乳粉」；未以「調製乳粉」為品名者，應於產品外包裝顯著處，以中文標示「調製乳粉」字樣；②應於包裝明顯處，以中文標示乳粉含量百分比；③乳粉含量百分比＝（乳粉重量／配方總重量）×100%。

4. 標示字體：字體長寬須大於 4 毫米，字體顏色須與包裝底色不同。

(1) 未以保久乳、調味乳、保久調味乳、乳飲品、保久乳飲品或調製乳粉為品名者，產品外包裝應標示「保久乳」、「調味乳」、「保久調味乳」、「乳飲品」、「保久乳飲品」或「調製乳粉」字樣。

(2) 調製乳粉產品之乳粉含量百分比。

(3) 「強化鮮乳」及「強化乳粉」得添加生乳中所含之營養素：

①生乳中所含營養素，如維生素 A、維生素 D、維生素 B_1、維生素 B_2、鈣、鐵、乳清蛋白、乳鐵蛋白等，如業者可舉證其所添加之營養素種類，係為原生乳中所含，均得添加。

②所添加之營養素如屬食品添加物，其使用量應符合「食品添加物使用範圍及限量暨規格標準」，如非屬食品添加物，其添加量不得超過生乳中有的含量。

③寡醣雖屬碳水化合物，但非天然存在於生乳中，且含量極少，另目前國際上未有強化鮮乳產品添加寡醣，故不得添加。

（三）宣稱含果蔬汁之市售包裝飲料標示規定

1. 依 2014 年 3 月 3 日部授食字第 1031300643 號辦理。

2. 規範對象：產品外包裝標示果蔬名稱（含品名）或標示果蔬圖示（樣），且直接供飲用之包裝飲料。

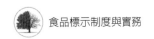

3. 標示規定

　(1) 果蔬汁含量 10% 以上，應於外包裝正面顯著標示原汁含有率，果蔬汁總含量達 10% 以上，才可稱為「果蔬汁」。

　(2) 果蔬汁含量未達 10%，除內容物名稱外，不得標示「果蔬汁」或等同意義字樣；應於外包裝正面顯著標示「果（蔬）汁含量未達 10%」或等同意義字樣，或直接標示其原汁含有率。

　(3) 未含果蔬汁（含量 0%），應於外包裝正面顯著標示「無果（蔬）汁」或等同意義字樣；品名含果蔬名稱者，應於品名中標示「口味」、「風味」或等同意義字樣。

4. 標示字體

　(1) 應於外包裝正面顯著處，標示原汁含有率、「綜合果（蔬）汁）」、「混合果（蔬）汁」、「果（蔬）汁含量未達 10%」、「無果（蔬）汁」或等同意義字樣，其字體顏色應與底色明顯不同，長寬應符合：產品體積（毫升）於 150 以下，字體長寬（公分）各 0.3 以上，接下來依序是 151-300 的各 0.5 以上、301-600 的各 0.8 以上，及 601 以上的各 1.2 以上。

　(2) 不適用本規定之品項：雖有添加果蔬汁，但產品外包裝未標示果蔬名稱或圖示者。非直接飲用之果蔬濃縮汁、果凍、糖果、錠狀、粉狀食品。

第三節　食品標示之其他規範

　　前面已大部分陳述《食安法》在食品標示的規範，尤其上一節，更詳列 17 種食品標示遵行事項，及 3 種需要明顯標示主成分含量百分比的飲品。因尚有一些原則，如全穀類食品宣稱及標示原則，以及一些作業指引，如即食鮮食品標示作業指引，故本節依《食安法》規定，介紹五種相關的指引或原則。

一、其他原則與指引

（一）即食鮮食食品標示作業指引

1. 於 2013 年 7 月 16 日公布。

2. 規範對象

   (1) 散裝之即食鮮食食品。

   (2) 即食鮮食食品，係以 0-18℃冷藏之保存方式，可供直接食用或加（復）熱後（非以高溫殺菌為目的之加熱方式），供直接食用之生鮮、調理食品。但現場烘焙（烤）食品、現場調理即食之食品，及未經處理或加工之生鮮水果、蔬菜、家畜、家禽及水產品除外。

3. 標示內容：於產品包裝上確實揭示下列資訊。

   (1) 內容物名稱，其為二種以上混合物時，應分別標明。

   (2) 淨重、容量或數量。

   (3) 食品添加物名稱，其名稱應使用中央主管機關所定之品名，如為二種以上混合添加物時，應分別標明。

   (4) 負責廠商名稱、電話號碼及地址。

   (5) 有效日期。

   (6) 其他自願性標示，如保存方法或保存條件、需調理後供食者，其調理方法及營養標示等。

   (7) 標示範例

   即食御飯糰產品標示：品名：香雞口味飯糰；成分：壽司米、雞胸肉、海苔；淨重：108 公克；負責廠商：○○公司；地址：○○市○○路○○號○○樓；電話號碼：○○ - ○○○○○○○；有效日期：○年○月○日；保存條件：18℃。

（二）全穀產品宣稱及標示原則

1. 於 2013 年 4 月 30 日修正公布。

2. 規範對象：品名或外包裝標示宣稱「全穀」，或等同意義字樣之產品。

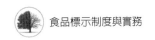

3. 標示內容

(1) 固體產品所含全穀成分，占配方總重量百分比 51%（含）以上，始得宣稱「全穀」；若產品中單一種穀類占配方百分比 51% 以上，可以該穀類名稱進行產品命名（如全麥○○、全蕎麥○○）。

(2) 產品所含全穀成分，未達配方總量百分比 51%（含）以上，僅能以「本產品部分原料使用全穀粉（如全麥）原料製作」，或「本產品含部分全穀粉（如全麥麵粉）」等方式宣稱。

(3) 產品如欲宣稱為「全穀原料粉」，內容物（原料）須 100% 為全穀。

4. 配方比之計算

(1) 固體全穀製品，占配方總重量百分比計算方式：（全穀成分乾基重量／配方乾基總重量）×100%。

(2)「全穀原料粉」係指內容物皆由全穀原料組成，且未含有其他原料或添加物。

（三）真菌類食品標示管理原則

1. 依 2015 年 3 月 2 日 FDA 食字第 1031304516 號辦理。

2. 規範對象

(1) 市售具同時可產生子實體及菌絲體等部位，並可供作食用的真菌類為原料之包裝產品，如靈芝、牛樟芝、雲芝及蛹蟲草。

(2) 另市售香菇、金針菇等生鮮農產品、酵母菌及紅麴，尚非屬本原則所規範的對象。

3. 標示內容

(1) 含真菌類食品之外包裝，應明顯確實標示真菌類原料之
①中文名稱及拉丁學名。
②使用部位（子實體、菌絲體或子實體加菌絲體）。
③培養方式（固態培養、液態培養或太空包培養）。

(2) 真菌類食品所使用之真菌類原料，應屬經衛福部公布之「可供食品使用原料彙整一覽表」所列之品項，其中文名稱及拉丁學名，應依該一覽表所定之名稱標示。

(3) 食品所含原料如使用「眞菌類子實體」者，其產品品名得以通用名稱，或以群族名稱爲之，如靈芝、樟芝。

(4) 眞菌類原料於產品外包裝之標示方式，得以內容物欄位以括號方式加註，如「內容物靈芝子實體，固態培養」；或另欄位標示「本產品使用原料靈芝子實體，固態培養」。

(5) 食品所含原料，如使用「眞菌類菌絲體」，而未使用「眞菌類子實體」者，其產品品名及其他標示或宣稱，應完整標示「○○菌絲體」，字體大小應一致，且其外包裝不得出現該眞菌類之子實體圖片。

(6) 含有「眞菌類菌絲體與子實體混合」之產品，如以通用名稱，或群族名稱爲品名，則應於外包裝主顯示面明顯標示「本產品爲○○菌絲體與子實體混合」，或等同意義字樣，字體之長寬各不得小於 5 毫米。

(7) 市售含多蟲夏草之食品，應依「冬蟲夏草菌絲體食品標示相關規定」標示。

（四）包裝食品正面營養資訊標示作業指引

1. 依 2017 年 11 月 15 日 FDA 食字第 1061303455 號辦理。

2. 規範對象：包裝食品（除特殊營養食品以外）。

3. 標示內容

(1) 於產品正面（主展示面）包裝上任何位置，以下列擇一標示：熱量；熱量、飽和脂肪、糖及鈉；熱量、飽和脂肪、糖、鈉以及至多兩項自願宣稱之營養素。

(2) 標示方式：參照「包裝食品營養標示應遵行事項」，以「每份」作爲標示單位；提供每份營養素之「含量」及「每日參考值百分比」。

(3) 標示內容之順序，由上至下依序爲：單位（每份）、標示項目、含量、每日參考值百分比（%DV）。

(4) 標示圖形：圖形不限，但大小須一致；顏色以「白色」搭配另一顏色（顏色不限），共 2 種顏色呈現，並應與包裝顏色明顯區別。

（五）市售包裝食品標示「微甜」、「不甜」等甜味宣稱規定

1. 依 2019 年 9 月 20 日衛授食字第 1081301959 號辦理。

2. 規範對象：市售包裝食品標示「微甜」、「無甜、不甜」等甜味宣稱，糖含量應

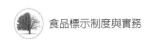

符合「包裝食品營養宣稱應遵行事項」之「微糖」、「無糖」等宣稱，

3. 標示內容

(1) 依《食安法》第 28 條，食品之標示、宣傳或廣告，不得有不實、誇張或易生誤解之情形。

(2) 考量消費者選購食品時，將產品標示之甜味宣稱，視為糖含量高低的參考，若產品不同符合前述應遵行事項之「微糖」、「無糖」等宣稱，其標示「微甜」、「無甜」等字樣，依當前科學知識，其驗證仍有未逮之處，以致有易生誤解之情事。

(3) 自 2021 年 7 月 1 日起，市售包裝食品（以產品產製日期為準）應依上開規定標示，否則認屬違反《食安法》第 28 條，並依該法第 45 條和第 52 條處分。

(4) 標示之規定

①糖含量之營養宣稱為：零、不含、無；固體、半固體（每 100 公克）不超過 0.5 公克；液體（每 100 毫升）不超過 0.5 公克。

②糖含量之營養宣稱為：低、少、薄、微及略含；固體、半固體（每 100 公克）不超過 5 公克；液體（每 100 毫升）不超過 2.5 公克。

二、其他有關的規範

（一）散裝食品標示規定

1. 依 2020 年 9 月 17 日衛授食字第 1091303073 號辦理。

2. 規範對象

(1) 非以牛肉及牛可食部位、豬肉及豬可食部位為原料之散裝食品：所有食品類別（品項），但現場烘焙（烤）食品及現場調理即食食品除外。

(2) 以牛肉及牛可食部位、豬肉及豬可食品部位為原料之散裝食品：所有食品類別（品項）。

(3)「散裝食品」係指陳列販賣時無包裝，或有包裝而具下列情形之一者：不具啟封辨識性、不具延長保存期限、非密封及非以擴大販賣範圍為目的。

3. 標示內容

(1) 具公司登記或是商業登記之食品販賣業者，應標示「品名」、「原產地（國）」。

(2) 未具公司登記或商業登記之食品販賣業者，販賣生鮮、冷藏、冷凍、脫水、乾燥、碾碎、研磨、簡單切割之花生、紅豆、綠豆、黑豆、黃豆、蕎麥、薏苡、藜麥、芝麻、小米、大蒜、香菇、茶葉、紅棗、枸杞子、杭菊、雞、豬、牛及羊等 20 項散裝食品，應標示「原產地（國）」。

(3) 販賣以牛肉、牛可食部位、豬肉或豬可食部位為原料之散裝食品，應以其屠宰國標示牛肉、牛可食部位原料、豬肉及豬可食部位之「原料之原產地（國）」。

4. 標示方式及字體

(1) 應以中文顯著標示，其得以卡片、標記（標籤）或標示牌（板）等形式，採取懸掛、立（插）牌、黏貼或其他足以明顯辨識之方式，擇一為之。

(2) 前項以標記（標籤）者，其字體長寬各不得小於 0.2 公分；以其他標示形式者，各不得小於 2 公分。

5. 注意事項

(1) 散裝食品可標示方法非常多元，如以卡片、標籤或插牌等分區或逐一標示，業者可自行考量產品特性，選擇適當方式進行標示，其中應注意的是標示方法及內容應為明顯，以利消費者認明及選購。

(2) 「原產地（國）」之標示，以標示出原產國為原則，如擬標示至更明確之地點，如美國加州，或欲提供更多產品消費資訊給消費者參考，予以肯定，唯其內容應正確無誤。

（二）直接供應飲食場所火鍋類食品之湯底標示規定（《食安法》第 25 條）

1. 依 2015 年 6 月 20 日部授食字第 1041302212 號辦理。

2. 規範對象：具營業登記之直接供應飲食場所，其火鍋類食品，應於供應場所標示湯底主要食材、風味調味料等資料。

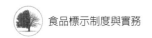

3. 標示內容

(1) 火鍋湯底需標示：食材熬製、風味調味料調製、食材加風味調味料調製。

(2) 標示呈現方式：①菜單、標籤：字體不得小於 0.2 公分；②標牌：字體不得小於 2 公分。

(3) 標示宜指出：①標示含量最多或宣稱之食材；②風味調味料內容物需全展開。

(4)「風味調味料」係指化學調味料及風味原料中添加糖類、食鹽（不含香辛料），經乾燥成粉末狀（粒狀）或濃縮為塊狀（液狀），烹調時可增加其風味或香氣者。若多達數種，也全要逐一展開標示。

(5) 單獨添加之糖、鹽非屬本規定所指「風味調味料」，無需另外標示。

4. 標示方式與字體

標示得以卡片、菜單註記、標記（標籤）或標示牌（板）等形式，採張貼懸掛、立（插）牌、黏貼或其他足以明顯辨識之方式為佳。前項菜單註記、標記（標籤）者，其字體長寬各不得小於 0.2 公分，以其他標示形式者，各不得小於 2 公分。

（三）連鎖飲料便利商店及速食業之現場調製飲料標示規定

1. 依 2020 年 10 月 5 日部授食字第 1091302185 號辦理。

2. 規範對象

(1) 具營業登記之連鎖飲料業、連鎖便利商店業及連鎖速食業之現場調製飲料。

(2) 連鎖業者指公司或商業登記上使用相同之名義，或經由加盟、授權等方式使用相同名義者。

3. 標示內容

(1) 茶飲料：標準茶葉原料原產地；混合茶依含量多寡由高至低標示；以茶精等香料調製者，應標示風味或口味。

(2) 咖啡飲料：標示咖啡原料原產地；混合咖啡依含量多寡由高至低標示；應以最高值或以紅黃綠，標示總咖啡因含量，以最高值標示者，應加註「最高值」。紅是 201 毫克以上、黃是 101-200 毫克及綠是 100 毫克以下，以每杯為單位。

(3) 果蔬品名之飲料：①果蔬汁：果蔬汁含量應達 10% 以上；②果蔬飲料：果蔬

汁含量未達 10%；③果蔬風味飲料：未含果蔬汁者，應標示風味或口味。

(4) 現場調製飲料，應標示該杯總糖量及總熱量；其標示值之誤差允許範圍，應符合「包裝食品營養標示應遵行事項」規劃；總糖量及總熱量亦得以最高值表示，以最高值表示者，應加註「最高值」；總糖量得以換算方糖數量標示之。

4. 標示方式及字體

(1) 應以中文顯著標示，得以卡片、菜單註記、標記（標籤）或標示牌（板）等形式，採取張貼懸掛、立（插）牌、黏貼或其他足以明顯辨識之方式為之。

(2) 前項以菜單註記、標記（標籤）者，其字體長寬各不得小於 0.2 公分，以其他標示形式者，各不得小於 2 公分。

（四）自動販賣機販售食品之標示規定

1. 依 2017 年 6 月 2 日衛授食字第 1061301262 號辦理。

2. 規範對象：以自動販賣機販售之食品，不論包裝、散裝或自動販賣機調製的食品，皆應依本規定辦理標示。

3. 標示內容

(1) 自動販賣機業者應於機臺外部明顯標示業者名稱或姓名、地址及電話號碼。

(2) 自動販賣機業者就其機臺販售之食品，應分別標示下列事項

　A. 包裝食品：依《食安法》第 22 條及相關規定應標示事項。

　B. 散裝食品：品名；內容物及食品添加物名稱；食品負責廠商或製造廠商名稱、電話號碼、地址及登錄字號；原產地；有效日期；過敏原；基因改造食品原料；重組肉。

　C. 機臺調製之食品：品名；內容物及食品添加物名稱；食品負責廠商或製造廠商名稱、電話號碼、地址及登錄字號；原產地；過敏原；基因改造食品原料；重組肉。

4. 標示方式及字體

除散裝食品之有效日期，應標示於產品外包裝或容器外，其他標示項目得以標記（標籤）或標示牌（板）等形式，採張貼懸掛、黏貼或其他足以明顯辨識之方式為之，且應予固定；其使用標記（標籤）者，字體長寬各不得小於 0.2 公分；其

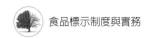

他標示形式者，各不得小於 2 公分。

5. 注意事項：①超商或大賣場設置之各式冷凍、冷藏等設備，供消費者自行選購產品，非屬本規定之規範對象。②設在店內之果汁機及咖啡機，待消費者至櫃檯結帳後，可自行取用的果汁及咖啡之販售型態，非本規定之規範對象。③將自動販賣機放置於公司賣場內所販售之食品，不論販售機設置場所，皆應於機臺外部明顯標示，該機臺業者名稱或姓名、地址及電話號碼，且應就所販售食品之型態予以標示。④所有以自動販賣機販售食品者，皆應具有商業登記、公司登記、工廠登記、營業登記，或經地方經建主管機關許可營業之攤（鋪）位使用人及攤販之販售業，皆應完成食品業者登錄，始得營業。

6. 衛生福利部已宣佈，自 2023 年 1 月起，凡在自動販賣機所販售的食品，對含有咖啡因和糖的量，需依紅綠燈標示法，標出其含量的等級。

CHAPTER 16

臺灣有機農產品標示之管理

第一節　發展歷史

第二節　標示認證制度與管理

第三節　有機農產品市場與通路

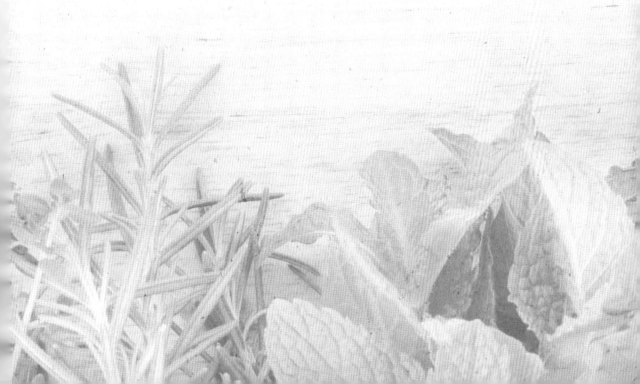

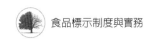

　　臺灣有機農業的發展與其他先進國家相比，可說是甚晚。臺灣農地相對偏少，但要養活眾多人口，於 1960 年代推動農業現代化時，發生一些和食品安全有關的事件。化學肥料和除草劑在田間的大量利用，農民常過量使用，或不遵守用藥安全的建議，尤其在收穫前更是如此，許多消費者之三餐受到影響，蓋因農藥的誤用。由於農政單位在 1980 年代中期之前為了增產，實施精耕栽種與大量施用化學農藥和肥料，以致長期下來大幅影響土壤肥力，且加上近年來食安問題頻傳；因此，許多家庭主婦尋求沒有農藥之安全食品，遂引發有機食品市場的出現，其也透過主婦聯盟向小農訂購配送到家。自 1986 年起，有大學和政府共同努力促進有機農業的發展，其間有許多關於有機農業法規的發布，尤其在 2018 年 5 月 30 日發布《有機農業促進法》。依此，本章依序陳述臺灣地區有機農業的發展歷史、標示認證制度與管理，及有機農產品市場與通路。

第一節　發展歷史

　　臺灣地區自 1986 年推動有機農業，通過認證的農地面積，由當年的 160 公頃，到 2007 年突破 2,000 公頃（為 2,013 公頃），2018 年有 9,201 公頃，農政單位訂定 2020 年占農地面積的 2.1%（實際上，於 2022 年 4 月之面積是 12,154 公頃，占比是 2.01%）；而多年來有機作物以水稻為大宗，幾乎占近一半的比例，其次為蔬菜，第三是水果。在過去 30 幾年來，農政單位很積極訂定推動有機農業發展的相關法規，民間單位也配合成立一些推廣協會和有機食品專賣店，於 2019 年 5 月 30 日正式推動《有機農業促進法》。本節將臺灣地區的有機農業發展歷史分為三個階段，其一，是 1986 年至 1999 年的有機農業萌芽時期；其二，是 2000 年至 2010 年的推動有機認證時期；其三，是 2011 年迄今的開拓有機農產品市場時期（黃萬傳，2019b）。

一、階段一：有機農業萌芽時期

1986 年，農政單位邀集專家學者，進行有機農業發展可能性評估，臺灣地區開始有少量有機產品（未認證）的銷售，大約在 1980 年初期，係採用半有機和半化學的折衷式方式。1987 年，在中華農學年會提出建議，應啓動有機農業研究和試驗工作，1988 年，在高雄和臺南農業改良場設置有機農業試驗觀察區，之後，各地區改良場也陸續投入有機農業的研究（陳榮五，1999）。1995 年，凍省前的臺灣省政府農林廳有鑑於臺灣試驗改良場所已進行多年之試驗研究，並且有了很好的成果，開始積極推動有機農業，選定水稻、果樹、蔬菜及茶葉等 4 項作物，成立計畫來輔導農民進行有機栽培，並舉辦示範觀摩，開啓了臺灣有機農業之產業。1996 年 9 月，在臺南區農業改良場舉辦臺灣有史以來第一次的農作物有機栽培成果發表會及展示展售會。1997 年 7 月，由臺中區農業改良場主辦，在臺中市文化中心的中山堂舉辦有機農業科技成果研究會，會中並辦理展示、品嚐及展售會。1997 年 6 月，在臺中區農業改良場本場舉辦有機農業栽培技術訓練及田間觀摩會，這也是首次辦理這樣大型的活動，係集研討會、展示、品嚐、展售以及訓練觀摩於一身的活動。接著於 1998 年 1 月，由高雄區農業改良場於高雄市勞工公園，及1998 年 5 月由花蓮區農業改良場主辦於宜蘭縣羅東鎮辦理有機農業成果展示及展售。至此，有機農業在臺灣廣受注意及重視，到了 1997 年，全省推動有機農業的面積計 288 公頃（陳榮五，1999）。自 1997 年起，中興大學農業試驗場開始大規模每年 10 公頃栽培有機水稻，也積極辦理有機農民和驗證人員之講習訓練，這是第一所國立大學參與有機農業實際生產與推廣（陳世雄，2014）。

二、階段二：推動有機認證時期

本階段有兩大推展有機農業的動力，其一，是農政單位積極訂定與有機農業相關的法規；其二，是民間團體成立整合有機農業合作的平臺。首先關於法規方面，由於過去農政單位所制定之有機農業規範，僅屬於行政辦法，無法有效管理有機產品的品質。於 2007 年經立法院通過，1 月 29 日公布之《農產品生產及驗證管理

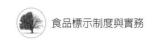

法》，將有機農業法規架構於該法之下。2009 年，農政單位提出的農業政策「新農業運動」，包括「發展有機農業，推動健康飲食」項目，擬訂「有機農業中長程發展計畫」，包括設定有機農業，擴增至 5,000 公頃的目標、健全有機法規、結合生產及自然環境保護措施、加強生產輔導、實施全民推廣教育、提升國內驗證水準。尤其農政單位在本階段將「精緻農業」訂為主要施政方向，其中又以「有機農業」為主軸，並相繼制定有機農業相關規範以及政策，有機農業已被視為臺灣農業發展的重點（陳世雄，2014）。

在本階段內除：1.《農產品生產及驗證管理法》（2007 年 1 月 29 日發布）；2.《農產品驗證機構管理辦法》（2007 年 6 月 7 日發布）；3.《農產品標章管理辦法》（2009 年 2 月 3 日修正）等法規外，尚訂有：2012 年的《有機農產品驗證機構認證作業要點》；2000 年的《赴進口有機農產品同等性國家查證作業要點》；2009 年的《CAS 有機農產品生產作業規範（作物）》，現已廢除；2009 年的《CAS 有機農產品品質規格與標示及標章使用規定》，現已廢除；2009 年的《有機農產品管理作業要點》，現已廢除；2007 年的《農產品驗證機構管理辦法》。除上述之外，由於在本階段所訂定的法規，在 2011 年之後有修訂過，故在下階段陳述目前尚在實施的法規。

在本階段另一推動力量是民間的平臺，為關心全國人民之健康，保護臺灣自然生態，照顧弱勢農民，關懷本土農業永續發展。2009 年由行政院農業委員會召集訂定每年 11 月 11 日為「全國有機農業日」，決議由臺灣有機產業促進協會協調各界執行。臺灣有機產業促進協會並發表「臺灣有機農業宣言」如下：

「臺灣是先人尋求安身立命，為後代子孫永續生存而建立的人間樂土，曾經生態美好多樣化。近數十年來，由於工業汙染及化學農業的殘害，水土資源及生態環境受到毀滅性的破壞。人類的食物受到汙染，食品安全和人民健康受到威脅。有機農業強調『健康生態公益關懷』，關心民眾健康，保護自然生態，關懷本土農業，照顧弱勢農民。每年 11 月 11 日訂為『全國有機農業日』。喚起民眾覺醒，購買有機產品，過簡樸生活，愛護生態環境，共同建設臺灣成為有機國家。」（陳世雄，2014）。

臺灣有機農業之推動，地方政府也扮演重要角色，花蓮縣政府自 2004 年起推

動所謂「無毒農業」政策，但由於花蓮「無毒農業」並不符合有機農業法規，未經有機驗證，不在農委會認可有機農業之列。但整體而言，有助於喚起消費者覺醒，重視食品安全。臺南縣政府於 2008 年，在臺南新營之太康農場設置 42 公頃有機農業專業園區，並於 2009 年興建營運中心。雲林縣政府於 2009 年，也在雲林古坑麻園設置 21 公頃有機園區。高雄及屏東縣政府也陸續積極推動有機專業區，顯示有機農業已漸漸受到地方政府重視及參與（陳世雄，2014）。

三、階段三：開拓有機農產品市場時期

本階段的有機農業發展重點有三方面（Agriculture and Food Agent, COA, 2016），其一，是促進國內有機農產品的行銷，主要透過《輔導設置有機及友善農夫市集補助原則》（2011 年 9 月 20 訂定，2012 年 2 月 10 日和 2018 年 1 月 3 日修訂）；其二，是與國外簽訂等同契約；其三，是落實有機農業的《有機農業促進法》（2018 年 5 月 30 日訂定，2019 年 5 月 30 日實施）。

（一）輔導設置有機及友善農夫市集

農夫市集就是在固定時間、固定地點，由農民親自販售的經營方式。一般的農夫市集有幾個特色：(1) 產品是新鮮、自然和在地生產；(2) 產品多樣但少量；(3) 由農民或生產者直接販售，除了能讓產品免除大盤、中盤商抽成外，更提供生產者與消費者面對面交流機會，農民能了解消費者需求；而消費者於選購產品時，也能了解手上購買的產品來源與栽種方式。農夫市集不只是將消費者與生產者連結在一起，市集還扮演一個重要的教育角色，不但農民可和消費者在市集上能直接對談，有的市集如興大有機市集、合樸農學市集等，也會舉辦各種健康生活講座。讓前來消費的民眾不只是能購買有機產品，更能了解生活中各種有機、健康相關議題。國內農夫市場的數量近年來不斷增加及成長，經營時間有每週、每兩週及每個月等方式，主辦單位以政府機構、大學及當地團體居多，目前亦有 NPO 支持的「彎腰市場」，有運作的市場已超過 40 處（黃萬傳，2014）。至 2021 年 6 月，正常營運的市集有 47 處。

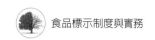

在規範方面，有農糧署之「輔導設置有機及友善農夫市集補助原則」，皆在透過有機及友善農夫市集活動，提供有機農產品行銷平臺（農糧署全球資訊網，2022）。

1. 目的

為輔導地方政府、學校及農業團體辦理有機及友善農夫市集活動，增加有機及友善耕作農產品行銷管道，宣導有機理念，特訂定本補助原則。

2. 推廣目標

(1) 輔導有機及友善耕作生產，農民增加其農產品行銷通路，開拓消費市場，提供交易平臺，由農民親自銷售自產農產品給消費大眾，宣導有機理念。

(2) 定點定期舉行，地產地消，縮短食物里程，融入地區文化產業。

(3) 消費者和農民直接對話，建立朋友與互信關係，培養農民販售自產農產品之自尊和自信。

(4) 由農民秉持自治自理精神，建立市集之信譽口碑，有利於永續經營。

3. 實施方式

(1) 由主辦單位整合當地有機及友善耕作農場及農民，議定自治管理方式，並簽訂契約書及自治管理規範。初次成立市集者，至少應有有機或友善耕作之農場20處或農民20人參與。

(2) 每次市集，至少應有10個參與攤位，由農民親自銷售有機及友善耕作農產品予消費者。

(3) 主辦單位應先覓得展售地點，並取得場地使用同意書後，研提輔導計畫辦理。

4. 展售時間及地點

(1) 時間：每週擇定1日，或每月隔週擇定1日或2日辦理。

(2) 地點：取得土地所有或管理機關（個人）同意使用，或承租文件之公私有土地。

5. 營運管理注意事項

(1) 主辦單位不得設置本原則所列產品以外之攤位，違反規定者，取消其計畫補助。

(2) 主辦單位對於市集展售之產品，應先行檢視產品標示，並定期抽檢產品，送檢驗單位檢驗品質。

(3) 參展之農民應展售本原則所列產品，經發現不符規定者，應立即下架，不得展售，再次違規或經規勸不聽從者，主辦單位應取消其展售資格。

(4) 市集所販售各項產品，納入各直轄市、縣（市）政府執行查驗範圍，得不定期派員查驗標示及品質。

(5) 市集自治管理規範之內容，應包含農民進退場之機制，促使多數農民參與市集。

（二）有機農產品管理同等性國家

於 2011 年之後，陸續簽署的國家有：英國、法國、奧地利、丹麥、芬蘭、荷蘭、德國、義大利、紐西蘭、澳大利亞、瑞典、盧森堡、希臘、西班牙、愛爾蘭、比利時、美國及葡萄牙（蔡精強，2009；農糧署全球資訊網，2022）。

（三）《有機農業促進法》（行政院農業委員會，2022）

該法共有六章，含總則、有機農業推廣、認證及驗證機構管理、有機農產品管理、罰則及附則，以下僅摘錄目的與有機農業推廣之規範。

1. 目的

為維護水土資源、生態環境、生物多樣性、動物福祉與消費者權益，促進農業友善環境及資源永續利用。

2. 有機農業推廣

主管機關應推廣採用農藝、生物、機械操作及使用天然資源之農業生產管理系統，並排除合成化學物質、基因改造生物及其產品之使用，以符合友善環境要求之有機農業。前項主管機關應推廣之有機農業，包含未經第 3 條第 11 款驗證之友善

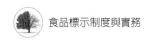

環境耕作。

　　主管機關推廣有機農業，應秉持產銷均衡原則，以謹慎合理態度進行新科技之研發及應用，提升農產品經營者生產技術及產品品質，促進有機農產品普及並廣為宣導社會大眾了解，取得消費者之信任，促使農民願意主動從事有機農業。

　　中央主管機關為促進農業永續發展，應設任務編組，並諮詢相關機關（構）、團體意見，以發展有機國家為目標，每 4 年提出有機農業促進方案，報請行政院核定後實施。前項有機農業促進方案之內容如下：

(1) 有機農業生產面積目標、占全國農業生產面積之比例及分年預算配置。

(2) 有機農業前瞻發展規劃及現況調查。

(3) 有機農業生產、行銷及有機農產品驗證之輔導。

(4) 轉型有機農業生產與維護生態保育之獎勵及補貼。

(5) 有機農業與有機農產品之農法技術、科技研發及人才培育。

(6) 各級機關（構）、學校與消費者對有機農產品及有機食農教育之推廣。

(7) 相關民間團體辦理有機農業推廣工作之輔導。

(8) 其他促進有機農業發展之工作。

(9) 主管機關為推廣有機農業，應寬列預算，並每 4 年滾動檢討調升幅度，以達全國農業有機化為目標，配合辦理前項各款工作。

　　第 2 項第 4 款獎勵及補貼之辦法，由中央主管機關依比例原則定之。

第二節　標示認證制度與管理

　　有機經營係指嚴格限制化學肥料與除蟲劑的投入，或是限制非合成化學肥料與難溶解土壤改良劑使用的農業耕作方式。在臺灣，有機經營需遵守自然資源循環永續利用原則，不允許使用合成化學物質，強調水土資源保育與生態平衡之管理系統，並達到生產自然安全農產品目標之經營方式（黃萬傳，2014）。

　　有機經營需運用不同的方法，包括作物輪作、綠肥、堆肥、選擇合時作物，並設置農田覆蓋物等，以控制水土流失，促進生物多樣性，並加強土壤的健康。有效

的有機病蟲害控制，需深入了解害蟲的生命週期和相互作用。有機蟲害防治主要控制目標害蟲（如昆蟲）、真菌、雜草和疾病，方法包括允許一個可接受的病蟲害水平、引進一些能對抗病蟲害的有機體、選擇合時作物、作物輪作和機械控制（如陷阱）；因此，從事有機農業的農民只能透過天敵、水旱輪作或動植物殘渣等自然方式防治病、蟲、草害，或維持地力。此一經營模式，深受消費者重視，政府並訂定認證管理辦法，有國內與國際認證，此模式分為轉型期和已成熟的有機經營，亦以作物和果樹為主（黃萬傳，2014）。

依此，本節首先介紹有機認證的法規，其次摘錄有關有機農產品認證、認證機構及轉型期等規範重點。

一、有關認證法規

目前有關認證的母法是《有機農業促進法》，以及 1.《農產品生產及驗證管理法》規定，有機農產品係屬強制驗證管理。2.《有機農產品及有機農產加工品驗證管理辦法》，規範國產有機農產品、有機農產加工品申請條件與程序、審查程序、驗證基準、標示方式、標章使用等驗證管理機制。3.《進口有機農產品及有機農產加工品管理辦法》，規範進口有機農產品、農產加工品之申請條件、審查程序、標示方式及相關管理之辦法。4.《有機農產品有機轉型期農產品查驗及結果處置作業要點》。

二、《有機農業促進法》有關認證與驗證機構管理之規範（行政院農業委員會，2022）

機構、法人經營認證業務者，應檢附相關文件，向中央主管機關申請許可，並於取得認證機構許可證明文件後，始得為之；許可事項有變更者，亦同。前項許可證明文件之有效期間不得超過 5 年；期滿前 1 年得向中央主管機關申請許可展延，每次展延期間不得超過五年。

認證機構之認證業務如下：1. 受理及審查申請認證之案件。2. 與認證合格者簽

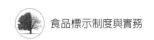

訂認證契約。3. 依認證合格之驗證業務類別發給驗證機構認證證書。4. 對經其認證合格之驗證機構所經營驗證業務實施評鑑。5. 其他與認證有關之業務。

　　機構、學校、法人經營驗證業務者，應經認證機構認證合格，並由認證機構依其經營驗證業務類別發給認證證書後，始得爲之。

　　驗證機構之驗證業務如下：1. 與農產品經營者簽訂契約，依驗證基準驗證農產品經營者之農產品。2. 製發有機農產品、有機轉型期農產品驗證證書，及管理經其驗證通過之農產品經營者使用有機農產品標章。3. 依契約查驗農產品。4. 其他經中央主管機關公告與驗證有關之業務。前項第一款之驗證基準、農產品類別、品項，由中央主管機關定之。

　　驗證機構與農產品經營者得就農產品生產、加工、分裝或流通過程約定實施驗證之範圍。驗證機構經營驗證業務，中央主管機關得公告其收費上限。農產品經營者因與其簽約之驗證機構之認證終止、解除認證契約、解散或其他原因未能繼續經營驗證業務，應於中央主管機關公告期間內，改與其他驗證機構簽訂契約。該農產品經營者之有機農產品或有機轉型期農產品，於中央主管機關公告期間內，仍視爲驗證合格。

　　認證機構與驗證機構之認證契約、驗證機構與農產品經營者簽訂之契約，中央主管機關得公告其應記載或不得記載之事項。違反前項公告之契約條款無效，除去該部分，契約亦可成立者，該契約之其他部分，仍爲有效。但對當事人之一方顯失公平者，該契約全部無效。中央主管機關公告應記載之事項，雖未記載於契約，仍構成契約之內容。

三、有機農產品認證的法規

　　主要依據《有機農產品及有機農產加工品驗證管理辦法》（2007 年 7 月 6 日發布，2018 年 6 月 21 日修正）。

（一）適用範圍

　　爲有機農產品及有機農產加工品在國內生產、加工、分裝或流通過程之產品驗

證。第 6 條第 2 項所定有機農產品及有機農產加工品驗證基準第 3 部分第 2 點之轉型期間農糧產品及其加工品，準用本辦法規定辦理驗證及標示有機轉型期文字。

（二）申請條件

申請有機農產品及有機農產加工品驗證之農產品經營業者，應具備下列各款資格之一：1.農民；2.依法設立或登記之農場、畜牧場、農民團體或農業產銷班；3.領有公司或商業登記證明文件者。

（三）相關規定

農產品經營業者申請有機農產品及有機農產加工品驗證，應填具申請書並檢附下列文件，向驗證機構申請驗證：

1. 符合前條資格之證明文件。
2. 生產廠（場）地理位置資料，包括土地坐落標示及足以辨識之鄰近地圖。
3. 依有機農產品及有機農產加工品驗證基準之生產或製程說明。
4. 維持有機運作系統相關之紀錄與文件，包括工作及品管紀錄、原料及資材庫存紀錄、產品產銷紀錄，及生產用地、設施與環境管理紀錄。
5. 其他經中央主管機關指定之文件。

驗證機構受理有機農產品及有機農產加工品之驗證，應辦理書面審查、實地查驗、產品檢驗及驗證決定之程序，並於各階段程序完成後，將結果以書面通知申請人。但長期作物尚無產出農產品者，得就其植株採樣辦理檢驗。驗證機構應就前項各階段程序訂定作業期限，且各階段程序作業期限合計不得超過 6 個月。但經通知申請人補正或限期改善之期間，不列入計算。

有下列情形之一者，驗證機構應敘明理由後駁回申請：

1. 申請驗證農產品及農產加工品之生產或製程未符合有機農產品及有機農產加工品驗證基準，且情節重大。
2. 申請驗證之農產加工品其有機原料含量低於 95%。
3. 因可歸責申請人之事由，致書面審查後 6 個月內無法進行實地查驗。
4. 經通知補正或限期改善，無正當理由屆期未補正或改善。
5. 產品檢驗結果未符合本法第 13 條規定。

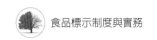

6. 自申請案受理之次日起，因可歸責申請人之事由逾一年未結案。

　　申請有機農產品及有機農產加工品驗證通過者，由驗證機構與申請者簽訂契約書，並就通過驗證之有機農產品及有機農產加工品，按類別發給有機農產品驗證證書。前項有機農產品驗證證書應記載事項如下：1. 農產品經營業者名稱、地址及負責人姓名；2. 驗證場所地址；3. 產品類別及品項；4. 有效期間；5. 驗證機構名稱；6. 證書字號。

四、管理認證機構的法規

　　主要依據《有機農產品認證機構許可及監督管理辦法》（2019 年 5 月 8 日發布）。

（一）申請資格

　　機構或法人經營認證業務，應具備下列資格：(1) 依 ISO/IEC 17011 建立及實施驗證機構符合性評鑑制度，簽署產品驗證機構認證領域多邊相互承認協議；(2) 為國際認證論壇（International Accreditation Forum, IAF）之會員。

（二）申請條件

　　機構或法人經營認證業務應檢附下列文件，向中央主管機關申請許可：

1. 機構或法人之設立或登記證明文件影本。

2. 前條第 1 款協議影本。

3. 辦理認證業務所需相關文件。

4. 其他經中央主管機關指定之文件。文件如下：(1) 品質手冊。(2) 辦理認證之範圍。(3) 辦理認證之地區、國家。(4) 認證基準：指就經營驗證業務資格予以審查之基準；其應包括事項如附件。(5) 評鑑程序：其應包括初次評鑑程序、追蹤評鑑程序、展延評鑑程序及增列評鑑程序。(6) 評鑑人力：其應包括人力之遴選、訓練、派遣、考核規定，及合格評鑑人員每 2 年至少接受一次中央主管機關或其指定機關（構）、法人辦理之訓練，並取得證明文件之規定。(7) 辦理評鑑作業規定。(8) 認證契約範本。(9) 收費基準。

（三）相關規定

機構或法人依前條申請許可經審查通過者，中央主管機關應發給認證機構許可證明文件；其應記載事項如下：1. 認證機構之名稱及地址；2. 得辦理認證之範圍；3. 得辦理認證之地區、國家；4. 許可有效期間。

認證範圍如下：1. 有機作物；2. 有機畜產；3. 有機水產；4. 非供食用之有機林產；5. 有機加工、分裝及流通。許可有效期間為 5 年；期滿一年前，認證機構得檢附協議影本，向中央主管機關申請許可展延，每次展延期間不得超過 5 年。

認證機構受理機構、學校或法人申請認證，經依初次評鑑程序審查具備認證基準所定辦理驗證業務所需之能力者，應與其簽訂認證契約，並發給驗證機構認證證書。認證證書應記載事項如下：1. 驗證機構之名稱及地址；2. 適用之認證基準；3. 認證範圍及驗證方式；4. 得辦理驗證業務之地區、國家；5. 認證證書字號；6. 認證機構名稱；7. 發證日期及認證有效期間。

五、有機轉型期的規範

主要依據《有機農產品有機轉型期農產品查驗及結果處置作業要點》（2019年 6 月 3 日發布）（以下之「本法」是指《有機農業促進法》）。

（一）執行查驗事項

1. 本法第 15 條第 2 項所定不得使用禁用物質及同條第 3 項所定確保有機產品未含有禁用物質。

2. 本法第 16 條第 1 項及第 2 項所定有關有機產品之販賣、標示、展示或廣告事項。

3. 本法第 16 條第 3 項所定非自然人之農產品經營者名稱事項。

4. 本法第 17 條第 1 項所定進口農產品以有機名義販賣、標示、展示或廣告事項。

5. 本法第 18 條及第 19 條所定有機產品之標示、展示事項。

6. 本法第 20 條所定使用有機農產品標章事項。

7. 本法第 21 條所定農產品廣告事項。

8. 本法第 25 條所定農產品禁止移動、下架、回收或其他處置事項。

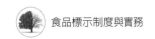

9. 其他依本法執行查驗事項。

（二）相關規定

主管機關執行本法第 22 條所定抽樣檢驗，應依有機產品抽樣方式及抽取數量規定（如《有機農產品有機轉型期農產品查驗及結果處置作業要點》附件）辦理，所抽取之樣品數量得依檢驗項目之需求，酌量予以增減，唯應足供檢驗之用。前項抽取樣品經主管機關封緘後，會同之農產品經營者、其代表人或其指派人員應於樣品封緘處簽名，拒絕簽名者，主管機關應於前點紀錄上載明。

主管機關應就抽取樣品於封緘前後拍照存證。主管機關執行查驗所抽取之樣品，應當場發給取樣收據予受檢人收執，並留存副本備查。但主管機關以價購方式取得樣品者，免發給取樣收據予受檢人。主管機關依第 1 項規定所抽取之樣品，應於抽樣之日起 3 日內，送交檢驗單位辦理檢驗。

檢驗單位收到主管機關依前點第 4 項送交之樣品，應於 20 日內完成檢驗並核發檢驗報告，送交執行查驗之主管機關並副知中央主管機關。主管機關接獲前項檢驗報告，應就不符本法規定者，於 10 日內以書面通知該產品國內最終驗證或進口之農產品經營者。有機產品經檢驗結果如屬中央衛生福利主管機關法規所定應予銷毀者，主管機關應於書面通知時一併予以敘明。

有機產品經查驗結果不符本法規定，經主管機關命令下架、回收者，農產品經營者或所有人應於接獲主管機關通知查驗結果 1 日內，將不符規定之產品全部下架，10 日內完成回收，並於 15 日內將回收情形向當地直轄市或縣（市）主管機關提出書面報告，其內容應載明通知相關廠商及執行結果，包括已回收產品之名稱、重量或容量、批號及數量等相關資料。

第三節　有機農產品市場與通路

前述已指出，農政單位自 1986 年開始啟動有機農業的發展，於 1997 年提出有機標示的指導原則，2016 年，有機農地有 6,784 公頃，2017 年有 6,939 公頃，

2018 年有 9,201 公頃，進而規劃至 2020 年達 15,000 公頃（至 2022 年 4 月之面積是 12,154 公頃）。2016 年，有機農產品中，蔬菜占 37%、稻米占 27%、水果占 20% 及其他占 16；區域的分布，東部有 37%、南部有 35%、北部有 22% 及其他地區有 6%（Petry, 2017）。2022 年 5 月，有機農業面積之占比，稻米占 28.1%，蔬菜占 31.7%，果對占 14.6%，茶葉占 3.9%，其他（含特用、雜穀作物）占 21.7%。依此，本節首先說明有機農產品市場的概況，其次陳述市場通路。

一、有機農產品市場的概況

（一）促進發展的產業優勢（蔡精強，2009）

1. 生產要素

(1) 目前投入有機農業生產人力素質高，大部分是高中職以上畢業。

(2) 已組成有機農業技術研究團隊，提供產業發展之堅實基礎。

(3) 提供有機業者經營低率貸款，加速有機產業發展。

2. 產品或市場需求條件

(1) 國人所得提高，對飲食健康及安全更為重視，未來有機產品需求將增加。

(2) 樂活養生風氣盛行，消費者願意以較高價格購買有機農產品。

(3) 有機農產品有驗證標章，與一般農產品明確區隔，增強消費者信心。

3. 相關和支援產業

(1) 有機農業理念深獲年輕族群認同，回鄉投入有機農產品生產。

(2) 宗教團體積極參與有機農業生產、推廣與產品行銷。

(3) 熱愛環境及生態人士投入推廣有機農業志工活動。

4. 政府作為

(1) 已公布施行《農產品生產及驗證管理法》等相關法規，建立有機農產品認驗證與管理制度，規範有機產業秩序。

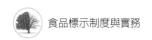

(2) 訂定明確施政目標，並給予土、水、產品檢驗及驗證費用協助，鼓勵農友經營有機農業。

(3) 規劃活化休耕田政策，對利用於有機農業經營者給予獎勵。

(4) 協調台糖農場及退輔會農場土地規劃設置有機生產專區，並規劃設置各項公共產銷設施。

(5) 規劃全國有機日、有機活動，加強消費者及經營有機農業者之宣傳促銷活動。

（二）市場產值結構與消費行為

1. 市場產值與進口

在臺灣地區的有機食品市場之營業額，自 2003 年之 280 萬美元，逐年增加到 2009 年的 910 萬美元，自 2010 年起，突破 1,000 萬美元，有 1,050 萬美元，至 2013 年有 1,560 萬美元，但在 2016 年降為 1,230 萬美元，當年有機進口有 400 萬美元，但人均的有機消費支出在先進國家標準算是低的，於 2017 年僅有 1.13 美元，全球排名第三十六。在臺灣，2017 年包裝的有機食品和飲料的產值有 267 萬美元，最大的有機包裝食品和飲料公司占總銷售額的 9.0%，此方面都產品在 2018 年有 5% 的成長，但比起亞太地區的 13% 仍算是低的（Petry, 2017）。於 2016 年的進口額中，有 280 萬美元來自美國，是美國第四大的有機產品出口國家，由美國進口的有機蔬菜中，第一位是結球萵苣有 76 萬美元，依序為白色花椰菜的 42 百萬美元、綠色花椰菜 38 萬美元、新鮮蘋果 37 萬美元、芹菜 37 萬美元、新鮮葡萄 20 萬美元、水蜜桃和核桃 14 萬美元及橘子類的 11 萬美元（Organic Monitor, 2019）。

依 Orgnic Monifor（2022）指出，於 2021 年，臺灣有機市場規模，有 35.1 百萬美元，平均每人有機消費金額有 1.49 美元。於 2021 年 9 月，對蔬菜和水果的有機偏好是 85%，牛乳及其製品是 45%，蛋和家禽肉是 44%，穀類是 38%，肉類是 32%。

2. 消費者行為

依臺灣食品工業研究所調查結果顯示，有 27% 的消費者在 2016 年有消費有機

食品和飲料，有機產品的主要消費者年齡在 45-60 歲之間，這群人因認為可獲得較高品質，故願意支付較高價格去購買。生產有機產品的成本，很明顯高於傳統的產品，就過去的調查資料顯示，進口的有機產品價格，也比傳統產品價格來得高，如在臺北市的蘋果就高出 180%，穀類也高出 116%，起司更高出達 400%。消費者將有機和食品安全與永續農場經營連在一起，甚至有些消費者特別偏好有機產品，乃因其佛教信仰之故（Organic Monitor, 2019）。

有機產品大部分透過連鎖店銷售（請詳見下述的行銷通路），平均而言，有機產品估計占這些商店銷售產品的三分之一，這些商店特別標示「自然」（natural）的食品、比較健康的食品及含維生素，有機產品在傳統零售店也買得到，但分散在不同的貨架上。進口商的人數正在成長中，宣稱他們的產品可視為「自然」，可取代有機，因為目前進口有機產品需要一些繁雜的要件，即使「自然」產品價格高於傳統產品，但比標示為有機產品的價格少 20%。一些已建立有機產品的主要雜貨店，開始選擇退出有標示有機的產品，他們能夠繼續供應這些「自然」產品給其消費者，因為進口有機產品可能會延誤時間和增加費用（Organic Monitor, 2019）。

二、有機農產品市場的通路（臺灣有機農業資訊網，2022）

（一）相關業者自我開發的行銷通路

1. 有機生產者自尋市場及配送

有機農產品的市場，有特定區隔的消費者，誠如前述，他們偏好是無農藥殘留或無公害農產品，所以價格會比較高些，可是有機農產品為優質產品，對健康有益，甚至有人稱「有機蔬菜」為「藥王」，了解的消費者，一定會購買有機蔬菜及相關產品。因有些婦女團體取得充裕的資訊與快速，也成為有機蔬菜及相關產品的忠實「市場區隔」。另外，自行開業的有機農產品專賣店或餐廳，也都是重要的「標的市場」，這些是生產者要自行配送的直銷市場。

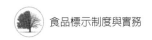

2. 尋找展（示）售機會及接近消費者

利用展（示）售現場的示範，多尋找或多參與農產品的展（示）售機會來開拓有機農產品市場，因這種展（示）售會方便且便宜。行銷之廣告策略費用太大，非個別有機生產者所能負擔，政府除輔導有機農業外，宜協助幫業者推動相關的行銷4Ps的策略，讓消費者更了解有機農產品，進而激勵消費者的購買。

3. 建立會員制並定期分送，如 CSA（社區支持農業）的做法

重視健康的消費者，對於有機農產品都會具有一股強烈的理念及需求，甚至還會大力宣導，而形成如「宗教性」的信念，如日本的自然農法（MOA），目前臺灣也有如 CSA 的組織，採取會員制，使其成為有機農產品的會員，有足夠的會員人數，可定期每 3、5 天或每週分送一次，但在臺灣 CSA 的發展仍有待加強。

4. 採取消費者體驗行銷及自行購買

透過消費者現場的體驗，進而了解有機農產品生產和管玫理過程，得知為什麼沒有農藥殘留。可透過「pick up your own」（U-Pick），現場提供現有農產品生吃，加強消費者對有機蔬菜的認識與信心。目前有參與食農教育和企業認養的結合、促進每天或定期以快遞方式送達消費者、消費者個人或集體定期來農場採購等銷售方式。

5. 配合外食，擴大消費的機會

目前在臺灣的消費市場，因上班族，尤其年輕族群，三餐喜歡在外用餐，故外食甚為流行，業者宜掌握這種消費者心態，將有機農產品透過餐廳，賣給消費者直接消費，來擴大有機農產品的消費市場。

6. 以造市成場，提升有機消費之契機

依行銷學實務，得知任何產品都是先有市，才會成場，而形成市場。故要發展有機農產品的市場，可在前述各種消費／行銷通路逐漸形成「市」之後，在適當地點設立固定的市集或銷售店面，或進入超市，以利消費者就近購買，自然就會成為

市場。

7. 藉由電子商務或青農平臺，傳遞有機知識

消費者對於不認識的產品，是不會消費的，因此要消費者相信，進而採購來消費，就必須讓消費者認識有機農產品的優點及吃法，透過上述平臺傳遞或宣導有機常識，讓消費者真正了解有機農產品。只要這種教育成功，有機農產品自然就會進入超市或傳統市場，成為一個非常重要的銷售管道或運銷通路。

（二）目前主要的行銷通路（呂佩芬、李明聰，2015）

以下介紹目前主要的六種通路，至於如公、民營機構或醫院之福利社、宗教團體、結合休閒農場或農場自然體驗之相關活動、舉辦有機農產品之展示（售）會及加工品或有機餐飲店等次要通路，則不予說明。

1. 農民自產自銷（包括合作社、產銷班辦理集運等）

經由消費者和有機農民直接接觸和交易，經營方式採取會員制，如前述之CSA 方式，銷售方式由消費者到有機農場直接選購，或請農場主人直接運送到所指定的地方。由於消費者與有機農民直接交流和面對面的溝通，彼此建立穩固的信賴，更能減少中間通路商的剝削，消費者也能親眼看見有機栽種的產地，所以此類型的銷售往往較為穩定，如彰化縣大村鄉之儀園有機農場，和臺中縣東勢鎮之小瓢蟲農場等，就採用下單種菜的方式為主，客人想吃什麼菜，農場就種什麼菜。另外有機農場採取體驗行銷，具有休閒觀光功能，或是和鄰近休閒農場配合，將有機農產品加入餐飲，或直接在有機農場內銷售有機農產品，如南投縣埔里鎮大雪山農場、屏東縣恆春鎮生態農場，及高雄市杉林區永齡有機農業專區等，均是典型的範例。

2. 連鎖超市、百貨公司超市或農會超市之有機專櫃

因過去食品安全事件頻傳，消費者對知名食品大廠漸漸失去信心，開始轉往有機生產的小農，在食品銷售市場中，如連鎖超市、百貨公司超市和量販店之有機專櫃已逐漸取代傳統市場的攤販，並蓬勃發展中。超級市場內擺設有機專櫃的有全聯福利中心、家樂福量販店、愛買量販店及台糖量販店等。量販店提供之有機農產

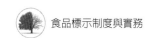

品，是所有通路中最多元且數量最齊全的，區分蔬果和生鮮專櫃，讓消費者可一目
瞭然挑選有機農產品。有的量販店 24 小時營業，能夠滿足消費大眾隨時需求，提
供多樣化的有機農產品，對有機農產品的生產來源和衛生多一層把關，購物環境清
潔舒適，讓消費大眾一次購足民生必需品，更提供方便的停車空間。家樂福和愛買
量販店有機農產品配貨方式和中盤商（如綠純有機蔬果生產合作社）合作，唯有台
糖量販店販售之有機蔬果食材，完全採用自營有機農場的產品，而全聯福利中心配
貨方式，自 2012 年 6 月起採取直接與有機農場契作銷售。

3. 有機專賣店

　　有機專賣店是眾多有機銷售管道中的一種，也是主要的通路之一。臺灣有機專
賣店蓬勃發展，促使許多企業紛紛加入有機產業市場，例如：統一企業、台塑關係
企業、永豐餘集團和奇美集團，紛紛在有機市場占有一席之地。由於有機農產品在
消費者心中已建立良好的形象和口碑，因此有機專賣店也陸續增加銷售地點，設置
地點大多位在人口集中的住宅區。有機專賣店大多販售各式有機農產品，生鮮蔬果
和加工乾糧，品項豐富，亦出售進口有機農產品及加工品，美中不足的是，有機農
產品的品項種類會因店面大小而有所差異，店面太小之有機專賣店，相對有機農產
品品項較少，造成消費者選擇性較少。

4. 共同購買（如主婦聯盟之集體採購等）

　　共同購買方式以臺灣主婦聯盟生活消費合作社為最典型的例子。所謂的共同
購買，即是關心親朋好友、關心自然環境和關心生產者之消費者，依照生活飲食上
的需求，找尋對友善土地理念和在地生產之生產者，提供安全、環保和健康之有機
農產品；社員以每週一籃菜的訂購承諾，讓友善生產者安心生產、無銷售通路的憂
慮，集結消費力量幫助有機農民堅持下去，彼此互相體諒和照顧，建立消費者和生
產者長期合作的夥伴關係；定期舉辦生產者之旅，讓社員可以直接進入產地和每一
位生產者直接面對面溝通，了解生產者和土地之間如何相互依存和互相尊重的情感。

5. 宅配（包括網路宅配）

　　有機農產品的各種銷售管道中，約有 29.5% 的重量是透過宅配銷售給消費者，其中約 14.5% 由農民自行宅配（黃璋如，2005、2013）。有機農產品的宅配和一般所稱的宅配有些許不同，後者是以運輸服務或是物流的方式，而前者之宅配是將有機蔬菜於每週固定一次或兩次配送到消費者之住所或是指定的地方。因此，有機農產品的宅配不只是一種物流方式，而是一種銷售管道從事有機農產品宅配業務者，包括有機農民、有機商店和行銷業者。宅配銷售管道來自於日本宅急便的銷售模式，選擇宅配之消費者對生產者的產品有信心，或是沒時間出門選購（方便性），以及住家附近超市沒有有機農產品的專櫃。宅配業務者亦應用電子商務來增加有機農產品的銷售，建置網路訂購服務（如統一生機網站），消費者只要上網將欲購買之有機農產品在網路下訂單，再經由宅配方式，送至消費者的住所，如農會和農場自產自銷宅配販售皆屬之。

6. 有機／友善農夫市集

　　前已述及，農糧署積極推動有機／友善農夫市集，主要的共通理念為友善土地、友善小農、友善社會大眾、地產地銷以及生產者和消費者面對面的溝通。生產者以有機方式進行栽種，透過生產者和消費者面對面的溝通，產生良好的互動關係，生產者親自在市集現場做解說和販售的工作，而消費者則透過市集認識提供食物的生產者，清楚明瞭餐桌食物的來源和栽種過程，讓消費大眾吃得健康與安心，增進消費者對有機農夫市集的高度信任，以彼此「信任」關係取代「認證制度」，擔任消費者和生產者溝通的橋梁，如中興大學每個週末的農夫市集就經營得很成功，從 2007 年 9 月至今，興大有機農夫市集已走過了 15 個年頭。在誠信友善的銷售模式，使得興大有機農夫市集一直以來在消費者之中的口碑都十分良好，老客戶帶動新客戶，市集銷售額也從最初的一次不到 20 萬元，增長到現在的平均每次 45 到 48 萬元，攤位數也從最初的 12 席，增加到現在的 38 席（興大有機農夫市集—農民學院，2022）。

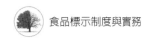

參考文獻

行政院農業委員會（2022）：https://www.coa.gov.tw。

朱芷萱（2019）：新產品包裝標示法規解析，臺灣優良食品發展協會。

呂佩芬、李明聰（2015）：主觀知識和客觀知識對有機農產品消費量影響之研究（碩士論文），國立高雄應用科技大學。

有機農業全球資訊網（2022）：https://info.orgnic.org.tw。

池上鄉農會網站（2022）：https://www.csfa.org.tw。

林淑惠、盧柏梁（2014）：認識狂牛症，高醫醫訊月刊，第 23 卷第 9 期。

林穎禎（2013）：歐盟法規中之農業直接給付措施，主要國家農業政策法規與經濟動態，行政院農業委員會。

吳宗熹（2016）：臺灣食品追溯追蹤制度介紹，行政院衛生福利部食品藥物管理署。

胡忠一（2004）：日本農民市售與道之驛，行政農業委員會供銷部主管班講義。

陳世雄（2014）：臺灣有機農業未來發展與展望，2014 臺灣有機農業與中草藥栽培論壇，明道大學。

陳俐伶（2015）：我國基因改造食品標示規定修正草案與 TBT 協定之合致性，經貿法訊，第 176 期。

陳美芬（2012）：從日本農產直賣所看生產者、消費者與遊客的地域網絡連結，農業推廣文彙，第 57 輯：399-364。

陳建泰、楊秀之（2011）：臺灣城鄉交界小規模農業經營模式的探討：工研院附近地區社區協力農業的可能面貌，第 13 屆社區大學全國研討會。

陳榮五（1999）：臺灣有機農業發展之回顧與展望，有機農業技術成果研討會專刊，臺中區農業改良場編印。

陳儒瑋、黃嘉琳（2018）：Living 餐桌上 GMO 的危機 Free，臺北：遠足文化事業股份有限公司。

陳嬿尹（2008）：一個農夫市集之誕生——興大有機農夫市集的個案研究，農業推廣文彙，第 52 輯：311-334。

農糧署全球資訊網（2022）：https://w.w.w.afa.gov.tw。

黃萬傳（2020）：市場經營學，全華圖書公司。

黃萬傳（2019a）：農產行銷分析與應用，五南圖書出版。

黃萬傳（2019b）：有機農業的世界，全華圖書公司。

黃萬傳（2017）：The Development and Strategy of Locally Produced and Locally Consumed Agriculture in Taiwan (PPT)，亞洲大學經營管理學系。

黃萬傳（2015）：QR 碼在經營管理之應用（PPT），亞洲大學經營管理學系。

黃萬傳（2014）：德國友善環境之農業政策研究，行政院農業委員會科技研究計畫報告。

黃萬傳（2007）：香魚的履歷呢？自由時報。

黃萬傳（2005）：健全追蹤系統之執行與運用，行政院農業委員會科技研究計畫報告。

黃萬傳（2004）：農特產品透過非農民團體系統在地行銷之可行性研究，行政院農業委員會委託計畫研究報告。

黃璋如（2020）：德國與台灣有機產品安全管理之政策與制度研究，https://info.organic.org.tw。

黃璋如（2013）：https://agribiz.csd.org.tw/industry2-story page.php?industry_id=2。

黃璋如（2005）：有機業者使用電子商務能力評估報告，中華民國資訊軟體協調委託研究計畫報告，國立宜蘭大學。

蔡精強（2009）：臺灣有機農業發展概況與前景，臺中區農業改良場特刊，96 號。

張芝宇（2014）：都市之地方食物系統研究——以竹北新農民市場爲例，臺灣師範大學地理學系學位論文。

張瑋琦（2013）：我們需要怎樣的食育，https://www.newsmarket.com.tw/blog/34008。

曾宇良、顏建賢、莊翰華、吳璃（2012）：食育之農業體驗活動對大學生影響之研究——以國立政治大學地政學系學生爲例，農業推廣文彙，第 57 輯：121-136。

楊文仁（2009）：農夫市集的經營運作與社會鑲嵌：興大有機農夫市集個案研究，中興大學生物產業推廣暨經營學系所學位論文。

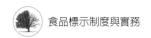
萬鐘文、黃文星、陳以恩（2010）：在地化農產品消費動機之分析——以新竹縣新農民市場為例，農產運銷半年刊，142: 25-42。

臺灣有機農業資訊網（2022）：https://www.afa.gov.tw。

顏建賢、曾宇良、莊翰華（2011）：以農村節慶活動促進城鄉交流與振興鄉村發展之探討：日本的案例分析，農業推廣文彙，第55輯：12-30。

興大有機農夫市集—農民學院（2022）：https://academy.coa.gov.tw。

衛生福利部（2020）：食品標示法規指引手冊，食品藥物管理署。

蘇遠志（2000）：基因食物面面觀，臺北：元氣齋出版社。

Adam, L. K. (2006): Community Supported Agriculture, National Sustainable Agriculture Information Service IP 289.

Agriculture and Food Agent, COA (2016): Direction of Taiwan's New Organic Regulation.

Alain, J., M. Craig and S. Elizabeth (2015): "The Trade and Free Entry :Can a Disequilibrium Market Services as a Development Tool?", The Review & Economics and Statistics, 97(3): 567-573.

Albert, J. (2010a): Innovations in Food Labelling, Published by FAO and Woodhead Publishing Limited.

Albert, J. (2010b): New Technologies and Food Labelling: The Controversy over Labelling of Foods Derived from Genetically Modified Crops, FAO, UN, Italy.

Aldrich, L. (1999): Consumers Use of Information: Implications for Food Policy, UDSA, Economic Reseanch Service.

Allan, J. D. and M. M. Castillo (eds) (2007): Primary Produces: Strean Eology: Staretare and Fanction of Running Watess, Dordrecht: Springer Netherlands.

Anders, S., Souza-Monteino, D. and E. E. Rouviere (2016): Competition and Credibility of Private Third-party Certification in International Food Supply, HAC: Archives-Ouvertes, fr, Sven Anders, Diogo-Monteiro, Elodie Rouviere.

Andrea, T. (2013): "The Protection of Traditional Foods in the EU: Traditional Specialities Guaranteed", European Law Journal 19(4): 545-576.

Andrea, G. Z. (2015): "The Protection of Geographical Indications: Ambitions and Concrete Limitations", University of Edinburgh Student Law Review 2: 88-95.

Andre, V. (2018): "Current Systems and Practices of Principles of a Good, Traceability System", International Seminar on Sustainable Seafood Value Chain: Traceability, 20-30, Nov. 2018, Shanghai, China.

ANZFA (2002): Qualitative Research with Stakeholders-Food Labelling Issues, Donovan Research.

Berg, P. and R. Dasmann (1978): "Reinhabiting California." In Peter Berg (Ed.), *Reinhabiting A Separate Country: A Bioregional Anthology of Northern California* (pp. 217-220). San Francisco: Planet Drum.

Bolla, S. and B. Zanin (2020): Food Labeling Initiatives in EU Farm to Fork Strategy, Brussels, USEU.

CAC (2009): Codex Alimentarius Commission Thirty-Second Session, Rome, Italy, 29 June 2009, Report of the Thirty Seventh Session of Codex Committee on Food Labelling, Calgary, Canada, 4-8 May 2009, Joint FAO/WHO Food Standards Programme, Rome: FAO/WHO.

CAC (2008): Guidelines for Use of Health and Nutrition Claims, Rome: FAO/WHO.

Caroline, L. and G. Z. Andrea (2017): "The Role by the U.S. Government in Protecting Geographical Indications", World Development 88(c): 35-44.

CESCR (1999): General Comment 12, The Right to Adequate Food, UN doc. E/C12/1999/5, Geneva: Economic and Social Council.

CFIA (2014): Food Labelling Modernization Engagement Summary Reportion on Key Issues, Health Canada.

Chait, J. (2020): What is Agricultural Product? Definition & Example of Agricultural Production, the balane Small business.

Clarks, L. J and C. Newmand (2010): Local Food System: Concepts, Impacts, and Issues, Economic Research Report, ERR 97, Washington, DC: Economic Research Service USDA.

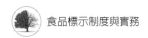

Clarks, L. J. (2012): "Local Food Markets Organics Sustainability Cooperatives CSA", Florida Agricultural Commodity and Policy outlook Conference.

Codex (2008): Codex Standard for Food for Special Dietary Use for Persons Intolerant to Gluten, Codex STAN 118-1979, Rome: FAO/WHO.

Codex (1979): General Guideline on Claims (CAC/GL -1979).

Codex (1997): Guidelines for the Use of Nutrition and Health Claims (CAC/GL 23-1997).

Codex (2015a): Guidelines on Nutrition Labelling (CAC/GL 2-1985, amendment 2013, annex adopted in 2011, revision in 2015).

Codex (2015b): General Standard for Food Additives, revision in 2015.

Consumer Interaction (2004): Green Food Claims, An International Survey of Self-declared Green Claims on Selected Food Products, London.

Daniele, G., J. S. Timothy, K. William, O'connor Bernard, M. T. Young (2000): "Guide to Geographical Indications: Linking Products and Their Origins", Geneva: International Trade Center.

Development for Environment, Food &Rural Affairs (2020): Guidance-Food Standards: Labelling and Composition, UK.

Dsprojecktal, K. (2019): Brief Guide to the EU Nutrition Labels, Nice Label.

EC (2007): Commission Directive 2007/68/EC of 27 November 2007 amending Annex IIIa to Directive 2000/13/EC of the European Parliament and of the Council as regonds certain food ingredients. Offical Journal of the Europeanunion, L310, 11-14.

EC (2003): Directive 2003/89/EC of the European Parliament and Directive 2003/13/EC as regards Indication of the ingredients present in Foodstuffs, Official Journal of the European Union, L 308, 15-18.

EC (2000): Directive 2000/13/EC of European Parliament and of Council of 20 March 2000 on the Approximation of Laws of the Members States Relating to the Labelling Presentation and Advertising of Foodstuffs, Official Journal of the European Communities, L109, 29-42.

efsa (2017): Genetically Modified in Europe from Wikipedia

Eitiveni, I., S. Kumiss and R. Buyya (2019): "A Traceability System for Sustainability Transformation in the Food Supply Chain", An Affordance Theory Perspective, ECIS 2019 Proceedings, Association for Information System, Sweden.

Ereno, D. P. (2020): Global Front-of-Pack Nutrition Labeling Schemes: Impact on Marketing Strategies, LLM.

European Commission (2006): Labelling Competitiveness, Consumer Information and Better Regulation for the EU, Directorate E, Unit EU.

European CSA Research Group (2016): Overview of Community Supported Agriculture in Europe.

Fair trade International (2017): Fair trade Marks, Fair Trade Net.

FAO (2019): 2019 The State of Food Security and Nutrition in the World.

FAO (2016): Handbook on Food Labelling to Protect Consumers, Rome: FAO, UN.

FAO (2012): Codex Alimentarius: How it All Began.

FAO (2009): Guide on Legislating for the Right to Food, Rome, Italy.

FAO (2007): Private Standard in the United States and European Union Markets for Fruit and Vegetables, FAO Commodity Studies n3, Rome, Italy.

FAO-SINERGI (2009): "Linking People, Places and Products, A Guide for Promoting Quality Linked to Geographical Origin and Sustainable Geographical Indications", Rome: FAO and Strengthening International Research on Geographical Indications (SINER-GI), www.foodquility-origin.org.

Food Web (2021): https://www.nature.com.

Foote, N. (2020): EU Food Origin Labels Should Be Placed on the Cards, Stakeholders Say, EURACTIV. com.

FSA (2007): Front -of-Pack Traffic Right Signpost Labelling, Technical Guidance, Issues 2, Nevemer, London: Food Standards Agency.

Gakuin, M.(2017): The Japanese Policy from Genetically Modified Foods, FFTC Agricultural Policy Articles.

Golan, E., F. Kuchler and L. Mitchell (2000): Economics of Food Labelling, Cathy

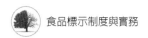
Greene and Amber Jessup Economic Research Service, USDA Report No. 793.

Hattersley, S. and C. H. Chan (2010): Labelling of Allergenic Foods of Concern in Europe, Food Standards Agency, UK.

Hawkes, C. (2010): Government and Voluntary Policies on Nutrition Labelling: A Global Overview, Food and Nutrition Policy, France.

International Trade Center (2015): Traceability in Food and Agricultural Products, Bulletin, No. 91, Geneva, Switzerland.

Ippolito, P. M. and A. D. Mathius (1990): "The Regulation Science-based Claims in Advertising", J. Of Consumer Policy, 13: 413-446.

ISAAA (2018, 2019, 2020): ISAAA Report, https//:www.isaaa.org.

Joint FAO/WHO (2016): Food Standards Programme 2016.

Koen, H., R. Baauw and E. Wentzel-Vitjoen (2016): "Food and Nutrition Labelling: the Past, Present and the Way Forward", South African J. Of Clinical Nutrition, 29(1): 12-21.

Krinke, C. and E. Meunier (2017): USA for New GMOs, A New Definition, in FOGM.

Lau, J. (2015): "GMOs in USA v.s EU: United States Regulates Usage While Europe Fears Risks of Technology", Science in News from Genetically Modified Organisms and Our Food, U.S.A.

Linderberg, M. (2017): EU Regulation on Organic Production and Labelling -Development and Futures of Organic Framework, JURM 02 Graduate Thesis, Faculty of Law, Lund University.

Liu, P. (2010): Voluntary Environmental and Social Labels in the Food Sector, FAO, UN, Italy.

Low, A.S. and S. Vogel (2011): Direct and Intermediated Marketing of Local Foods in the United States, Economic Research Report ERR 128, USDA.

Lucas, I. S. A. and R. G. Atkinson (2008): "What is a food?", Clinical & Experimental Allergy, 38(7): 1095-1099.

Maier, M. L. (2008): The Regulatory State Goes Global: EU Participation in International

Food Standard-Setting by the Codex Alimentarius Commission.

Martinez, S., M. Hard, M. Dapa, S. Pollack, K. Rays ton, T. Smith, S. Vogel, S. Clark, L. Lohr, S. Low and C. Newman (2010): Local Food Systems: Concepts, Impacts, and Issues, Economic Research Report ERR 97, Washington, DC: Economic Research Service, USDA.

Miskiel, F. J. (2001): "Voluntary Labelling of Bioengineered Food: Cognitive Dissonance in the Law, Science, and Public Policy", California Western Law Review, 38(1): 747-755.

Monk, A. (2018): Australia Organic Market Report, Australian Organic Ltd.

NIIR Board of Consultants &Engineers (2017): "Wheat, Rice, Corn, Oat, Barley and Sorghum Processing Handbook", Asia Pacific Press Inc.

Organic Monitor (2019, 2022): https:// globaloganictrade. com.

Paull, J. (2019a): "Community Supported Agriculture in the United States: Social, Ecological and Economic Benefits to Farming", J. Agrarian Change, 19: 162-180.

Paull, J.(2019b): "Organic Agriculture in Australia: Attaining the Global Majority (51%)", Journal of Environment Protection and Sustainable Development, Vol. 5. No. 2, 2019, pp. 70-74.

Petry, M. (2017): Growing Demand for Organics in Taiwan Stified by Unique Regulatory Barriers, GAIN Report Number: TW 17006.

Pome'on, T. (2008): "EI Queso Cotija", CIESTAAM, Universidad Auto'noma Chapingo, Mexico.

Priog, R. (2009): Local Foods: Farm Fresh and Environmentally Friendly, Ames, IA: Leopoldo Center for Sustainable Agriculture.

Purnhagen, P. and H. Schebesta (2019): Food Labelling for Consumers: EU Law, Regulation and Policy Options, Policy Department for Citizen's Rights and Constitutional Affairs, European Parliament.

Rainforest Alliance (2018): Rainforest Alliance, Imparts Report 2018.

Randell, A. W. (2010): The Codex Alimentarius and Food Labeling: Delivering Consumer

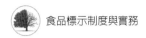
Protection, CAC, Italy.

Saviolidis, N. M. et.al. (2020): Stakeholder Perception of Policy Tools in Support of Sustainable Food Consumption in Europe: Policy Implications, Sustainability 2020, 12, 7161, MDPI.

Schenk, W. G. (2012): Slow Food Activities in Promotion of Organic Products, BERAS Conference Riga.

Strayer, D. (2002): Identity-Preserved System, CECIL Press, Taylor Francis Group.

Strauss, D. M. (2006): The International Regulation of Genetically Modified Organisms: Importing Caution into the U. S. Food Supply, Business Faculty Publishing, Vol. 61, Fairfield University.

Thomson, R. (2018): European Product Labelling Guide, Enterprise EuropeNetwork, Scotland.

Torres, A. (2014): Role of Sanitary and Phytosanitary Measures within Context of Free Trade Agreement, Cornell University, Ithaca, NY, USA.

USDA (2019): NOP Organic Certification (United States).

Vandecandelaere, E. (2010): Geographic Origin and Identification Labels: Associating Food Quality with Location, FAO, UN, Italy.

Vidar, M. (2010): International Legal Framework for Food Labelling and Consumer Right, FAO, Italy.

Wang, X., S. Chang, J. Lu, R. Fray, D. Grierson and Y. Han (2017): Plant Genetic Engineering and Genetically Modified Crop Breed: History and Current States, Front Agri. Sci. Eng., Vol.4, Issues(1): 5-27.

White, T. (2015): "The Branding of Community Supported Agriculture: Myths and Opportunity", J. of Agriculture, Food System and Community Development, 5(3): 45-62.

WTO (2012): Agreement on the application of Sanitary and Phytosanitary Measures, at: https:// www. WTO. org. /English/tratop e/eps/ehtm.

WTO (1991): Environment: Disputes 3, Mexico etc versus US: "tuna-Dolphins", Geneva, WHO.

國家圖書館出版品預行編目資料

食品標示制度與實務／黃萬傳編著. ——初
　版. ——臺北市：五南圖書出版股份有限公
　司，2022.09
　面；　公分
　ISBN 978-626-343-243-7（平裝）

1.CST: 食品衛生　2.CST: 食品衛生管理

412.25　　　　　　　　　111013102

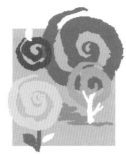

5N46

食品標示制度與實務

作　　者 — 黃萬傳

發 行 人 — 楊榮川

總 經 理 — 楊士清

總 編 輯 — 楊秀麗

主　　編 — 李貴年

責任編輯 — 何富珊

封面設計 — 姚孝慈

出 版 者 — 五南圖書出版股份有限公司

地　　址：106台北市大安區和平東路二段339號4樓

電　　話：(02)2705-5066　　傳　真：(02)2706-6100

網　　址：https://www.wunan.com.tw

電子郵件：wunan@wunan.com.tw

劃撥帳號：01068953

戶　　名：五南圖書出版股份有限公司

法律顧問　林勝安律師事務所　林勝安律師

出版日期　2022年9月初版一刷

定　　價　新臺幣580元

※版權所有‧欲利用本書內容，必須徵求本公司同意※

五南
WU-NAN

全新官方臉書

五南讀書趣

WUNAN
Books

since1966

Facebook 按讚

 1秒變文青

f 五南讀書趣 Wunan Books

★ 專業實用有趣
★ 搶先書籍開箱
★ 獨家優惠好康

不定期舉辦抽
贈書活動喔！！

經典永恆・名著常在

五十週年的獻禮——經典名著文庫

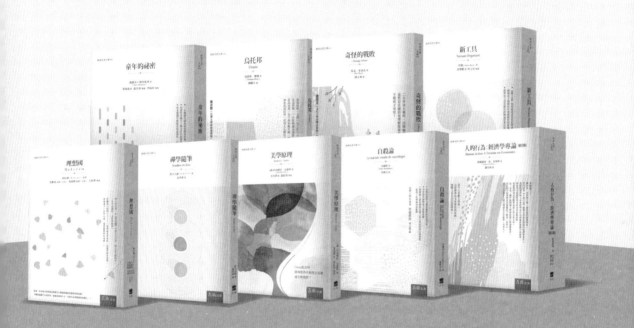

五南，五十年了，半個世紀，人生旅程的一大半，走過來了。

思索著，邁向百年的未來歷程，能為知識界、文化學術界作些什麼？

在速食文化的生態下，有什麼值得讓人雋永品味的？

歷代經典・當今名著，經過時間的洗禮，千錘百鍊，流傳至今，光芒耀人；

不僅使我們能領悟前人的智慧，同時也增深加廣我們思考的深度與視野。

我們決心投入巨資，有計畫的系統梳選，成立「經典名著文庫」，

希望收入古今中外思想性的、充滿睿智與獨見的經典、名著。

這是一項理想性的、永續性的巨大出版工程。

不在意讀者的眾寡，只考慮它的學術價值，力求完整展現先哲思想的軌跡；

為知識界開啟一片智慧之窗，營造一座百花綻放的世界文明公園，

任君遨遊、取菁吸蜜、嘉惠學子！